护士专科规范化培训手册系列丛书

常见疾病护理常规

主编◎徐海英　易　萍　赵　敏

湖北科学技术出版社

图书在版编目（CIP）数据

常见疾病护理常规 / 徐海英，易萍，赵敏主编 . —武汉：湖北
科学技术出版社，2024.7
ISBN 978-7-5706-3150-6

Ⅰ . ①常… Ⅱ . ①徐… ②易… ③赵…
Ⅲ . ①常见病－护理 Ⅳ . ① R47

中国国家版本馆 CIP 数据核字（2024）第 100095 号

策 　划：冯友仁 责任校对：李梦芹 李子皓
责任编辑：徐 丹 封面设计：喻 杨

出版发行：湖北科学技术出版社
地 　址：武汉市雄楚大街 268 号（湖北出版文化城 B 座 13—14 层）
电 　话：027-87679468 邮 　编：430070

印 　刷：武汉图物印刷有限公司 邮 　编：430071

787×1092 1/16 24.5 印张 630 千字
2024 年 7 月第 1 版 2024 年 7 月第 1 次印刷
定 　价：99.00 元

（本书如有印装问题，可找本社市场部更换）

《常见疾病护理常规》

编 委 会

主　编　徐海英　易　萍　赵　敏

副主编　杜　青　石念月　梅圆媛　罗媛媛

编　委　（排名不分先后）

刘　媛	毛甜甜	高敏敏	周　丽	龙　芳
吴咏雪	向星星	李　贤	董潘婷	杜兰兰
叶　梅	余春子	王舒丹	周红英	李　瑛
肖　玲	尹献民	李靖伟	丁　彪	李　芸
盛　丹	卞晓芹	杨　明	何　格	张兰君
向思谕	贺必波	钟雅晴	闫雪娥	李梦云
张丹丹	李依晴	张　明	周　欢	左霜琳
李姝睿	黄珍珍	李满红	邹　洲	向海玲
叶　洋	伍美玲	时小丽	邓硕丽	

主编单位：宜昌市中心人民医院、宜昌市中心人民医院枝江分院、枝江市人民医院

护理学是一门涵盖自然科学、社会科学、人文科学的综合性应用学科，随着科学技术的飞速发展，人民日益增长的多样化护理服务需求不断加大，临床护士应树立"以人为本"的人性化、专业化、规范化护理服务理念。为适应临床护理工作需要，本套书组织多名护理专家，经过前期大量临床调研、征求意见及反复实践，结合医院自身的经验，借鉴国内外医疗技术的新进展和现代化护理管理经验，"编写了护士专科规范化培训手册系列丛书"，旨在指导护理人员进行规范化的疾病护理及护理技术操作规范，确保临床护理质量。

《常见疾病护理常规》以科学性、实践性、指导性为原则，以基本理论、基本知识、基本技能为框架，共计 10 章、114 节，涵盖常见疾病的概念、护理评估、护理诊断、护理措施，内容翔实、条理清晰、语言通俗易懂，能有效提高护士病情观察能力及解决临床护理问题的能力，是临床护理工作实用性很强的工具书，可作为护理人员在职培训和考核的重要参考书。

本套丛书的编写得到多家三甲医院临床一线的护理实践者、管理者和教育者的全力支持和辛苦付出，在此，一并表示由衷的感谢。由于时间、经验、水平有限，书中若有疏漏和不足之处，敬请读者对书中的不当之处惠予指正！

编 者

2024 年 1 月

CONTENTS 目 录

第一章

呼吸系统疾病护理常规

第一节　肺　炎

一、概念

肺炎（pneumonia）指终末气道、肺泡和肺间质的炎症，可由多种病因引起，如感染、理化因素、免疫损伤等。肺炎是呼吸系统的常见病，尽管新的强效抗生素和有效的疫苗不断投入临床应用，但其发病率和病死率仍很高，其原因可能是人口老龄化、病原体的变迁、医院获得性肺炎发病率增高、病原学诊断困难和不合理应用抗生素引起细菌耐药性增高。

二、护理评估

（一）健康史

（1）评估患者年龄、吸烟史、长期饮酒史或是营养不良，有无生活、饮食、睡眠变化。有无明显季节变化的影响。

（2）评估患者是否近期有呼吸道感染病史，是否有肺癌、慢性支气管炎、支气管扩张、慢性阻塞性肺气肿、糖尿病、痴呆、中毒、过敏、艾滋病、血液病等慢性疾病或相关因素存在，有无免疫功能低下情况。询问是否使用过抗生素、激素、化疗药物。一年内是否有住院史，有无误吸、意识异常及胸部或腹部外科手术史。

（二）临床表现

常见症状为咳嗽、咳痰，并可出现脓痰或血痰，伴或不伴胸痛。大多数患者有发热。病变范围大者可有呼吸困难，呼吸窘迫。重症患者可有呼吸频率增快、鼻翼翕动、发绀。肺实变时叩诊呈浊音、触觉语颤增强，可闻及支气管呼吸音及湿啰音。肺部革兰阴性杆菌感染容易形成多发性肺脓肿，常累及双肺下叶；若波及胸膜，可引起胸膜渗液或脓胸。

1. 肺炎链球菌肺炎

常有受凉、淋雨、疲劳、醉酒、病毒感染等诱因。在发病前多有上呼吸道感染的前驱症状。起病急骤，有寒战、高热。体温在数小时内上升至 39～40℃，可呈稽留热型，高峰在下午或傍晚。痰少，可带血或呈铁锈色。食欲锐减，偶有恶心、呕吐、腹胀、腹泻等。患侧胸痛，可放射至肩部或腹部，随深呼吸或咳嗽加剧。肺炎发生于下叶者，炎症累及膈胸膜，重症患者有肠胀气、上腹部压痛，类似急腹症。患者呈急性面容，面颊绯红，呼吸急促，心率快、发绀。严重感染时，可伴发休克、急性呼吸窘迫综合征及神经精神症状，表现为意识模糊、烦躁不安、呼吸困难、嗜睡、谵妄和昏迷等。

2. 葡萄球菌肺炎

起病多急骤，寒战、高热，体温高达 39～40℃，胸痛，咳大量脓性痰，带血丝或呈脓血状。全身肌肉和关节酸痛，精神萎靡，病情严重者可出现周围循环衰竭。院内感染者常起病隐袭，体温逐渐上升。老年人症状可不明显。

3. 肺炎支原体肺炎

通常起病缓慢，潜伏期 1～3 周，发病形式多样。症状主要为乏力、咽痛、头痛、低热、食欲缺乏、肌肉酸痛等。呼吸道症状以干咳突出，咳少量黏液痰，咳嗽可持续 2～3 周，体温恢复正常后可能仍有咳嗽。偶伴有胸骨后疼痛。呼吸道以外的症状，以耳痛、麻疹样或猩红热样皮疹较多。

4. 病毒性肺炎

一般临床症状较轻，与支原体肺炎症状相似。起病较急，发热、头痛、全身酸痛、乏力等较突出。有咳嗽、少痰或白色黏液痰、咽痛等症状。老年人或免疫功能受损的重症患者，可表现为呼吸困难、发绀、嗜睡、精神萎靡，甚至并发休克、心力衰竭和呼吸衰竭，严重者可发生急性呼吸窘迫综合征。

（三）辅助检查

肺炎患者通常需要进行病原学检查，检查项目的选择需要综合患者的年龄、基础疾病、免疫状态、临床特点、病情严重程度以及先期的抗感染治疗情况。

（1）肺炎链球菌肺炎。血白细胞计数（10～20）×10^9/L，中性粒细胞多在 80% 以上，并有核左移，细胞内可见中毒性颗粒。年老体弱、免疫功能低下者，中性粒细胞百分比增高，总计数可不升高或降低。痰直接涂片可见革兰阳性、带荚膜的双球菌或链球菌。

X 线检查早期仅见肺纹理增粗或受累的肺段、肺叶稍模糊。随病情进展，可为大片炎症浸润阴影或实变阴影。在实变阴影中可见支气管充气征，肋膈角可有少量的胸腔积液。在消散期，X线显示炎性浸润逐渐吸收，片状区域吸收较快，呈现"假空洞"征。多数病例在起病3～4周后才完全吸收。老年人因病灶消散较慢而可能成为机化性肺炎，X线征象为外形不整齐，显示不均匀的致密阴影。

（2）葡萄球菌肺炎。胸部X线显示肺段或肺叶实变，可形成空洞，或呈小叶状浸润，其中有单个或多个液气囊腔。亦可表现为一处炎性浸润消失而另一处出现新的病灶，或很小的单一病灶发展为大片阴影。病变2～4周后完全消失，偶可遗留少许条索状阴影或肺纹理增多等。

（3）肺炎支原体肺炎。血白细胞计数正常或略增高，以中性粒细胞为主。血清特异性抗体检测是目前诊断肺炎支原体肺炎的主要手段。急性期及恢复期的双份血清标本中，肺炎支原体特异性抗体滴度呈4倍或4倍以上增高或降低时，均可确诊为肺炎支原体感染。血清冷凝集试验曾是诊断肺炎支原体感染的重要方法，但其阳性率仅为50%左右，只能作为诊断肺炎支原体感染的参考。基于核酸技术的肺炎支原体检测方法（如PCR、实时PCR等）具有快速、简便、敏感度高的特点，但感染后肺炎支原体的持续存在、无症状的肺炎支原体携带都可能造成假阳性。

肺部阳性体征少而影像学表现明显是支原体肺炎的一个重要特点。病变多为边缘模糊、密度较低的云雾样片状浸润影，从肺门向外周肺野放射，肺间质浸润影。3～4周后病变可自行消失。

（4）病毒性肺炎。白细胞计数正常、略增高或偏低。评估病毒培养、血清学检查以及病毒抗原的检测结果。呼吸道分泌物中细胞核内的包含体可提示病毒感染，但并非一定来自肺部。需进一步评估下呼吸道分泌物或肺活检标本培养是否分离出病毒。X线检查可见双侧肺纹理增多，小片状或多叶间质性渗出，磨玻璃影。病情严重者，显示双肺呈弥散性结节浸润。

三、常见护理诊断／问题及护理目标

（一）护理诊断

（1）气体交换障碍。与肺部炎症、痰液黏稠等引起呼吸面积减少有关。

（2）清理呼吸道无效。与肺部炎症、痰液黏稠、无力咳嗽有关。

（3）体温过高。与致病菌引起肺部感染有关。

（4）疼痛。与肺部炎症累及胸膜有关。

（5）潜在并发症。感染性休克。

（6）知识缺乏。缺乏疾病发生、发展、治疗等相关知识。

（二）护理目标

（1）患者痰液变稀，易于咳出。

（2）能进行有效咳嗽，咳痰后呼吸平稳，呼吸音清。

（3）患者体温下降，舒适感增加。

（4）发生休克时，护士能及时发现并给予有效处理，减轻其危害。

四、护理措施

（一）促进有效的气体交换

（1）环境与休息。保持室内空气清新，室温 18～20℃，湿度 55%～60%。病室环境安静、清洁、舒适。保证患者足够的休息，限制活动，以减少氧气消耗。限制探视，避免因谈话过多影响体力。集中安排治疗和护理活动，以免打扰患者休息。

（2）体位。指导或协助患者采取合适的体位，对于意识障碍患者，如病情允许，可取半卧位，增加肺通气量，或侧卧位，以预防或减少分泌物吸入肺内。注意每 2h 变换体位 1 次，以促进肺扩张，减少分泌物淤积在肺部而引起并发症。

（3）氧疗。气急发绀者给予鼻导管或面罩吸氧，氧流量一般为 4～6L/min，维持血氧饱和度在 90% 以上，增加患者舒适度，减轻焦虑程度。若为 COPD 患者，应给予低流量持续吸氧。注意观察患者呼吸频率、节律、深度的变化，有无皮肤色泽和意识状态改变，监测动脉血气分析值，如果病情恶化，准备气管插管和呼吸机辅助通气。

（4）药物治疗与护理。肺炎诊断后要尽早遵医嘱使用抗感染药物。肺炎抗感染治疗一般可在退热后 2～3d 且主要呼吸道症状改善后停药，多数轻至中度患者需 5～7d 的疗程，重症患者适当延长抗感染疗程。非典型病原体治疗反应较慢者，疗程可延长至 10～14d；金黄色葡萄球菌、铜绿假单胞菌或厌氧菌等容易导致肺组织坏死，抗感染疗程可至 14～21d。肺炎球菌肺炎首选青霉素，对青霉素过敏或耐药者常用氟喹诺酮类、头孢曲松、头孢噻肟等。支原体肺炎首选大环内酯类抗菌药物，但在我国，肺炎支原体对大环内酯类耐药率高，对多西环素或米诺环素喹诺酮类抗菌药物敏感。多重耐药菌感染应选用万古霉素。护士应注意观察药物的疗效及副作用，如用药后患者体温和症状的变化，发现皮疹、胃肠道症状等异常及时报告医生。

（二）保持气道通畅

（1）痰液观察。观察痰液颜色、性状、气味和量，如肺炎球菌肺炎患者的痰呈铁锈色，厌氧菌感染者痰液多有恶臭味等。

（2）痰液检查。遵医嘱留取新鲜痰液标本进行痰培养和药物敏感试验。采集痰液标本最好在抗生素应用前，取气道深部痰液，室温下采集后应在 2h 内送检。

（3）咳嗽、咳痰的护理。鼓励和协助患者有效咳嗽、排痰，及时清除口腔和呼吸道内痰液、呕吐物。痰液黏稠不易咳出，病情允许时可扶患者坐起，叩背，协助排痰。鼓励患者饮水，每天 2L，维持足够的液体摄入量；遵医嘱应用祛痰药以及雾化吸入，稀释痰液，促进痰液的排出。必要时吸痰，预防窒息。吸痰前，注意提供知情告知。

（4）消毒隔离。注意预防医院内感染，严格执行消毒隔离制度。患者的痰液用含消毒液的容器盛装或塑料袋及卫生纸收集后妥善处理。

（三）维持机体正常体温

（1）体温监测。密切观察体温的变化，体温超过 37.5℃，应每 4h 测体温 1 次，注意观察体温过高的早期症状和体征，体温突然升高或骤降时，应随时测量和记录，并及时报告医生。

（2）降温护理。体温大于 38.5℃时，应采取物理降温，如在额头上冷敷湿毛巾、温水擦浴等。如应用药物降温，患者出汗后应及时更换衣服和被褥，保持皮肤的清洁和干燥，并注意保暖。

（3）口腔护理。协助口腔护理，鼓励多漱口，口唇干燥时可涂护唇油。

（4）饮食护理。给予高热量、高蛋白质、高维生素、易消化的流质或半流质饮食。宜少食多餐，避免压迫膈肌。若有明显麻痹性肠梗阻或胃扩张，应暂时禁食、禁水，遵医嘱给予胃肠减压，直至肠蠕动恢复。

（四）缓解或消除胸痛

患者胸痛时，常随呼吸、咳嗽加重，可采取患侧卧位，在咳嗽时用枕头等物夹紧胸部，必要时用宽胶布固定胸廓，以降低患侧胸廓活动度，减轻疼痛。注意维持患者舒适的体位。疼痛剧烈者，遵医嘱应用镇痛、止咳药，缓解疼痛和改善肺通气，如口服可待因，注意评价用药后效果。

（五）感染性休克的护理

（1）观察休克的征象。密切观察生命体征和病情的变化。发现患者意识模糊、烦躁、发绀、四肢湿冷、脉搏细数、脉压变小、呼吸浅快、面色苍白、尿量减少（每小时＜30ml）等休克早期症状时，及时报告医生，及时采取救治措施。

（2）环境与体位。应将感染性休克患者安置在重症监护室，注意保暖和安全。取仰卧中凹位，抬高头部20°，抬高下肢30°，以利于呼吸和静脉回流，增加心排血量。尽量减少搬动。

（3）补充血容量，纠正水、电解质和酸碱紊乱，尽快建立两条静脉通路。遵医嘱补充液体，维持有效血容量，减低血液的黏滞度，防止弥散性血管内凝血。有酸中毒者，静脉滴注5%碳酸氢钠时，因其配伍禁忌较多，宜单独输入。注意补液不宜过多过速，以免发生心力衰竭与肺水肿。伴有中毒性心肌炎时，应及时减慢输液速度，遵医嘱用毒毛花苷K或毛花苷C静脉注射，防止心力衰竭。若血容量已补足而24h尿量仍＜400ml、尿比重＜1.018时，应及时报告医生，注意是否合并急性肾衰竭。随时观察患者全身情况、血压、尿量、尿比重、血细胞比容等，监测中心静脉压，作为调整补液速度的指标，以中心静脉压不超过10cmH$_2$O，尿量每小时在30ml以上为宜。

（4）加强控制感染。严格按医嘱给予有效抗生素治疗。

（5）应用血管活性药物的护理。在应用血管活性药物，如多巴胺、间羟胺（阿拉明）时，应注意防止液体溢出血管外，引起局部组织坏死和影响疗效。可应用输液泵单独一路静脉输入血管活性药物，根据血压随时调整滴速，维持收缩压在90～100mmHg，保证重要脏器的血液供应，改善微循环。

（6）心理护理。及时向患者介绍病情，解释各种症状和不适的原因，说明各项诊疗、护理操作目的、操作程序和配合要点，主动询问和关心患者的需要，帮助患者树立治愈疾病的信心。

（7）病情转归观察。随时监测和评估患者意识、血压、脉搏、呼吸、体温、皮肤、黏膜、尿量的变化，判断病情转归。如患者意识逐渐清醒、体温≤37.8℃、皮肤转红、氧饱和度≥90%（或动脉氧分压≥60 mmHg）、脉搏有力、心率≤100次/min、呼吸平稳规则、频率≤24次/min、收缩压≥90mmHg、尿量增多、皮肤及肢体变暖，预示病情已好转。

（六）健康指导

（1）避免诱因。指导患者及家属了解肺炎的病因和诱因，避免受凉、淋雨、酗酒和过度疲劳，尤其是年老体弱和免疫功能低下者，如糖尿病、慢性肺病、慢性肝病、血液病、营养不良、艾滋病等。天气变化时随时增减衣服，预防上呼吸道感染，可注射流感或肺炎免疫疫苗，使之产生免疫力。

（2）休息与活动。注意休息，劳逸结合，生活有规律性，平时注意锻炼身体，增加营养物质摄入，提高机体抵抗疾病的能力。

（3）加强易感人群护理。对意识障碍、慢性病、长期卧床者，应注意经常改变体位、翻身、叩背，鼓励并协助患者排出气道分泌物，有感染征象时及时就诊。

（4）出院后护理。出院后需继续用药者，应指导患者遵医嘱按时服药，向患者介绍所服药物的疗效、用法、疗程、副作用，防止自行停药或减量。指导患者观察疾病复发症状，如出现发热、咳嗽、呼吸困难等不适症状时，应及时赴医院就诊。告知患者随诊的时间及需要准备的有关资料，如 X 线胸片等。

第二节 支气管扩张症

一、概念

支气管扩张症（bronchiectasis）是由于急、慢性呼吸道感染和支气管阻塞后，反复发生支气管炎症，致使支气管壁结构被破坏，引起的支气管异常和持久性扩张。临床特点为慢性咳嗽、咳大量脓痰和（或）反复咯血。多见于儿童和青年。近年来由于急、慢性呼吸道感染得到恰当治疗，其发病率有减少趋势。

二、护理评估

（一）健康史

护士应评估患者有无先天性支气管发育缺损以及肺囊性纤维化的家族史；有无支气管扩张的病史，包括发病程度和近期治疗的情况；有无导致支气管部分阻塞的因素，如黏稠分泌物、脓液、异物的吸入，支气管肿瘤等，评估与支气管扩张有关的其他危险因素，包括有毒气体的吸入，童年有无麻疹、百日咳或支气管肺炎迁延不愈病史；有无反复发作的下呼吸道感染和肺结核等病史。

（二）临床表现

1. 症状

（1）慢性咳嗽伴大量脓痰。咳嗽为发作性的，与体位改变有关。严重度可用痰量估计：每天少于 10ml 为轻度；每天在 10～150ml 为中度；每天 > 150ml 为重度。急性感染发作时痰量增多，每天可达数百毫升。痰液静置于玻璃瓶内可分 3 层：上层为泡沫和黏液，中层为混浊脓性黏液，底层为坏死组织沉淀物。

（2）反复咯血。50%～70% 的患者有不同程度的咯血，可为痰中带血至反复大量咯血。咯血量与病情严重程度有时不一致。部分患者以反复咯血为唯一症状，平时无咳嗽、咳脓痰等症状，临床上称为"干性支气管扩张"。病变多位于引流良好的上叶支气管。

（3）反复肺部感染。同一肺段反复发生肺炎并迁延不愈。

（4）慢性感染中毒症状。如反复感染可出现发热、乏力、食欲减退、消瘦、贫血等。

2. 体征

早期或干性支气管扩张者肺部可无异常体征。病变重或继发感染时，下胸部、背部听诊可闻及干、湿啰音和哮鸣音。部分慢性患者伴有杵状指（趾）。

（三）辅助检查

（1）影像学检查。胸部 X 线检查：囊状支气管扩张的气道表现为显著的囊腔，腔内可存在气液平面，纵切面可显示"双轨征"，横切面显示"环形阴影"，并可见气道壁增厚。胸部 CT 检查：高分辨 CT（HRCT）可在横断面上清楚地显示扩张的支气管，由于无创、易重复和易接受的特点，已成为支气管扩张症的主要诊断方法。

（2）纤维支气管镜检查。当支气管扩张呈局灶性且位于段支气管以上时，可发现弹坑样改变。

（3）痰液检查。常显示丰富的中性粒细胞和定植或感染的多种微生物。

（4）肺功能测定。可证实由弥散性支气管扩张或相关阻塞性肺病导致的气流受限。

三、常见护理诊断／问题及护理目标

（一）护理诊断

（1）清理呼吸道无效。与痰量增多和无效咳嗽有关。

（2）有窒息的危险。与大量咯血和痰液黏稠有关。

（3）营养失调。与反复慢性感染消耗和咯血有关。

（4）有感染的危险。与痰多、黏稠、不易咳出有关。

（5）焦虑。与长期迁延不愈，影响正常学习和工作有关。

（二）护理目标

（1）能够进行有效的咳嗽，排出痰液。

（2）呼吸道通畅，能进行有效呼吸。

（3）加强营养，能够满足机体能量所需。

（4）感染得到控制。

（5）保持情绪稳定，积极配合治疗。

四、护理措施

（一）保持呼吸道通畅

1. 药物治疗

遵医嘱应用抗生素、支气管舒张药物和祛痰药。应使患者理解如何正确服药才能达到最大药效，注意观察药物副作用。

2. 胸部物理治疗

（1）叩击法。叩击法是一种将手掌弓成杯形叩击胸部以促使呼吸道分泌物排出的方法。具体方法是手指和拇指并拢、手掌弓成杯形，以手腕力量，从肺底自下而上、由外向内，迅速而有节律地叩击胸壁。叩击时发出一种空而深的拍击音则表明手法正确。叩击应在肋弓范围内进行，避免直接叩击胸骨、肾、肝、脾、胃、脊柱或任何产生疼痛的部位。叩击的禁忌证有咯血、肺癌和支气管痉挛。叩击一般持续 20 ～ 30s，之后行振荡法。

（2）振荡法。应用胸部振荡法时，操作者双手掌重叠，肘部伸直，并将手掌置于欲引流的胸廓部位，吸气时手掌随胸廓扩张慢慢抬起。不施加任何压力，从吸气最高点开始，在整个呼气期手掌紧贴胸壁，施加一定压力并做轻柔的上下抖动，即快速收缩和松弛手臂及肩膀（肘部伸直），振荡患者胸壁 5 ～ 7 次，每一部位重复 3 ～ 4 个呼吸周期。

（3）体位引流。体位引流是利用重力作用促使呼吸道分泌物流入气管、支气管排出体外的方法，其效果与需引流部位所对应的体位有关。体位引流的方法：①引流前准备。向患者解释体位引流的目的、过程和注意事项，测量生命体征，听诊肺部，明确病变部位。引流前 15min 遵医嘱给予支气管舒张药（有条件可使用雾化器或手按定量吸入器）。备好排痰用纸巾或一次性容器。②引流体位。引流体位的选择取决于分泌物潴留的部位和患者的耐受程度，原则上抬高病灶部位的位置，使引流管开口向下，有利于潴留的分泌物随重力作用流入支气管和气管排出。首先引流上叶，然后引流下叶后基底段。如果患者不能耐受，应及时调整姿势。头部外伤、胸部创伤、咯血、严重心血管疾病和患者状况不稳定者，不宜采用头低位引流。③引流时间。根据病变部位、病情和患者状况，每天 1 ～ 3 次，每次 15 ～ 20min。一般于饭前进行，早晨清醒后立即进行效果最好。如需在餐后进行，为了预防胃食管反流、恶心和呕吐等不良反应，应在餐后 1 ～ 2h 进行。④引流的观察。引流时应有护士或家人协助，观察患者有无出汗、脉搏细弱、头晕、疲劳、面色苍白等表现，评估患者对体位引流的耐受程度，如患者出现心率＞ 120 次 /min、心律失常、高血压、低血压、眩晕或发绀，应立即停止引流并通知医生。⑤引流的配合。在体位引流过程中，鼓励并指导患者作腹式深呼吸，辅以胸部叩击或振荡等措施。协助患者在保持体位引流时咳嗽，也可取坐位以产生足够的气流促进排痰，提高引流效果。⑥引流后护理。体位引流结束后，帮助患者采取舒适体位，给予清水或漱口液漱口。观察患者咳痰的性质、量及颜色，听诊肺部呼吸音的改变，评价体位引流的效果，并记录。

（二）咯血护理

1. 体位

明确出血部位的患者取患侧卧位，防止病灶向健侧扩散。不能明确地取平卧位，头偏向一侧。告诉患者咯血时不能屏气，将血液轻轻咯出，以免诱发喉头痉挛，血液引流不畅形成血块，导致窒息。

2. 镇静

对极度紧张、咳嗽剧烈者，必要时遵医嘱给予小剂量镇静剂、镇咳剂。住院患者床位要与暖气保持一定的距离，以免诱发咯血。年老体弱、肺功能不全者要慎用强镇咳药，以免抑制咳嗽反射和呼吸中枢，使血块不能咯出而发生窒息。咯血时要注意防止阻塞性肺不张、肺部感染及休克等并发症。

3. 咯血量评估及护理

患者出现咯血后应评估咯血量，有无大咯血倾向，有无早期窒息表现，以便确定护理措施。据咯血量可将其大致分为 4 类，临床护理也有不同。

（1）血痰。即痰中带血丝或有凝血块，但以痰为主。一般无须特殊处理。应嘱患者适当减少活动量，口服或肌注一般止血药。嘱患者如有反复血痰需进一步检查。

（2）小量咯血。一次或 24h 咯血量在 100ml 以内。患者应卧床休息，口服镇静止咳药物，对频繁咳嗽、痰黏稠不易咳出者，雾化吸入以稀释血块和痰液，使痰液便于咳出。每次咯血量较多或有继续咯血倾向者，可静注或静滴止血药。

（3）中量咯血。一次咯血量 100 ～ 500ml，或 24h 内咯血 500ml 以内为中量咯血。患者需绝对卧床。紧张者可肌注地西泮 10mg 或苯巴比妥钠 0.1 ～ 0.2g，或口服地西泮镇静。剧咳者可口服或皮下注射可待因 0.03g，禁用吗啡。除病因治疗外需加用抗感染药，因为咯血后易造成感染。此阶段应积极治疗，防止发展为大咯血。

（4）大咯血。来势凶猛，一次咯血100ml以上，或24h咯血500ml以上。出血速度和出血量是影响预后的主要因素，因此应就地紧急处理，不宜随便搬运。①侧卧，病灶侧在下方，以免血液溢入健侧肺内。②咯血时取俯卧头低位，防止血液吸入气管造成窒息。窒息是咯血致死的主要原因，一旦发生应紧急抢救。措施包括立即采取头低脚高45°的俯卧位，并轻拍背部，利于血块排出；可行气管插管，吸出气管内积血；高流量给氧。③大咯血除内科治疗外，还可行急诊肺切除手术治疗。

4. 止血及抗休克治疗

止血药物首选垂体后叶素，其药理作用是能直接兴奋平滑肌，使小动脉收缩，减少肺循环血量及肺血管收缩而达到止血目的。立即建立两条静脉通路，一条先缓慢推入5～10U垂体后叶素，然后用10U静滴，滴速随咯血情况增减。另一条补充血容量及抗感染治疗，必要时输入新鲜的同型全血，以补充凝血因子。

5. 介入治疗

支气管动脉栓塞术是建立在支气管动脉造影基础上的一种介入治疗技术。在确定支气管扩张大咯血诊断后，首先必须进行支气管动脉造影。选择性支气管动脉造影及栓塞技术是一种有效的治疗手段。做好介入治疗前后的护理工作，使患者较好地配合。

（1）术前向患者详细介绍治疗的方法、过程及术中需注意的问题，说明介入治疗的效果，帮助患者消除焦虑、恐惧心理，协助患者完成术前各项检查，评估患者全身情况，指导患者加强营养，预防感冒，保证充足睡眠，必要时术前遵医嘱给予镇静催眠药。

（2）测量生命体征并记录。术后指导患者少量多次饮水，促进造影剂排出，嘱患者及时排尿，防止尿潴留。绝大多数患者术后需静卧24h，可每隔2h活动1次肢体。并注意观察穿刺部位敷料有无渗血、渗液情况。术后2～3h，患者可能出现感觉障碍，应注意观察记录，发现异常立即通知主管医师。

（三）预防感染

咯血时需注意防治阻塞性肺不张、肺部感染等并发症，感染时患者表现为高热，需加用抗感染药物。

（四）营养支持与休息

加强支气管扩张患者的营养支持非常重要，但多数患者存在食欲缺乏。加强口腔护理，保持口腔清洁，为患者提供喜爱的食物可增加食欲。急性感染或病情严重者应卧床休息，避免寒冷和过劳。

（五）外科治疗与护理

多数支气管扩张患者内科治疗有效，一般不需要手术治疗。若经治疗，呼吸道反复急性感染或大咯血，病变范围局限在一叶或一侧肺组织，尤以局限性病变反复发生威胁生命的大咯血，经药物治疗不易控制，支气管动脉栓塞无效，全身情况良好的患者，应做好外科手术治疗的准备。手术治疗患者的护理措施见肺癌手术患者的护理。

（六）健康指导

（1）支气管扩张与感染密切相关。因此，应指导患者及家属早期发现和治疗呼吸道感染，以免发展为支气管扩张。

（2）戒烟，避免烟雾和灰尘刺激有助于避免疾病的复发，防止病情恶化。

（3）教会患者掌握有效咳嗽、雾化吸入、体位引流的方法，以及抗生素的作用、用法、不良反应等。

（4）指导患者和家属识别支气管扩张典型的临床表现，如痰量增多、血痰、呼吸困难加重、发热、寒战和胸痛等。一旦发现症状加重，应及时就诊。

（5）鼓励患者参加体育锻炼，增强机体免疫力和抗病能力。建立良好的生活习惯，劳逸结合，消除紧张心理，防止病情进一步恶化。

第三节　支气管哮喘

一、概念

支气管哮喘（bronchial asthma）简称哮喘，是由多种细胞（如嗜酸性粒细胞、肥大细胞、T淋巴细胞、中性粒细胞、气道上皮细胞等）和细胞组分参与的气道慢性炎症性疾病。主要特征有气道慢性炎症，气道对多种刺激因素呈现的高反应性，广泛多变的可逆性气流受限，以及随病程延长而产生的一系列气道结构的改变，即气道重塑。临床表现为反复发作的喘息、气急、胸闷或咳嗽等症状，常在夜间或凌晨发作或加重，多数患者可自行或治疗后缓解。

二、护理评估

（一）健康史

（1）护士须了解患者是否暴露在污染、粉尘中；家中是否有宠物；天气变化、锻炼及呼吸道感染对健康的影响。了解吸烟史，包括吸烟的时间，每天吸烟量及吸烟的种类。

（2）询问既往健康情况，有无过敏性鼻炎或鼻窦炎，胃食管反流，既往哮喘发作的情况。是否有其他过敏史。

（3）询问家庭成员中哮喘患病情况。

（二）临床表现

1. 症状

典型表现为发作性伴有哮鸣音的呼气性呼吸困难。症状可在数分钟内发作，持续数小时至数天，应用平喘药物后或自行缓解。夜间及凌晨发作和加重是哮喘的重要临床特征。临床上还存在没有喘息症状的不典型哮喘，表现为发作性咳嗽、胸闷或其他症状。以咳嗽为唯一症状的不典型哮喘称为咳嗽变异性哮喘。以胸闷为唯一症状的不典型哮喘称为胸闷变异性哮喘。有些患者尤其青少年的哮喘症状表现为运动时出现胸闷、咳嗽和呼吸困难，称为运动性哮喘。

2. 体征

发作时典型的体征为双肺可闻及广泛的哮鸣音，呼气音延长。但非常严重的哮喘发作时，哮鸣音反而减弱，甚至完全消失，表现为"沉默肺"，是病情危重的表现。非发作期体检可无异常，虽未闻及哮鸣音，但不能排除哮喘。

3. 辅助检查

（1）痰液检查。痰涂片有无嗜酸性粒细胞增多。

（2）动脉血气分析。有无 PaO_2 降低，$PaCO_2$ 是否增高，有无呼吸性酸中毒或呼吸性碱中毒。

（3）肺功能检查。有无 FEV1/FVC、FEV1% 预计值、PEF 等下降，有无残气量和肺总量增加，有无残气 / 肺总量比值增高。

（4）胸部 X 线 /CT 检查。有无肺透亮度增加。注意观察有无气胸、纵隔气肿、肺不张等并发症的征象。

（5）特异性变应原的检测。有无特异性 IgE 增高。

三、常见护理诊断／问题及护理目标

（一）护理诊断

（1）低效性呼吸形态。与支气管痉挛，通气障碍，焦虑有关。

（2）清理呼吸道无效。与支气管黏膜水肿，分泌物增多、黏稠有关。

（3）焦虑。与哮喘急性发作，害怕窒息有关。

（4）活动无耐力。与氧供与氧耗失衡，卧床有关。

（5）执行治疗方案无效（个体的）。与缺乏自我保健知识有关。

（6）潜在并发症。呼吸衰竭、水电解质失衡。

（二）护理目标

（1）患者呼吸困难缓解，能进行有效呼吸。

（2）能够进行有效的咳嗽，排出痰液。

（3）患者情绪稳定，积极配合治疗。

（4）患者能维持日常活动水平，包括运动。

（5）掌握相关自我保健意识，能够积极参与并配合治疗。

（6）无潜在并发症发生。

四、护理措施

（一）维持气道通畅及有效的呼吸形态

（1）监测呼吸及循环功能。评估心率、呼吸节律、呼吸音、黏膜和口唇的颜色，是否使用辅助呼吸肌，判断患者缺氧的情况。评估咳嗽的效果，痰液的量、颜色等。监测动脉血气分析及脉搏血氧饱和度。

（2）体位。提供舒适的体位，如半坐卧位，可增加胸部扩张的程度。

（3）咳嗽和深呼吸。教给患者深呼吸和缩唇呼吸以增加肺活量和血氧分压，减少呼吸速率。教给患者有效咳嗽技术（见慢性阻塞性肺疾病患者的护理）。在深呼吸、咳嗽练习及胸部治疗之前，预先给予支气管舒张剂以有效开放气道和利于排痰。观察痰液的性质，判断有无感染。注意环境中有无可能导致哮喘发作的过敏原。

（4）氧疗。哮喘持续发作状态的患者大多有缺氧现象。一般以鼻导管或面罩给氧。在给氧过程中，需监测动脉血气分析，如患者全身情况恶化，意识改变，$PaO_2 < 60mmHg$，$PaCO_2 > 50mmHg$ 时，应准备机械通气。

（二）药物治疗与护理

治疗哮喘的药物主要包括缓解药物及控制药物两类。前者指按需使用的药物，可迅速解除支气管痉挛而缓解症状，即解痉平喘药；后者需要长期使用以治疗气道慢性炎症，亦称抗炎药。支气管哮喘常用缓解药物有短效 β_2 受体激动剂（简称 SABA）、短效吸入抗胆碱能药物（SAMA）、短效茶碱。控制性药物有吸入型糖皮质激素（ICS）、长效 β_2 受体激动剂（LABA，不单独使用）、缓释茶碱、白三烯调节剂、色甘酸钠等。

（三）维持液体和电解质平衡

哮喘发作时交感神经兴奋，用力呼吸，患者会大量流汗。另外，由于过度通气呼出大量水分，患者无力喝水，可能出现缺水及缺钠问题。

（1）记录患者每天的出入量，成人每天的水分摄入量应为 3 000ml。

（2）监测血清中电解质的浓度。

（3）观察有无水电解质失衡的表现，包括皮肤黏膜、血压及神经肌肉功能等。

（四）保持身体清洁舒适

（1）哮喘患者常会大量出汗，应每天以温水擦浴，勤换衣服和床单，保持皮肤的清洁、干燥与舒适。

（2）协助并鼓励患者咳痰后，用温水漱口，保持口腔清洁。

（五）减轻焦虑

哮喘急性发作时，患者会出现极度焦虑，对不能呼吸及窒息的恐惧非常明显。哮喘反复发作和加重的患者可能对未来担心。护理措施包括：①病室的环境保持舒适，避免过冷、过分潮湿或干燥，适当保暖。②评估患者的焦虑水平，为患者提供生理和心理支持；陪伴患者，给患者信任感；倾听患者的想法，不要否认他们对死亡的恐惧；允许家属陪伴患者，给予心理支持以减轻焦虑。③急性发作期，护士要保持镇静，给患者安全感和安慰，并给予必要的解释和保证。④遵医嘱给予患者适量镇静剂，注意观察用药后患者的呼吸情况。

（六）健康指导

哮喘患者的教育和管理是哮喘防治工作中的重要组成部分。通过哮喘教育可以显著提高哮喘患者对疾病的认识，更好地配合治疗和预防，提高患者的依从性，达到减少哮喘发作，维持长期稳定，提高生活质量的目的。建立医患之间的伙伴关系是实现有效哮喘管理的首要措施，其目的是指导患者自我管理，对治疗目标达成共识。

1. 教育方式

根据教育的对象和条件的不同，可采用多种不同的教育方式、方法，主要包括以下方面。

（1）初诊教育。初诊教育是基础教育和启蒙教育，也是医患合作关系起始的个体化教育。应了解患者对哮喘治疗的期望和可实现程度，提供教育资料。

（2）随访教育和评价。回答患者的疑问，评估控制水平。

（3）集中教育。定期举办健康教育讲座，面对面教育和答疑。

（4）互助学习。如患者联谊会、同伴教育活动等。

（5）基于互联网平台的监测和教育。近年随着信息和移动互联网的发展，利用互联网平台进行教育和病情监测成为有效的方式。

2. 教育内容

（1）明确哮喘的治疗目标。通过长期规范治疗能够有效控制哮喘。树立患者坚持治疗的信心。

（2）识别和避免诱发因素。教育患者识别和避免已知的诱发因素，如减少变应原的吸入，避免剧烈运动，戴围巾或口罩避免冷空气刺激；避免使用阿司匹林和非甾体抗炎药；慎用 β 受体拮抗剂以免诱发哮喘。预防呼吸道感染，病毒流行时，哮喘患者应避免去公共场所；积极治疗上呼吸道病灶，如鼻窦炎、慢性扁桃体炎等；避免淋雨、过度劳累、受凉等刺激。

（3）自我监测病情。建议患者每天进行峰流速值监测，了解峰流速仪的测定和记录方法。峰流速仪可作为一个早期警告系统，因为患者的 PEF 变化可能在其出现症状前几小时或几天已出现。如出现 PEF 值降低或 PEF 变异增大，使用 β_2 受体激动剂后 PEF 值增加不明显等情况，应及时调整治疗方案或向医护人员寻求帮助。建议患者记录哮喘日记，通过长时间的观察和分析，找出哮喘的发病规律。哮喘日记的内容可包括气象情况，生活中的特殊事件，病情变化，用药种类，PEF 值，门诊及住院记录等。

（4）哮喘治疗的药物知识。哮喘患者常服用多种药物，应明白坚持服药的重要性。了解自己所用每一种药物的药名、用法、作用及使用时的注意事项，使按时用药成为患者日常生活的常规。如果不能持续监测，患者容易出现用药不足或过量。

（5）正确使用药物吸入装置。吸入疗法治疗哮喘因其良好的治疗效果而被推荐，但有些患者在使用吸入装置时有些困难。护士应示范正确的吸入方式并让患者反复练习，直至患者能正确使用吸入器。

吸入过程中，按药瓶以启动吸入器时慢慢吸气是重要的一步，患者常出现的问题是吸气太快而不能与气雾剂释放药物同步。

（6）松弛和呼吸运动。降低患者肌肉的紧张程度，减少氧耗量及二氧化碳的产生，减少呼吸速率。患者平时训练缩唇呼吸运动，可以有效降低呼吸节律并改善呼吸深度。另外，腹式呼吸可以加强膈肌、腹肌、肋间肌和胸部肌肉的活动，改善呼吸功能。

（7）饮食护理。饮食不当可激发或加重哮喘。护士应帮助患者找出与哮喘发作有关的食物，饮食宜清淡、易于消化。饮食过饱、太甜、太咸、过于油腻都不利于哮喘患者的健康。有胃食管反流问题的患者更应避免晚饭进食过多，晚餐不宜过迟，进食后至少 3h 方可睡觉。哮喘患者不宜进食具有刺激性的食物和饮料，某些食物添加剂，如亚硝酸盐、酒石黄等也可能诱发哮喘的发作。

（8）运动和锻炼。体育锻炼是增强哮喘患者身体素质、增强肺通气功能、减少哮喘发作、巩固药物疗效和防止病情进一步发展的主要手段。患者进行运动时应注意以下几个问题：①避免竞争性强的项目；②避免在干燥寒冷的地方运动；③做好运动前的准备；④运动量适宜；⑤适当地配合药物：对于有运动性哮喘的患者应在运动前预防性吸入 β_2 受体激动剂或色甘酸钠，通常在吸入药物后 5 ～ 10min 再运动。

（9）心理支持。精神因素在哮喘的发生发展过程中起着重要作用，培养良好的情绪和战胜疾病的信心是哮喘治疗的重要内容。护士应体谅和同情患者，尤其对于哮喘控制不佳的患者更应关注，邀请家属一起帮助患者，训练患者学会放松疗法。

第四节　慢性阻塞性肺疾病

一、概念

慢性阻塞性肺疾病（chronic obstructive pulmonary disease，COPD）简称慢阻肺，是以持续气流受限为特征的可以预防和治疗的疾病，其气流受限多呈进行性发展，与气道和肺组织对香烟、烟雾等有害气体或有害颗粒的异常慢性炎症反应有关。

二、护理评估

（一）健康史

（1）吸烟史。80% 以上 COPD 患者的发病与吸烟有关，吸烟人群中 COPD 的发病率远远高于不吸烟人群。

（2）职业性或环境有害物质接触史。询问是否有较长期粉尘、烟雾、有害颗粒或有害气体接触史，或生物燃料接触史。

（3）家族史。COPD 有家族聚集倾向。

（4）发病年龄及好发季节。多于中年以后发病，症状好发于秋冬寒冷季节，常有反复呼吸道感染及急性加重史。

（5）既往史。包括哮喘史、过敏史、儿童时期呼吸道感染及其他呼吸系统疾病。

（6）功能受损情况。包括活动能力受限程度，抑郁、焦虑程度。

（二）临床表现

1. 症状

（1）咳嗽、咳痰。慢性咳嗽通常为首发症状。初起呈间歇性，早晨较重，以后早晚或整日均有咳嗽，但夜间咳嗽并不显著。咳嗽后通常伴咳少量白色黏液性痰，合并感染时痰量增多，可呈脓性痰。慢性咳嗽和咳痰常先于气流受限多年存在。

（2）呼吸困难。气短或呼吸困难是 COPD 的标志性症状，也是很多患者体能丧失和焦虑的原因。早期仅于劳力时出现，后逐渐加重，以致日常活动甚至休息时也感气短，影响日常活动。部分重度患者有喘息或胸闷感觉。

（3）全身症状。在疾病的发展过程中，特别是一些较重患者，可能会发生全身性症状，表现有体重下降、食欲减退、营养失调、外周肌肉萎缩和功能障碍、精神抑郁和（或）焦虑等。

2. 体征

早期体征可不明显，随病情进展出现以下体征。

（1）视诊及触诊。胸廓前后径增大，剑突下胸骨下角增宽（桶状胸）。部分患者呼吸变浅，频率增快，严重者可有缩唇呼吸等；呼吸困难加重时常采取前倾坐位；低氧血症者可出现黏膜及皮肤发绀，伴右心衰竭者可见下肢水肿、肝大。肺部触觉语颤减弱。

（2）叩诊。肺部呈过清音，心浊音界缩小，肺下界和肝浊音界下降。

（3）听诊。两肺呼吸音减弱，呼气延长，部分患者可闻及干、湿性啰音。

（三）辅助检查

（1）肺功能检查。肺功能检查是判断持续气流受限的主要客观指标，吸入支气管舒张药后，FEV1/FVC < 70% 可确定为持续气流受限。肺总量（TLC）、功能残气量（FRC）和残气量（RV）增高，肺活量（VC）降低，表明肺过度充气。

（2）影像学检查。COPD 早期胸片可无异常变化，以后可出现肺纹理增粗、紊乱等非特异性改变，X 线胸片改变对 COPD 诊断特异性不高，但作为与其他肺疾病的鉴别具有重要价值，明确自发性气胸、肺炎等并发症也十分有用。胸部 CT 检查可见 COPD 小气道病变的表现、肺气肿的表现以及并发症的表现，其主要作用在于排除具有相似症状的其他呼吸系统疾病。

（3）动脉血气分析。对确定发生低氧血症、高碳酸血症、酸碱平衡失调以及判断呼吸衰竭的类型有重要价值。

（4）其他。COPD 合并细菌感染时，外周血白细胞增高，核左移。痰培养可能检出病原菌。

三、常见护理诊断／问题及护理目标

（一）护理诊断

（1）气体交换障碍。与气道阻塞、通气不足、呼吸肌疲劳、分泌物过多和肺泡呼吸面积减少有关。

（2）清理呼吸道无效。与呼气气流受阻、分泌物增多而黏稠、气道湿度降低和无效咳嗽有关。

（3）活动无耐力。与疲劳、呼吸困难、氧供与氧耗失衡有关。

（4）焦虑。与呼吸困难、健康状况的改变、病情危重有关。

（5）营养失调。与食欲降低、腹胀、能量不足、呼吸困难、痰液增多、抑郁有关。

（6）潜在并发症。肺源性心脏病、呼吸衰竭。

（二）护理目标

（1）患者呼吸困难缓解，能进行有效呼吸。

（2）能够进行有效的咳嗽，排出痰液。

（3）能得到适宜的休息且活动耐力逐渐提高。

（4）保持情绪稳定，积极配合治疗。

（5）加强营养，能够满足机体能量所需。

（6）无潜在并发症发生。

四、护理措施

（一）促进有效的气体交换

（1）药物治疗和护理。药物治疗主要用于预防和控制症状，减少急性加重的频率和严重程度，提高运动耐力和生活质量。

（2）氧疗。吸氧可提高 COPD 合并慢性呼吸衰竭者的生活质量和生存率，对血流动力学、运动能力、生理和精神状态均会产生有益的影响。患者可在医生指导下进行家庭氧疗。长期氧疗指征：① $PaO_2 \le 55mmHg$ 或 $SaO_2 \le 88\%$，伴或不伴高碳酸血症。② PaO_2 $55 \sim 60mmHg$，或 $SaO_2 < 88\%$，合并有肺动脉高压、提示心力衰竭的外周水肿或红细胞增多症（血细胞比容 $> 55\%$）的证据。氧流量一般为 $1 \sim 2L/min$，以避免二氧化碳潴留的加重和对呼吸的抑制，吸氧时间每天 $10 \sim 15h$。氧疗的目标是患者在静息状态下，达到 $PaO_2 \ge 60mmHg$ 和（或）使 SaO_2 升至90%。常采用鼻导管或文丘里面罩给氧。

（3）保持气道通畅。COPD 患者可伴有通气障碍，导致呼吸费力和氧合不足。呼吸道分泌物过多容易引起呼吸道感染。应帮助和指导患者保持气道通畅：①有效咳嗽；②胸部物理疗法；③雾化吸入；④如无其他禁忌证，COPD 患者每天应饮水 $2 \sim 3L$，以达到湿化气道，稀释痰液的目的；⑤吸痰：适用于口腔或鼻腔内分泌物过多，而又无力排痰的患者。

（4）促进有效的呼吸模式。COPD 患者需要增加呼吸频率来代偿呼吸困难，这种代偿多数是依赖于辅助呼吸肌参与呼吸，即胸式呼吸。胸式呼吸的有效性低于腹式呼吸，患者容易疲劳。因此，护士应注意指导患者通过呼吸锻炼、体位控制来提高呼吸的有效性。

（二）营养支持

为减少呼吸困难，保存能量，患者饭前至少休息 30min。每天正餐应安排在患者饥饿、休息最好的时间。指导患者采用缩唇呼吸和腹式呼吸减轻呼吸困难。腹胀的患者应进软食，少食多餐，避免进食产气的食物。

（三）心理护理

COPD 患者呼吸困难急性发作时常常会有焦虑情绪。焦虑可以导致呼吸困难，影响呼吸功能。护士应和患者一起制订护理计划，帮助患者树立信心，掌握有效的应对措施。家庭、朋友和社会支持对患者的康复有重要意义。

（四）康复治疗

康复治疗包括呼吸生理治疗、肌肉训练、营养支持、精神治疗和教育等多方面措施，可以改善 COPD 患者的活动能力，提高生活质量。呼吸生理治疗包括帮助患者咳嗽，促进分泌物清除，放松技术，缩唇呼吸等。肌肉训练有全身运动，包括步行、踏车等，呼吸肌锻炼主要是腹式呼吸锻炼。无论处于疾病哪一期的患者均可以从运动训练中获益。

（五）急性加重期的治疗与护理

（1）COPD 加重期的院外治疗。包括适当增加以往所用支气管舒张剂的剂量及频度，COPD 症状加重，特别是咳嗽、痰量增多并呈脓性时，应积极给予抗生素治疗，全身使用糖皮质激素可促进病情缓解和肺功能的恢复，如口服泼尼松龙。

（2）COPD 急性加重且病情严重者需住院治疗。主要治疗包括：①根据症状、血气、胸部 X 线片等评估病情的严重程度。②控制性氧疗：是加重期住院患者的基础治疗。注意吸入氧浓度不宜过高，采用鼻导管或文丘里面罩持续低流量给氧 1～2L/min。③抗生素治疗：根据 COPD 严重程度及相应的细菌分层情况，结合当地常见致病菌类型及耐药流行趋势和药物敏感情况，尽早选择敏感抗生素治疗。④应用糖皮质激素：在应用支气管舒张剂的基础上口服或静脉滴注糖皮质激素，如口服泼尼松龙或静脉给予甲泼尼龙。⑤机械通气：根据病情需要，可通过无创或有创方式给予机械通气。COPD 急性加重期患者使用无创机械通气可降低 $PaCO_2$，减轻呼吸困难症状，降低气管插管和有创呼吸机的使用，缩短住院天数，降低病死率。经积极的药物治疗和无创机械通气治疗后，如患者的病情继续恶化，出现危及生命的酸碱失衡和（或）意识的改变时，应考虑采用有创机械通气治疗。⑥监测患者水电解质和酸碱平衡情况，合理补液及营养支持。

（六）健康指导

（1）疾病预防指导。戒烟是预防 COPD 的重要措施，应对吸烟者采取多种宣教措施劝导戒烟，吸烟者戒烟能有效延缓肺功能进行性下降。控制职业和环境污染，减少有害气体或粉尘、通风不良的烹饪环境或燃料烟雾的吸入。防治呼吸道感染对预防 COPD 也十分重要。对于患有慢性支气管炎等 COPD 高危人群应定期进行肺功能监测，尽可能及早发现 COPD 并及时采取干预措施。

（2）疾病知识指导。教会患者及家属依据呼吸困难与活动之间的关系，或采用呼吸困难问卷或自我评估测试问卷，判断呼吸困难的严重程度，以便合理安排工作和生活，使患者理解康复锻炼的意义，发挥患者的主观能动性，制订个体化锻炼计划，进行腹式呼吸或缩唇呼吸训练等，以及步行、慢跑、气功等体育锻炼。指导患者识别使病情恶化的因素，在呼吸道传染病流行期间尽量避免到人群密集的公共场所；潮湿、大风、严寒气候时避免室外活动，根据气候变化及时增减衣物，避免受凉感冒。

（3）饮食指导。呼吸功能的增加可使热量和蛋白质消耗增多，导致营养不良。应制订足够热量和蛋白质的饮食计划。正餐进食量不足时，应安排少量多餐，避免在餐前和进餐时过多饮水。腹胀的患者应进软食。避免进食产气食物，如汽水、啤酒、豆类、马铃薯和胡萝卜等；避免易引起便秘的食物，如油煎食物、干果、坚果等。避免摄入高碳水化合物和高热量饮食，以免产生过多二氧化碳。

（4）心理指导。引导患者适应慢性病并以积极的心态对待疾病，培养生活兴趣，如听音乐、养花种草等爱好，以分散注意力，减少孤独感，缓解焦虑、紧张的精神状态。

（5）家庭氧疗。指导患者和家属做到：①了解氧疗的目的、必要性及注意事项；②注意安全：供氧装置周围严禁烟火，防止氧气燃烧爆炸；③氧疗装置定期更换、清洁、消毒。

第五节　慢性肺源性心脏病

一、概念

肺源性心脏病（corpulmonale）简称肺心病，指由于支气管－肺组织、胸廓或肺血管病变引起肺血管阻力增加，产生肺动脉高压，继而右心室结构和（或）功能改变的疾病。根据起病缓急和病程长短，可分为急性肺心病和慢性肺心病两类，急性肺心病常见于急性大面积肺栓塞，本节重点论述慢性肺心病。

二、护理评估

（一）健康史

护士评估患者既往疾病史，是否有慢性阻塞性肺疾病、支气管哮喘、肺结核等慢性呼吸道疾病史，既往病情变化及治疗经历；评估本次入院是否有呼吸道感染等常见诱因，病情是否加重、日常活动受限程度；评估目前服药情况等。

（二）临床表现

本病病程缓慢，临床上除原有肺、胸疾病的各种症状和体征外，主要是逐步出现肺、心功能衰竭以及其他器官损害的表现。按其功能可分为代偿期与失代偿期。

1. 肺、心功能代偿期

（1）症状：咳嗽、咳痰、气促，活动后可有心悸、呼吸困难、乏力和活动耐力下降。急性感染可加重上述症状。

（2）体征：可有不同程度的发绀和肺气肿体征。偶有干、湿啰音，心音遥远。三尖瓣区闻及收缩期杂音和剑突下心脏搏动，提示右心室肥大。部分患者因肺气肿使胸膜腔内压升高，阻碍上腔静脉回流，可有颈静脉充盈。

2. 肺、心功能失代偿期

（1）呼吸衰竭：①症状。呼吸困难加重，夜间更明显，常有头痛、失眠、食欲下降、白天嗜睡，甚至出现表情淡漠、意识恍惚、谵妄等肺性脑病的表现。②体征。明显发绀、球结膜充血、水肿，严重时出现颅内压升高，如视网膜血管扩张和视盘水肿等。可出现周围血管扩张的表现，如皮肤潮红、多汗。

（2）右心衰竭：①症状。明显气促、心悸、食欲缺乏、腹胀、恶心等。②体征。发绀更明显，颈静脉怒张，心率增快，可出现心律失常，剑突下可闻及收缩期杂音，甚至出现舒张期杂音。肝大并有压痛，肝颈静脉回流征阳性，下肢水肿，重者可有腹腔积液。少数患者可出现肺水肿及全心衰竭体征。

（三）辅助检查

（1）X线检查。除原有肺、胸基础疾病及急性肺部感染的特征外，尚有肺动脉高压症。

（2）心电图检查。心电图对慢性肺心病的诊断阳性率为 60.1% ～ 88.2%。主要表现有电轴右偏、肺性 P 波。

（3）超声心动图检查。超声心动图诊断慢性肺心病的阳性率为 60.6% ～ 87.0%。

（4）动脉血气分析。慢性肺心病失代偿期可出现低氧血症或合并高碳酸血症。

（5）血液检查。红细胞及血红蛋白升高，全血及血浆黏滞度增加；合并感染时白细胞总数增高，中性粒细胞增加。部分患者可有肝肾功能改变，以及电解质异常。

（6）其他。早期或缓解期患者可行肺功能检查。合并感染时，痰细菌学检查可指导抗生素的选用。

三、常见护理诊断／问题及护理目标

（一）护理诊断

（1）气体交换障碍。与肺血管阻力增高有关。

（2）活动无耐力。与疲劳、呼吸困难、氧供与氧耗失衡有关。

（3）清理呼吸道无效。与分泌物增多而黏稠、气道湿度降低和无效咳嗽有关。

（4）营养失调。与食欲降低、腹胀、能量不足、呼吸困难有关。

（5）有皮肤完整性受损的危险。与水肿和长期卧床有关。

（6）潜在并发症。呼吸衰竭、心力衰竭、肺性脑病。

（二）护理目标

（1）患者自述呼吸困难程度减轻。

（2）能得到适宜的休息且活动耐力逐渐提高。

（3）患者痰液变稀，易于咳出。

（4）加强营养，能够满足机体能量所需。

（5）无潜在并发症发生。

四、护理措施

（一）促进有效的呼吸

1. 病情观察

密切观察患者的生命体征及意识状态；注意有无发绀和呼吸困难，判断其严重程度；观察有无心悸、胸闷、腹胀、尿量减少、下肢水肿等右心衰竭的表现；定期监测动脉血气分析，密切观察患者有无头痛、烦躁不安、意识改变等肺性脑病的表现。

2. 药物治疗与护理

（1）镇静催眠药物。对二氧化碳潴留、呼吸道分泌物多的重症患者慎用镇静药、麻醉药、催眠药，如必须用药，使用后注意观察是否有抑制呼吸和咳嗽反射的情况出现。

（2）利尿药。利尿药有减少血容量、减轻右心负荷、消除水肿的作用。原则上选用作用轻的利尿药，短疗程、小剂量使用，如氢氯噻嗪。使用排钾利尿药时，用后易出现低钾、低氯性碱中毒而加重缺氧，过度脱水引起血液浓缩、痰液黏稠不易排出等不良反应，应注意观察及预防。督促患者遵医嘱补钾。尽可能在白天给药，避免夜间频繁排尿而影响患者睡眠。

（3）洋地黄类药物。应询问有无洋地黄用药史，遵医嘱准确用药。选用作用快、排泄快的洋地黄类药物，如毒毛花苷 K 或毛花苷 C 加入 10% 葡萄糖注射液中静脉缓慢注射，剂量宜小，一般为常规剂量的 1/2 或 2/3 量。用药前注意纠正缺氧，防治低钾血症，以免发生药物毒性反应。

（4）血管扩张剂。血管扩张药可减轻心脏前、后负荷，降低心肌耗氧量，增加心肌收缩力，对部分顽固性心衰有一定效果，如硝酸甘油。应用时注意观察患者心率及血压情况。血管扩张药在扩张肺动脉的同时也扩张体动脉，往往造成体循环血压下降，反射性心率增快、氧分压下降、二氧化碳分压上升等不良反应。

（二）增加活动耐力

（1）休息与活动。充分休息有助于心肺功能恢复。心肺功能失代偿期绝对卧床休息，协助患者采取半卧位或坐位，减少机体耗氧量，促进心肺功能的恢复，减慢心率和减轻呼吸困难。卧床期间，协助患者定时翻身、更换姿势，保持舒适体位。依据患者的耐受能力指导患者在床上进行缓慢的肌肉松弛活动。鼓励患者进行呼吸功能锻炼，提高活动耐力。

（2）减少体力消耗。指导患者采取有利于气体交换又节省能量的姿势。

（三）保持气道通畅

协助患者进行有效排痰，进行合适的胸部物理治疗。

（四）饮食护理

给予高纤维素、易消化清淡饮食，防止因便秘、腹胀而加重呼吸困难。避免含糖高的食物，以免引起痰液黏稠。如患者出现水肿、腹腔积液或尿少时，应限制钠、水摄入，钠盐 < 3g/d，水分 < 1 500ml/d。每天热量摄入至少达到125kJ/kg（30kcal/kg）。其中蛋白质为1.0 ~ 1.5g/（kg·d），因碳水化合物可增加 CO_2 生成量，增加呼吸负担，故一般碳水化合物 ≤ 60%。少食多餐，减少用餐时的疲劳，进餐前后漱口，保持口腔清洁，促进食欲。必要时遵医嘱静脉补充营养。

（五）皮肤护理

注意观察全身水肿情况、有无压疮发生。指导患者穿宽松、柔软的衣服；定时更换体位，必要时在受压部位垫气圈、海绵垫或使用气垫床。

（六）肺性脑病的护理

（1）休息和安全。患者绝对卧床休息，呼吸困难者取半卧位，有意识障碍者，予床栏及约束带进行安全保护，必要时专人护理。

（2）病情观察。定期监测动脉血气分析，密切观察病情变化，出现头痛、烦躁不安、表情淡漠、意识恍惚、精神错乱、嗜睡和昏迷等症状时，及时通知医生并协助处理。

（3）氧疗。持续低流量、低浓度给氧，氧流量1 ~ 2L/min，吸入氧浓度在25% ~ 29%。防止高浓度吸氧抑制呼吸，加重二氧化碳潴留。

（4）呼吸兴奋剂的使用。遵医嘱应用呼吸兴奋剂，观察药物的疗效和不良反应。出现心悸、呕吐、震颤、惊厥等症状，立即通知医生。

（七）健康指导

（1）疾病知识指导。指导患者和家属了解疾病发生、发展过程及防治原发病的重要性，减少反复发作的次数。积极防治原发病，避免和防治各种可能导致病情急性加重的诱因。坚持家庭氧疗等。

（2）康复保健知识指导。加强饮食营养，以保证机体康复的需要。病情缓解期应根据肺、心功能及体力情况进行适当的体育锻炼和呼吸功能锻炼，如散步、气功、太极拳、腹式呼吸、缩唇呼吸等，改善呼吸功能，提高机体免疫功能。

（3）定期门诊随访。告知患者及家属病情变化的征象，如体温升高、呼吸困难加重、咳嗽剧烈、咳痰不畅、尿量减少、水肿明显或发现患者意识淡漠、嗜睡、躁动、口唇发绀加重等，均提示病情变化或加重，需及时就医诊治。

第六节　肺血栓栓塞症

一、概念

肺血栓栓塞症（pulmonary thromboembolism，PTE）是肺栓塞的最常见类型。肺栓塞（pulmonary embolism，PE）是各种栓子阻塞肺动脉或其分支为发病原因的一组疾病或临床综合征。当栓子为血栓时，称为肺血栓栓塞症，以肺循环和呼吸功能障碍为主要临床和病理生理特征。大多数肺栓塞由血栓引起，但也可以由脂肪、羊水和空气等所致。肺动脉发生栓塞后，如其所支配区的肺组织因血流受阻或中断而发生坏死，称为肺梗死（pulmonary infarction，PI）。

二、护理评估

（一）健康史

护士应关注肺栓塞患者的年龄、性别、文化背景等资料。了解近期是否有长期卧床、治疗性制动、长途旅行、下肢骨折、大手术史；是否有静脉血栓栓塞史、恶性肿瘤，尤其是胰腺和前列腺的肿瘤；是否妊娠等。既往是否有心脑血管疾病史，如脑卒中、急性心肌梗死、心力衰竭等；了解吸烟史，每天吸烟量及吸烟的种类；是否有使用中心静脉导管、人工假肢植入、使用雌激素如口服避孕药。

（二）临床表现

1. 症状

肺栓塞的症状缺乏特异性，取决于栓子的大小、数量、栓塞的部位及患者是否存在心、肺等器官的基础疾病。典型表现包括呼吸困难、胸痛。

（1）呼吸困难。多于栓塞后即刻出现不明原因的呼吸困难及气促，尤在活动后明显，呼吸频率 > 20 次 /min，为 PTE 最多见的症状。

（2）胸痛。PTE 引起的胸痛包括胸膜炎性胸痛或心绞痛性胸痛。当栓塞部位靠近胸膜时，由于胸膜的炎症反应可导致胸膜炎性胸痛，呼吸运动可加重胸痛。心绞痛样胸痛因冠状动脉血流减少、低氧血症和心肌耗氧量增加引起，不受呼吸运动影响。

（3）晕厥。可为 PTE 的唯一或首发症状，表现为突然发作的一过性意识丧失。

（4）咯血。常为小量咯血。急性 PTE 时，咯血主要反映局部肺泡的血性渗出，并不意味病情严重。在肺梗死后 24h 内发生，呈鲜红色，数日内发生可为暗红色。

（5）情绪改变。由于严重的呼吸困难和剧烈胸痛，患者可表现烦躁不安、惊恐甚至濒死感。当呼吸困难、胸痛和咯血同时出现时，称为"肺梗死三联征"。

2. 体征

（1）呼吸系统体征。呼吸急促最常见；发绀；肺部可闻及哮鸣音和（或）细湿啰音；合并肺不张和胸腔积液时出现相应的体征。

（2）循环系统体征。颈静脉充盈或异常搏动；心率加快，肺动脉瓣区第二心音亢进或分裂，三尖瓣区收缩期杂音，严重时可出现血压下降甚至休克。

（3）发热。多为低热，少数患者体温可达 38℃以上。

（4）深静脉血栓形成的表现。如肺栓塞继发于下肢深静脉血栓形成，可伴有患肢肿胀、周径增粗、疼痛或压痛、皮肤色素沉着和行走后患肢易疲劳或肿胀加重。

（三）辅助检查

（1）实验室检查。血浆 D- 二聚体（D-dimer）测定可作为 PTE 的初步筛选指标，急性 PTE 时 D-dimer 升高，但对 PTE 无诊断价值。若含量低于 500μg/L，可基本排除急性 PTE。动脉血气分析表现为低氧血症、低碳酸血症，肺泡 - 动脉血氧分压差增大。

（2）下肢深静脉检查。包括超声检查和静脉造影等，超声检查为诊断 DVT 最简便的方法。

三、常见护理诊断／问题

（1）低效型呼吸形态。与肺血管阻塞，通气／血流比例失调有关。

（2）潜在并发症。呼吸衰竭、出血、再栓塞。

（3）恐惧。与突发呼吸困难、剧烈胸痛、担心预后不良有关。

四、护理措施

（一）恢复肺血液灌注

1. 溶栓治疗与护理

溶栓治疗可迅速溶解血栓，缓解血栓栓塞造成的血管闭塞，恢复肺组织灌注，减轻血管内皮损伤，改善血流动力学和心功能，降低 PTE 患者的病死率和复发率。症状出现 48h 内溶栓获益最大，但溶栓治疗对症状发生 6 ～ 14d 的患者仍有效。

（1）常用溶栓药物。①尿激酶（UK）：2 000 U/kg 持续静滴 2h。②重组组织型纤溶酶原激活剂（rt-PA）：50 ～ 100mg 持续静滴 2h。

（2）溶栓注意事项。①溶栓前行常规检查，作为基线资料，用于与溶栓后资料对比判断疗效。②备血。③使用尿激酶溶栓不能同时使用普通肝素。④溶栓后观察患者有无寒战、发热、皮疹等过敏反应。溶栓治疗后注意观察有无出血，最常见的出血部位为血管穿刺处，也可引起严重的腹膜后出血和颅内出血。因此应密切观察患者出血征象，有无血管穿刺处出血过多、血尿、腹部或背部疼痛、严重头疼、意识改变等。患者血压过高时及时通知医生进行适当处理。避免反复穿刺血管，穿刺部位压迫止血需加大力量、延长压迫时间。

2. 抗凝治疗与护理

肺栓塞初始抗凝治疗的目的是减少死亡及再发栓塞事件。可疑 PTE 时，即可使用肝素或低分子肝素进行抗凝治疗，后用华法林维持。口服华法林可以防止肺动脉血栓再形成和抑制肺动脉高压进一步发展，对无用药禁忌证的高危人群可长期使用。

（1）用药前评估。评估患者是否有活动性出血、凝血功能障碍、未予控制的严重高血压等抗凝治疗的禁忌证。肝素应用前还应测定基础 APTT、PT 及血常规（含血小板计数、血红蛋白）。

（2）药物使用。一般肝素或低分子肝素需使用 5d，直到临床情况平稳。大面积 PTE 或髂股静脉血栓者需延长至 10d 或更长。华法林在肝素开始应用后的第 1 ～ 3d 加用，需连续 2d 测定的国际标准化比率（INR）达到 2.0 ～ 3.0，或凝血酶原时间（PT）延长至正常值的 1.5 ～ 2.5 倍时，方可停用肝素。口服华法林可以防止肺动脉血栓再形成和抑制肺动脉高压进一步发展，对无用药禁忌证的高危人群可长期使用。华法林治疗的前几周还可引起血管性紫癜，导致皮肤坏死，需注意观察。育龄妇女服用华法林需注意避孕，计划怀孕的妇女或孕妇，在妊娠前 3 个月和最后 6 周禁用华法林，需改用肝素或低分子肝素治疗。产后和哺乳期妇女可以服用华法林。

（二）并发症的观察与护理

1. 呼吸、循环障碍

（1）呼吸衰竭。监测患者有无缺氧表现，如呼吸加速、浅表，动脉血氧饱和度降低，心率加快，烦躁不安、嗜睡、意识模糊、定向力障碍。有低氧血症者，采用鼻导管或面罩吸氧。合并呼吸衰竭时，可用经鼻面罩无创性机械通气或经气管插管行机械通气。

（2）循环功能不全。监测有无颈静脉充盈或怒张、肝大、肝颈静脉回流征阳性、下肢水肿及静脉压升高表现。严重缺氧的患者可出现心动过速和心律失常，需严密监测患者的心电图改变。右心功能不全、心排血量下降但血压尚正常者，可给予多巴胺或多巴酚丁胺，其具有扩张肺血管和正性肌力作用；若血压下降，可增大剂量或使用去甲肾上腺素。过多的液体可能加重右心室扩张并影响心排血量，一般所予负荷量限于 500ml 之内，并按"肺源性心脏病"进行护理。

（3）休息。患者应绝对卧床休息，抬高床头，指导患者进行深慢呼吸，采用放松术等方法减轻患者恐惧心理，以降低耗氧量。

2. 再栓塞

（1）急性期。患者除绝对卧床外，还需避免下肢过度屈曲，一般在充分抗凝的前提下卧床时间为 2～3 周；保持大便通畅，避免用力，以防下肢血管内压力突然升高，使血栓再次脱落形成新的危及生命的栓塞。

（2）恢复期。需预防下肢血栓形成，如患者仍需卧床，下肢须进行适当的活动或被动关节活动，穿抗栓袜，禁腿下垫枕，以免加重下肢循环障碍。

（3）下肢深静脉血栓形成的观察。下肢深静脉血栓形成以单侧下肢肿胀最为常见，可通过测量和比较双侧下肢周径，观察局部皮肤颜色的方法进行判断。下肢周径的测量方法：大、小腿周径的测量点分别为髌骨上缘以上 15cm 处和髌骨下缘以下 10cm 处，双侧下肢周径差＞1cm 有临床意义。检查是否存在 Homans 征阳性（轻轻按压膝关节并在屈膝、踝关节急速屈曲时出现腘窝部、腓肠肌痛）。

（三）心理护理

当患者突然出现严重的呼吸困难和胸痛时，医务人员需保持冷静，避免因紧张慌乱的气氛而加重患者的恐惧心理。护士应尽量陪伴患者，告诉患者目前的病情变化。采用非言语性沟通技巧，如抚摸、握住患者的手等增加患者的安全感，减轻其恐惧，并让患者知道医生、护士正在积极处理，减轻其痛苦。另外，当病情剧变时，亲人的陪伴可有效地降低患者的焦虑和恐惧心理，因此，在不影响抢救的前提下，可允许家属陪伴患者。应用适当的沟通技巧，促使患者表达自己的担忧和疑虑。必要时按医嘱适当采用镇静、止痛、镇咳等对症治疗措施，减轻患者不适，缓解紧张情绪。

（四）健康指导

1. 指导患者掌握预防肺栓塞的知识

（1）防止血液淤滞。避免可能增加静脉血流淤滞的行为，如长时间保持坐位，特别是架腿而坐；穿束膝长筒袜、长时间站立不活动等。鼓励卧床患者进行床上肢体活动，不能自主活动的患者需进行被动关节活动，病情允许时需协助患者早期下地活动。制动的患者，将腿抬高至心脏以上水平，可促进下肢静脉血液回流。利用机械作用如穿加压弹力抗栓袜、应用下肢间歇加压充气泵等促进下肢静脉血液回流。

（2）降低血液凝固度。适当增加液体摄入，防止血液浓缩。有高脂血症、糖尿病等病史的患者应积极治疗原发病。

（3）指导患者遵医嘱应用抗凝剂，防止血栓形成。

2. 指导患者认识 DVT 和 PTE 的表现

长期卧床患者，出现一侧肢体疼痛、肿胀，应注意 DVT 发生的可能，有肺栓塞危险因素的情况下，突然出现胸痛、呼吸困难、咳血痰等表现时应注意 PTE 的可能性，需及时告诉医护人员或及时就诊。

第七节　原发性支气管肺癌

一、概念

原发性支气管肺癌（primary bronchogenic carcinoma）简称肺癌（lung cancer），为起源于支气管黏膜或腺体的恶性肿瘤。肺癌发病率居癌症首位，且由于早期诊断率低致使预后差。目前随着诊断方法的进步、新药及靶向治疗药物的出现，规范化、个体化多学科综合性治疗技术的进步，肺癌患者的长期生存率有所提高。

二、护理评估

（一）健康史

在询问肺癌患者的健康史时，应重点询问肺癌的危险因素，包括：①吸烟史。应包括吸烟时间，吸烟量，以及有无戒烟。②环境中是否有职业性危险因子。③是否患有慢性支气管炎或其他呼吸系统慢性疾病。

（二）临床表现

肺癌的临床表现通常是非特异性的，且发现较晚。临床表现与肿瘤的部位、大小、是否压迫、侵犯邻近器官及有无转移等情况有关。

（1）咳嗽和咯血。慢性咳嗽为早期常见的症状，表现为刺激性咳嗽和少量黏液痰。应询问患者咳嗽持续的情况或咳嗽的改变，是否有痰，评估痰液的量和性质；还应注意呼吸形态的改变，有无咯血或痰中带血。大量咯血比较少见。

（2）喘鸣和呼吸困难。喘鸣和呼吸困难往往由于较大肿瘤引起气道阻塞所致。应评估患者在休息或活动时呼吸困难的程度。

（3）胸痛。胸痛是由于肿瘤侵犯胸膜、肋骨和胸壁引起，可以出现在肿瘤发展的任何阶段。胸痛可以是局部的或单侧的，疼痛程度从轻微到严重。肿瘤转移到纵隔会导致钝痛，如肿瘤压迫肋间神经，胸痛可累及相应的分布区。应关注患者胸痛的程度和特点。

（4）胸腔积液。胸腔积液是肺癌患者常出现的问题，由于肿瘤侵犯脏胸膜或壁胸膜所致，也可因纵隔淋巴阻塞或阻塞性肺炎所致，往往为血性液。大量积液可以引起气促。

（5）晚期症状和体征。肺癌可以转移至淋巴结、脑、肝脏、骨骼和其他器官。肿瘤转移至骨骼可以引起骨痛、病理性骨折及可能出现脊髓压迫症状，如骨髓被侵犯可能出现血小板减少和贫血表现。脑转移时患者出现思维混乱、步态和平衡紊乱及人格改变。肝转移时出现肝功能异常和胆道梗阻症状。锁骨上淋巴结是肺癌转移的常见部位，淋巴结固定而坚硬，多无痛感。肺癌的晚期表现还可能包括一些非特异性系统症状，如疲乏、近期体重下降、厌食、言语困难、恶心和呕吐。

（三）辅助检查

（1）胸部 X 线检查。胸部 X 线检查是发现肺癌的重要方法之一，通过正侧位 X 线胸片发现肺部阴影，配合 CT 检查明确病灶。

（2）CT 检查。可以发现普通 X 线检查所不能发现的病变，还可显示早期肺门及纵隔淋巴结肿大，识别肿瘤有无侵犯邻近器官。

（3）磁共振成像（MRI）。在明确肿瘤与大血管之间的关系上优于 CT，但在发现小病灶（＜5mm）方面则不如 CT 敏感。

（4）正电子发射体层显像（PET）。用于肺癌及淋巴结转移的定性诊断。PET 扫描对肺癌的敏感性可达 95%，特异性可达 90%，对发现转移病灶也很敏感，但对肺泡细胞癌的敏感性较差。

（5）纤维支气管镜检查。对诊断、明确手术指征与方式有帮助，经纤维支气管镜肺活检可提高周围型肺癌的诊断率。

（6）痰脱落细胞检查。保证标本新鲜、及时送检，3次以上的系列痰标本可使中央型肺癌的诊断率提高到80%，周围型肺癌的诊断率达50%。

（7）其他。如针吸细胞学检查、纵隔镜检查、胸腔镜检查、肿瘤标志物检查、开胸肺活检等。

三、常见护理诊断／问题

（1）恐惧。与肺癌的确诊、不了解治疗计划及预感到治疗对机体功能的影响和死亡威胁有关。

（2）疼痛。与癌细胞浸润、肿瘤压迫或转移有关。

（3）营养失调。与癌症致机体过度消耗、压迫食管致吞咽困难、化疗反应致食欲下降、摄入量不足有关。

（4）潜在并发症。化疗药物不良反应、肺部感染、呼吸衰竭、放射性肺炎、放射性食管炎。

四、护理措施

（一）心理支持

（1）加强沟通。多与患者交谈，观察患者有无血压增高、失眠、紧张、烦躁不安、心悸、恐惧等表现。了解患者的心理状态和对诊断及治疗的理解程度。根据其年龄、职业、文化程度、性格等情况，适当鼓励患者表达自己的感受，耐心倾听患者诉说，与患者建立良好的护患关系，调整患者的情绪，使患者以积极的心态面对疾病。

（2）讨论病情。根据患者对病情的关心和知晓程度、心理承受能力和家属的意见，以适当的方式和语言与患者讨论病情、检查方式和治疗方案，引导患者面对现实，积极配合检查及治疗。家属有特别要求时，应协同家属采取保护性措施，合理隐瞒，以配合家属的要求。

（3）心理与社会支持。帮助患者建立良好、有效的社会支持系统，建议家庭成员和朋友定期看望患者，使患者感受到关爱，激起生活热情，增强信心。使患者克服恐惧、绝望心理，保持积极的情绪，对抗疾病。

（二）疼痛护理

1. 疼痛的观察

评估患者疼痛的部位、性质、程度和持续时间，疼痛加重或减轻的因素，影响其表达疼痛的因素以及疼痛对其睡眠、进食、活动等正常生活的影响程度。应用止痛药物后注意观察用药效果及有无药物不良反应等。

2. 避免加重疼痛的因素

（1）预防上呼吸道感染，尽量避免咳嗽，必要时给止咳药。

（2）对于活动困难者，应小心搬动，平缓地给患者变换体位，避免推、拉动作。防止用力不当引起病变部位疼痛。

（3）指导和协助胸痛患者用手或枕头护住胸部，以减轻深呼吸、咳嗽或变换体位所引起的疼痛。

3. 心理护理

倾听患者的诉说，教会患者正确描述疼痛程度及转移注意力的技术，帮助患者找出适宜的减轻疼痛方法。疼痛剧烈时可引起患者烦躁不安、恐惧，而不良情绪又会加重疼痛，因而需及时予以干预。为患者提供一个舒适和安静的环境，避免精神紧张，消除恐惧，与患者家属配合做好患者的心理护理，分散注意力，调整好患者的情绪和行为。

4. 用药护理

（1）疼痛明显，影响日常生活时，应尽早使用有效的止痛药物，用药期间应取得患者及家属的配合，以确定有效止痛的药物和剂量。尽量口服给药，有需要时应按时给药，即 3～6h 给药 1 次，而不是在疼痛发作时再给药。

（2）止痛药剂量应根据患者的需要由少到多直至患者疼痛消失为止。给药时应遵循 WHO 推荐的按阶梯给药。

（3）注意观察用药的效果，了解疼痛缓解程度和镇痛作用持续时间，对生活质量的改善情况。当所制订的用药方案已不能有效止痛时，应及时通知医生重新调整止痛方案。注意预防药物的不良反应，如阿片类药物有便秘、恶心、呕吐、镇静和精神紊乱等不良反应，应嘱患者多进富含纤维素的蔬菜和水果，或服番泻叶冲剂等，以缓解和预防便秘。

（三）营养支持

（1）饮食护理。向患者及家属强调增加营养与促进康复、配合治疗的关系，了解患者的饮食习惯、营养状态和饮食摄入情况，影响进食的因素（如有无口腔溃疡、对餐饮的接受程度）。与患者和家属共同制订既适合患者饮食习惯，又有利于疾病康复的饮食计划。原则是给予高蛋白、高热量、高维生素、易消化的食物，动、植物蛋白应合理搭配，如蛋、鸡肉、大豆等。避免产气食物，如地瓜、韭菜等，并注意调配好食物的色、香、味。餐前休息片刻，做好口腔护理，创造清洁、舒适、愉快的进餐环境，尽可能安排患者与他人共同进餐，少量多餐。有吞咽困难者应给予流质饮食，进食宜慢，取半卧位，以免发生吸入性肺炎或呛咳，甚至窒息。因化疗引起严重胃肠道反应而影响进食者，应根据情况做相应处理。病情危重者可采取喂食、鼻饲等方法增加摄入量。

（2）其他支持疗法。对进食不能满足机体需要的患者，建议通过静脉酌情给予脂肪乳剂、复方氨基酸、全血、血浆或白蛋白等改善营养状况。

（四）健康指导

（1）疾病预防指导。提倡健康的生活方式，劝导戒烟，避免被动吸烟。改善工作和生活环境，减少或避免吸入致癌物质如污染的空气和粉尘。对肺癌高危人群定期进行体检，以早期发现，早期治疗。对 40 岁以上长期重度吸烟有下列情况者应怀疑肺癌，并进行有关排除检查：①无明显诱因的刺激性干咳持续 2～3 周，治疗无效；②原有慢性肺部疾病，咳嗽性质改变者；③持续或反复无其他原因可解释的短期内痰中带血者；④反复发作的同一部位的肺炎；⑤原因不明的肺脓肿，无明显症状，无异物吸入史，抗感染治疗效果不佳者；⑥原因不明的四肢关节疼痛及杵状指（趾）；⑦X 线显示不局限性肺气肿或段、叶性肺不张；⑧孤立性圆形病灶和单侧性肺门阴影增大者；⑨原有肺结核的病灶已稳定，而形态或性质发生改变者；⑩无中毒症状的胸腔积液，尤其是血性，且进行性增加者。

（2）疾病知识指导。指导患者加强营养支持，多食高蛋白、高热量、高维生素、高纤维、易消化的饮食，尽可能改善患者的食欲。合理安排休息和活动，增强抗病能力，避免呼吸道感染。督促患者坚持化疗或放疗，并告诉患者出现呼吸困难、疼痛等症状加重或不缓解时应及时就诊。

（3）心理指导。指导患者尽快脱离过激的心理反应，保持良好的精神状态，增强治疗疾病的信心。解释治疗中可能出现的反应，使患者做好必要的准备，消除恐惧心理，完成治疗方案。可采取分散注意力的方式，如看书、听音乐等，以减轻痛苦。对晚期肿瘤转移患者，要指导家属做好临终前的护理，告知患者及家属对症处理的措施，使患者平静地走完人生最后旅途。

第八节　胸 腔 积 液

一、概念

在肺和胸壁之间有一个潜在的腔隙称为胸膜腔。正常情况下，胸膜腔内仅有微量液体，在呼吸运动时起润滑作用。胸膜腔内液体（pleural fluid）简称胸液，其形成与吸收处于动态平衡状态，任何原因使胸液形成过多或吸收过少时，均可导致胸液异常积聚，称为胸腔积液（pleural effusion）。

二、护理评估

（一）健康史

询问患者是否有胸闷、胸痛、发绀、气促等症状，了解胸痛的部位及程度，是否患有肺炎、肺结核、肺部肿瘤等相关疾病。是否有胸部外伤史等情况。

（二）临床表现

1. 症状

胸腔积液症状的轻重取决于积液量和原发疾病。

（1）呼吸困难。最常见，与胸腔积液的量有关，多伴有胸痛和咳嗽。少量胸腔积液常无症状，当胸腔积液量超过 500ml 时，由于胸腔积液可使胸廓顺应性下降、膈肌受压、纵隔移位和肺容量下降，可出现胸闷和呼吸困难，并随积液量的增多而加重。

（2）与病因相关的伴随症状。导致胸腔积液的病因不同，其伴随症状亦不同。结核性胸膜炎多见于青年人，常有发热、干咳；恶性胸腔积液多见于中年以上患者，伴有消瘦和呼吸道或原发部位肿瘤的症状；炎性积液多为渗出性，伴有咳嗽、咳痰和发热；心力衰竭所致胸腔积液为漏出液，伴有心功能不全的其他表现；肝脓肿所致的右侧胸腔积液可为反应性胸膜炎，亦可为脓胸，常伴有发热和肝区疼痛。

2. 体征

少量积液时，体征不明显或可闻及胸膜摩擦音。中至大量积液时，患侧呼吸运动受限，肋间隙饱满；语颤减弱或消失，可伴有气管、纵隔向健侧移位；局部叩诊呈浊音；积液区呼吸音减弱或消失。肺外疾病引起的胸腔积液可有原发病的体征。

（三）辅助检查

（1）X线/CT检查。少量胸腔积液时，患侧肋膈角变钝或消失；中等量积液时，呈内低外高的弧形积液影；大量积液时整个患侧胸部呈致密阴影，气管和纵隔推向健侧；平卧时积液散开，使整个肺野透亮度降低。大量积液时常遮盖肺内原发病灶。CT检查可显示少量胸腔积液、肺和胸膜病变、纵隔和气管旁淋巴结病变，有助于病因诊断。

（2）B超检查。灵敏度高，定位准确，临床上用于估计胸腔积液的量和深度，协助胸腔穿刺定位。

（3）胸腔积液检查。对明确胸腔积液的性质和病因至关重要，疑为渗出液或性质不能确定时，需经胸腔穿刺做胸腔积液检查，但如存在漏出液病因则避免胸腔穿刺。

（4）胸膜活检。对确定胸腔积液的病因具有重要意义，方法包括经皮闭式胸膜活检、胸膜针刺活检、胸腔镜或开胸活检。

（5）纤维支气管镜。用于咯血或疑有气道阻塞的患者。

三、常见护理诊断／问题及护理目标

（一）护理诊断

（1）气体交换障碍。与大量胸腔积液压迫使肺不能充分扩张，气体交换面积减少有关。

（2）体温过高。与细菌感染等因素有关。

（3）营养失调。与胸膜炎、胸腔积液引起高热、消耗过多有关。

（4）胸痛。与胸膜摩擦或胸腔穿刺术有关。

（二）护理目标

（1）呼吸道通畅，气促得到控制。

（2）感染得到控制，患者体温下降，舒适感增加。

（3）加强营养，能够满足机体能量所需。

（4）主诉疼痛得到控制或无疼痛。

四、护理措施

（一）给氧

大量胸腔积液影响呼吸时，按患者的缺氧情况给予低、中流量持续吸氧，增加氧气吸入以弥补气体交换面积的不足，改善患者的缺氧状态。

（二）减少氧耗

大量胸腔积液致呼吸困难或发热者，应卧床休息，减少氧耗，以减轻呼吸困难症状。胸腔积液消失后还需继续休养 2 ～ 3 个月，避免疲劳。

（三）促进呼吸功能

（1）体位。按照胸腔积液的部位采取适当体位，一般取半卧位或患侧卧位，减少胸腔积液对健侧肺的压迫。

（2）胸腔抽液或引流的护理，按"胸腔穿刺术"处理。

（3）保持呼吸道通畅。鼓励患者积极排痰，保持呼吸道通畅。

（4）呼吸锻炼。胸膜炎患者在恢复期，应每天进行缓慢的腹式呼吸。经常进行呼吸锻炼可减少胸膜粘连的发生，提高通气量。

（5）缓解胸痛。胸腔积液的患者常有胸痛，并随呼吸运动而加剧，为了减轻疼痛，患者常采取浅快的呼吸方式，可导致缺氧加重和肺不张，因此，需协助患者取患侧卧位，必要时用宽胶布固定胸壁，以减少胸廓活动幅度，减轻疼痛，或遵医嘱给予止痛药。

（6）康复锻炼。待体温恢复正常，胸液抽吸或吸收后，鼓励患者逐渐下床活动，增加肺活量。

（四）病情观察

注意观察患者胸痛及呼吸困难的程度、体温的变化，监测血氧饱和度或动脉血气分析的改变。在胸腔穿刺过程中应注意观察抽液速度、抽液量及患者呼吸、脉搏、血压的变化，如出现呼吸困难、剧咳、咳大量泡沫状痰，双肺布满湿啰音，可能是胸腔抽液过快、过多使胸腔压力骤降，出现复张后肺水肿或循环衰竭，应立即停止抽液并给氧，根据医嘱应用糖皮质激素及利尿药，控制液体入量，必要时准备气管插管机械通气。若抽液时发生头晕、心悸、冷汗、面色苍白、脉细等表现应考虑"胸膜反应"，按"胸腔穿刺术"进行处理。穿刺后仍需继续观察其呼吸、脉搏、血压的变化，注意穿刺处有无渗血或液体渗出。

（五）健康指导

（1）疾病知识指导。向患者及家属讲解加强营养是胸腔积液治疗的重要组成部分，需合理调配饮食，进高热量、高蛋白、富含维生素的食物，增强机体抵抗力。指导患者合理安排休息与活动，逐渐增加活动量，避免过度劳累。

（2）用药指导与病情监测。向患者及家属解释本病的特点及目前的病情，介绍所采用的治疗方法、药物剂量、用法和不良反应。对结核性胸膜炎的患者需特别强调坚持用药的重要性，即使临床症状消失，也不可自行停药；应定期复查，遵从治疗方案，防止复发。如出现呼吸困难或气短加重、咳嗽和咯血，可能为胸腔积液复发，需及时就诊。

第九节 气　　胸

一、概念

胸膜腔为不含气体的密闭潜在腔隙，当气体进入胸膜腔，造成积气状态时，称为气胸（pneumothorax）。气胸可分为自发性、外伤性和医源性 3 类。自发性气胸指肺组织及脏胸膜的自发破裂，或胸膜下肺大疱自发破裂，使肺及支气管内气体进入胸膜腔所致的气胸，可分为原发性和继发性，前者发生于无基础肺疾病的健康人，后者发生于有基础疾病的患者。自发性气胸为内科急症，男性多于女性。

二、护理评估

（一）健康史

详细询问患者有无抬举重物、剧烈体力活动、屏气等情况，既往有无肺部疾病、胸部受伤及胸部手术史。本次受伤时间和经过，暴力大小，受伤部位等。女性患者还要考虑有无子宫内膜异位的情况。对于无特殊病史的青年患者，可行 CT、胸腔镜检查，多可发现胸膜下肺大疱。

（二）临床表现

（1）闭合性气胸。临床表现取决于胸膜腔内积气的量和速度及基础肺部疾病。临床常以肺萎陷的程度判断气胸的大小。肺萎陷在 30% 以下者为小量气胸，患者可无明显呼吸和循环功能紊乱的症状；肺萎陷在 30%～50% 者为中量气胸；肺萎陷在 50% 以上者为大量气胸。后两者均可出现明显低氧血症的症状，典型表现为突然出现胸痛和呼吸困难，体检可见呼吸频率和心率增快，患侧呼吸运动减弱，叩诊呈过清音，听诊呼吸音降低。

（2）开放性气胸。患者出现明显的呼吸困难、鼻翼翕动、口唇发绀，严重者可伴休克。患者呼吸时可闻及空气进出胸腔伤口的吸吮样音；胸部及颈部皮下可触及捻发音；患侧叩诊鼓音，听诊呼吸音减弱甚至消失；气管向健侧移位，由于健侧胸腔压力低于患侧，使纵隔向健侧移位，严重者可出现纵隔摆动。纵隔摆动引起心脏大血管来回扭曲，静脉回流受阻，心排血量减少，严重影响呼吸及循环功能。

（3）张力性气胸。表现为严重或极度呼吸困难、烦躁、意识障碍、发绀、大汗淋漓、昏迷、休克，甚至窒息。患侧胸部饱满，肋间隙增宽，呼吸幅度减小。叩诊呈鼓音，听诊呼吸音消失，气管和心影由于纵隔偏移而移向健侧，颈静脉怒张，胸部广泛皮下气肿。

（三）辅助检查

胸部 X 线检查是诊断气胸简单、有效的方法，可显示胸膜腔积气和肺萎陷的程度，并可见纵隔向健侧移位。胸腔穿刺既能明确有无气胸的存在，又能抽出气体减轻胸膜内压力，缓解症状。

三、常见护理诊断／问题

（1）气体交换障碍。与胸膜腔负压破坏及肺萎陷有关。

（2）低效性呼吸形态。与通气不足，疼痛及焦虑有关。

（3）心排血量减少。与纵隔偏移，静脉回流减少有关。

（4）疼痛。与组织损伤有关。

（5）潜在并发症。肺或胸腔感染。

四、护理措施

（一）维持充分的通气和气体交换

（1）评估并记录患者的生命体征及呼吸状况，包括呼吸速率、深度和节律。评估胸部运动情况，气管及心影位置，早期发现张力性气胸的征象，并采取措施保护循环和呼吸功能。

（2）协助患者采取半坐卧位，该体位利于肺部扩张和胸腔引流。遵医嘱给氧，以提高血氧水平。协助患者更换体位及活动，促进肺的扩张。

（3）给予患者心理疏导，减轻患者因呼吸困难和低氧血症导致的焦虑和不安，促使患者积极配合治疗。

（4）保证足够的休息，充分的休息可以保存能量，降低氧耗。

（二）协助医生进行排气治疗

（1）闭合性气胸。闭合性气胸积气量少于该侧胸腔容积的 20% 时，气体可在 1～2 周自行吸收，可不抽气，但应定期做胸部 X 线检查，直到气胸消失。积气量较多时，应进行抽气或行胸腔闭式引流术，排出积气，促使肺尽早膨胀。通常选择患侧锁骨中线第 2 肋间为穿刺点，一次抽气量不宜超过 1 000ml，每天或隔天抽气 1 次。遵医嘱应用抗生素防治感染。

（2）开放性气胸。紧急处理要点：将开放性气胸转变为闭合性气胸。可使用无菌敷料，如凡士林纱布、棉垫盖住伤口，以绷带包扎固定；紧急情况也可利用手边的清洁物品，如手帕、围巾、衣物等封盖伤口，并加压包扎后迅速转送医院。在转送途中应严密观察患者有无张力性气胸的征象，如果出现严重呼吸困难，应在患者呼气末开放敷料排出高压气体或行胸腔穿刺抽气减压，暂时解除呼吸困难。到达医院后立即清创、缝合胸壁伤口，并行胸腔闭式引流。对于胸腔内器官损伤或进行性出血者，应进行开胸探查给予手术止血、修复损伤或清除异物，同时给予补充血容量、纠正休克、吸氧、应用抗生素预防感染。

（3）张力性气胸。由于病情危急，必须紧急进行减压处理，迅速解除胸腔内正压以避免发生严重的并发症。紧急情况可将消毒粗针头从患侧肋间隙刺入胸膜腔以排出胸膜腔内高压气体。

（三）胸腔闭式引流术的护理

胸腔闭式引流术的目的是排出胸膜腔内的积气、积液，重建胸膜腔负压，保持纵隔的正常位置，促进肺复张。胸腔闭式引流管可根据情况在患者床旁放置或经手术放置。根据临床诊断确定插管的部位，气胸引流胸管一般放置在锁骨中线第2肋间隙，血胸引流胸管放置在腋中线与腋后线间第6或第7肋间隙。引流管的侧孔应伸入胸腔2～3cm。引流管外接闭式引流装置，其原理是利用水的作用，维持引流单一方向，避免逆流，以顺利排出胸腔的气体或液体。

（四）病情观察

对于气胸患者应密切观察病情变化，如体温升高、寒战、胸痛加剧，呼吸困难，血白细胞计数升高，则可能并发胸膜炎或脓气胸，应及时通知医生。对于原发疾病，则应根据年龄、病情采取相应的治疗和护理。观察患者有无气促、呼吸困难、发绀等症状，呼吸的频率、节律和深浅度等；气管移位或皮下气肿有无改善。同时应注意血压、脉搏的变化，如出现血压下降、脉搏细弱等休克症状，应立即通知医生进行抢救。

（五）健康指导

气胸是一种良性疾病，大部分可痊愈，但约有1/3的患者2～3年可同侧复发，自发性气胸的复发率为50%。因此应向患者及其家属讲解气胸的相关知识，让其了解气胸的发病情况，能分辨气胸的类型，发生气胸时的症状及如何避免诱发因素，预防气胸的复发。同时根据患者的理解能力，教会患者发生气胸时将开放性气胸变为闭合性气胸的急救方法。

建议气胸患者戒烟。告诉患者应逐渐提高体育活动和运动水平，避免参加不适当的体育运动。向患者强调监测病情的重要性，告诉患者出现以下症状应报告医生，如发热或呼吸困难；突然出现胸痛；胸管插入处伤口出现红、肿、疼痛或分泌物等。

第十节　呼 吸 衰 竭

一、概念

呼吸衰竭（respiratory failure）简称呼衰，指各种原因引起的肺通气和（或）换气功能严重障碍，以致在静息状态下亦不能维持足够的气体交换，导致低氧血症伴（或不伴）高碳酸血症，进而引起一系列病理生理改变和相应临床表现的综合征。由于临床表现缺乏特异性，明确诊断需依据动脉血气分析，若在海平面、静息状态、呼吸空气条件下，动脉血氧分压（PaO_2）< 60mmHg，伴或不伴二氧化碳分压（$PaCO_2$）> 50mmHg，即可诊断为呼吸衰竭。

二、护理评估

（一）健康史

评估患者有无慢性肺疾病、神经系统疾患、胸部或脊柱的外伤、肥胖或意识改变等任何可能导致急性呼吸衰竭的情况。

（二）临床表现

急性呼吸衰竭的临床表现主要是低氧血症所致的呼吸困难和多器官功能障碍。

（1）呼吸困难。呼吸困难是呼吸衰竭的典型症状，多数患者有明显的呼吸困难，呼吸困难是低氧血症的主要表现。应评估患者呼吸频率、呼吸节律以及呼吸音的变化。早期表现为呼吸频率快而浅，病情加重时，呼吸困难则更为严重，辅助呼吸肌活动加强，出现三凹征。中枢性疾病或中枢神经抑制性药物所致的呼吸衰竭，表现为呼吸节律改变，如潮式呼吸、比奥呼吸等。

（2）发绀。发绀是缺氧的典型表现。当SaO_2低于90%时，可在口唇、指甲、舌等处出现发绀。由动脉血氧饱和度降低引起的发绀，称为中央性发绀；末梢循环障碍者出现发绀，称为外周性发绀。因发绀的程度与还原血红蛋白含量相关，所以红细胞增多者发绀明显，而贫血患者不明显。还应注意发绀可受皮肤色素及心功能情况的影响。

（3）精神－神经症状。急性缺氧时可迅速出现精神错乱、狂躁、昏迷、抽搐等症状。若合并急性二氧化碳潴留，可出现嗜睡、淡漠、扑翼样震颤，以致呼吸骤停。

（4）循环系统表现。缺氧早期，心率增快、血压升高。严重缺氧、酸中毒时，可引起心肌损害、周围循环衰竭、血压下降、心律失常，甚至心搏骤停。CO_2潴留使体表静脉充盈、皮肤潮红、温暖多汗。

（5）消化和泌尿系统表现。严重呼吸衰竭对肝、肾功能都有影响，部分患者可出现丙氨酸氨基转移酶和血浆尿素氮升高，尿中有蛋白、红细胞和管型。因胃肠道黏膜屏障功能受损，可引起胃肠道黏膜充血水肿、糜烂渗血或应激性溃疡而发生上消化道出血。上述症状均可随缺 O_2 和 CO_2 潴留的纠正而消失。

（三）辅助检查

（1）动脉血气分析。$PaO_2 < 60mmHg$，伴或不伴 $PaCO_2 > 50mmHg$，pH 值可正常或降低。

（2）影像学检查。X 线胸片、胸部 CT 和放射性核素肺通气／灌注扫描等可协助分析呼衰的原因。

（3）其他检查。肺功能的检测能判断肺通气功能的性质及是否合并有换气功能障碍，并对通气和换气功能障碍的严重程度进行判断。纤维支气管镜可以明确大气道情况和取得病理学证据。

三、常见护理诊断／问题及护理目标

（一）护理诊断

（1）清理呼吸道无效。与分泌物增加、意识障碍、人工气道、神经－肌肉功能障碍有关。

（2）气体交换障碍。与通气不足、肺内分流增加、通气／血流失调和弥散障碍有关。

（3）焦虑。与呼吸困难、气管插管、病情失去个人控制及对预后的不确定有关。

（4）营养失调。与食欲缺乏、呼吸困难、人工气道及机体的消耗增加有关。

（5）有受伤的危险。与意识障碍、气管插管及机械通气有关。

（6）潜在并发症。多器官功能障碍综合征。

（二）护理目标

（1）能够进行有效的咳嗽，排出痰液。

（2）患者呼吸困难缓解，能进行有效呼吸。

（3）保持情绪稳定，积极配合治疗。

（4）加强营养，能够满足机体能量所需。

（5）无潜在并发症发生。

四、护理措施

（一）保持气道通畅

（1）有效地咳嗽。如果分泌物阻塞气道，应鼓励患者咳嗽。患者可能由于疾病或乏力无法有效地咳痰，应教会患者排痰的技巧。可按压胸骨上窝，刺激气管，以引起咳嗽反射。

（2）清除气道内分泌物及异物。严重呼吸衰竭、意识不清的患者可采用仰头提颏法打开气道。因口、咽及舌部肌肉松弛、咳嗽无力、意识不清、分泌物黏稠不易咳出或分泌物及舌堵塞气道，导致不能有效排痰者，可给予吸痰。叩背、振荡和体位引流均有助于排痰。

（3）建立人工气道。病情危重者，必要时应建立人工气道，目的是：①解除气道梗阻；②及时清除呼吸道内分泌物；③防止误吸；④严重低氧血症时施行正压通气治疗。人工气道包括简便人工气道和气管内导管。简便人工气道主要有口咽通气道、鼻咽通气道和喉罩，是气管内导管的临时替代方式，在病情危重不具备插管时应用。气管内导管是重建气道最可靠的方法。可分为喉上途径和喉下途径。喉上途径主要是指经口或经鼻气管插管，喉下途径是指环甲膜穿刺或气管切开。

需要长期保持人工气道或气管插管，发生气道并发症的患者应行气管切开。虽然气管切开便于管理、患者相对较舒适，但存在诸多缺点，包括创伤较大，可发生切口出血或感染；操作复杂，不适用于紧急抢救；对护理要求高，且痊愈后颈部留有瘢痕，可能造成气管狭窄等。

（4）缓解支气管痉挛。遵医嘱静脉给予支气管扩张药物，必要时给予糖皮质激素。

（二）促进气体交换

1. 体位

协助和指导患者取舒适易于呼吸的体位，如半卧位或坐位，趴伏在床桌上。床头抬高45°可以使胸腔扩张，也易于排痰。坐位可以改善肺功能，并有利于静脉回流。单侧肺疾病的患者，患侧卧位有利于改善通气／血流比例失调。

2. 氧疗

氧疗是通过增加吸入氧浓度来纠正患者缺氧状态的治疗方法。氧疗可以有效改善急性呼吸衰竭导致的低氧血症。

（1）给氧浓度。急性呼吸衰竭患者确定吸氧浓度的原则是保证 PaO_2 迅速提高到 60mmHg 或血氧饱和度达 90% 以上的前提下，尽量降低吸氧浓度。I 型呼吸衰竭的主要问题为氧合功能障碍而通气功能基本正常，较高浓度（> 35%）给氧可以迅速缓解低氧血症而不会引起 CO_2 潴留。对于伴有高碳酸血症的急性衰竭，往往需要将给氧浓度设定为达到上述氧合目标的最低值。

（2）给氧方法。包括鼻导管或鼻塞、普通面罩、无重复呼吸面罩、文丘里面罩等。也可经人工气道给氧。这些装置可以提供 24% ～ 100% 的氧。近年来，又出现了高流量呼吸湿化治疗仪，通过高流量氧气吸入来减少鼻腔无效腔样通气量和吸气阻力，同时为患者提供足够的温湿气体，从而提高患者肺顺应性、促进肺复张。

（3）氧疗效果观察。氧疗实施过程中，应注意密切观察氧疗效果，如吸氧后呼吸困难缓解、发绀减轻、心率减慢，表示氧疗有效。如果意识障碍加深或呼吸过度表浅、缓慢，可能为 CO_2 潴留加重，应根据动脉血气分析结果和患者的临床表现及时调整吸氧流量或浓度，达到既保证氧疗效果，又可防止氧中毒和 CO_2 麻醉的目的。

（4）氧疗并发症。①氧中毒：目前认为 60% ～ 70% 吸氧可安全使用 24h；40% ～ 50% 安全使用 48h；大于 40% 吸氧，2 ～ 3d 后氧中毒可能性大为增加。患者表现为胸闷、胸痛、胸部灼热感，继而出现呼吸增快、干咳、恶心、呕吐、烦躁。②呼吸抑制：多见于 II 型呼吸衰竭者，高浓度吸氧失去了缺氧对外周化学感受器的刺激，使呼吸中枢抑制加重，所以对需要低流量吸氧者应进行控制性氧疗，低浓度、低流量（1 ～ 2L/min）给氧，保持 PaO_2 在 60 ～ 65mmHg 或血氧饱和度 90% ～ 92% 即可。③吸收性肺不张：正常呼吸会吸入相当比例的氮气，由于它不被吸收，所以可以保持肺泡的膨胀。如果吸入高浓度的氧，吸入氮气的比例会下降，氧气被吸收后，肺泡会塌陷，称之为吸收性肺不张。患者可以表现为烦躁、呼吸急促、心率增快、血压上升，继而出现呼吸困难、发绀、昏迷。可通过促进患者排痰来预防。④呼吸道干燥：患者呼吸道分泌物黏稠，不易咳出，有损气道黏膜纤毛运动。应注意保持吸入氧气的湿化，鼓励患者饮水，以免干燥的氧气对呼吸道产生刺激和气道黏液栓的形成。

（5）用氧安全。氧气易燃，因此氧疗时应避免使用易燃物品，如室内禁止吸烟，并应有显著标识。电路、电线如发生老化应及时更换，以免电流过大时产生火花。

（6）其他注意事项。输送氧气的导管、面罩、气管导管等应妥善固定，保持其清洁与通畅，定时更换消毒，防止交叉感染。向患者及家属说明氧疗的重要性，嘱其不要擅自停止吸氧或变动氧流量。

3. 机械通气

如果上述措施无法使患者的呼吸衰竭症状得到改善，患者昏迷程度逐渐加深，呼吸不规则或出现暂停，呼吸道分泌物增多，咳嗽和吞咽反射明显减弱或消失时，应准备进行人工辅助通气装置来改善通气和（或）换气功能，即机械通气。呼吸衰竭时应用机械通气能维持必要的肺泡通气量，降低 $PaCO_2$，改善肺的交换功能，也使呼吸肌得以休息，有利于恢复呼吸肌的功能。无创正压通气（NPPV）近年来被应用到急性呼吸衰竭患者的治疗中并取得良好的效果。NPPV 可有效地缓解呼吸困难，促进气体交换和氧合，改善通气功能，减少与机械通气相关严重并发症的发生。

（三）病情观察

严密监测生命体征、意识、尿量变化，观察患者呼吸速率、深度、规律、胸腹部起伏是否一致、呼吸困难程度。观察患者有无缺氧和高碳酸血症的症状。观察患者精神症状、呼吸困难、发绀的程度，ABG；血流动力学指标；有无消化道出血等，及时做好抢救准备。严格记录 24h 出入液量，维持体液平衡。

（四）药物治疗与护理

急性呼吸衰竭药物治疗的目的是解除支气管痉挛，抗炎和改善通气。

（1）支气管扩张剂。支气管扩张剂能松弛支气管平滑肌，减少气道阻力，改善气道功能，缓解呼吸困难，如 β_2 肾上腺能受体兴奋剂、抗胆碱药、茶碱类等，急性呼吸衰竭时一般采用静脉给药。

（2）抗生素。急性呼吸衰竭患者多伴有感染，而且某些呼吸衰竭是由于肺部感染引起，所以应用抗生素是必要的。常用的抗生素有青霉素类、头孢类、氟喹诺酮类等。有效地应用抗生素可以减少气道分泌物，使痰液由脓性变为黏液样，以及改善血气结果。

（3）呼吸兴奋剂。呼吸兴奋剂主要适用于以中枢抑制为主、通气量不足引起的呼吸衰竭，不宜用于以换气功能障碍为主所致的呼吸衰竭。呼吸兴奋剂通过刺激呼吸中枢或周围化学感受器，增加呼吸频率和潮气量，改善通气，但同时增加呼吸做功，增加耗氧量和 CO_2 的产生量。所以使用呼吸兴奋剂时要保持呼吸道通畅，适当提高吸入氧浓度。静脉滴注时速度不宜过快，注意观察呼吸频率、节律、睫毛反应、意识变化以及动脉血气的变化，以便调节剂量。如出现恶心、呕吐、烦躁、面色潮红、皮肤瘙痒等现象，需要减慢滴速。若经 4～12h 未见效，或出现肌肉抽搐等严重副作用时，应及时通知医生停用药物。多沙普仑对于镇静催眠药过量引起的呼吸抑制和 COPD 并发急性呼吸衰竭均有显著的呼吸兴奋效果。

（五）心理支持

由于缺 O_2、CO_2 潴留引起患者烦躁不安、易怒，气管插管、机械通气以及无法自主呼吸等易使患者产生焦虑情绪，从而增加耗氧，进一步加重低氧血症。为缓解患者的焦虑，可采取下述护理措施：①评估患者的焦虑程度。②冷静、准确地施行护理措施。③让患者了解身边的事物或事件，有助于缓解焦虑，如可向患者解释监护仪、各项操作、异常声音和器械的作用等。④教会患者采用缓慢缩唇呼吸、渐进性放松等方法放松。⑤采用写字板、图片等与插管的患者建立简单有效的交流方式，表达自己的意愿；护士要告诉患者插管不会影响语言功能，插管拔出后即可恢复语言交流能力。⑥告诉患者插管和机械通气是暂时的治疗手段，疾病治愈后患者将恢复自主呼吸。⑦提供及时、周到的照顾，使患者感到舒适和安心，避免因孤独和无助产生的焦虑。⑧必要时可应用镇静和抗焦虑药物，因为情绪激动会增加患者的呼吸做功，加重低氧血症。对于严重躁动的患者，按需应用镇静剂和肌松药物，避免"人肌对抗"。

（六）营养支持

营养缺乏会导致包括呼吸肌在内的肌肉萎缩，从而延长康复的时间。在呼吸衰竭的急性期，为避免误吸，不宜采用经口饮食，应根据临床需要为患者提供高蛋白、高热量的肠内或肠外营养。如果可以经口进食，应少食多餐（6 次 /d），可在两餐之间加餐，以提供足够的能量，降低因进食增加的氧消耗。如果经鼻胃 / 肠管进食，应从少量、低速开始，逐渐加量，监测胃残余量，预防腹胀、腹泻等肠内营养并发症。进餐时应维持给氧，防止气短和进餐时血氧降低，床头抬高 30° 以上，避免反流和误吸。

（七）预防受伤

许多因素会导致呼吸衰竭的患者受伤。缺氧和二氧化碳潴留会导致患者意识障碍；气管插管和机械通气可能造成患者气道或肺部的损伤；长期卧床和营养不良可能出现受压部位皮肤的损伤；应用肌松药物的患者，由于无法自主呼吸、说话和移动，也增加了受伤的危险。护士应注意观察患者，必要时征得知情同意给予约束带，防止上述危险因素导致受伤。

（八）健康指导

出院前护士应根据患者的情况为患者和家属提供有针对性的健康指导。健康指导的内容可包括：①呼吸衰竭的发病机制、发展和转归。②有效咳嗽和叩击、振荡、体位引流的正确方法。③遵医嘱正确用药的重要性，所服用药物的剂量、用法和注意事项。④家庭氧疗的方法及注意事项。⑤避免各种引起呼吸衰竭的诱因，如 COPD 的患者避免接触气道刺激物，空气污染严重时室内可安装空气滤过器或空调，注射流感疫苗，避免接触吸烟者等。⑥需再就医时的症状，如痰液增多变色，咳嗽加剧，气急加重或出现意识改变等。

第十一节　急性呼吸窘迫综合征

一、概念

急性呼吸窘迫综合征（acute respiratory distress syndrome，ARDS）是指由各种肺内和肺外致病因素所致的急性弥散性、炎症性肺损伤引起的急性呼吸衰竭。临床上以呼吸窘迫、顽固性低氧血症和呼吸衰竭为特征，肺部影像学表现为非均一性、渗出性病变。主要病理特征为炎症导致的肺微血管通透性增高、肺泡渗出液中富含蛋白质，进而导致肺水肿和透明膜形成，常伴肺泡出血。病理生理改变以肺容积减少、肺顺应性降低和严重通气／血流比例失调为主。

二、护理评估

（一）健康史

询问患者有无原发病因，如感染、误吸、外伤等，了解以上情况出现的时间。

（二）临床表现

ARDS 的首发症状多不明显，多于原发病起病后 3d 内发生，不超过 7d。除原发病的相应症状和体征外，最早出现的症状是呼吸加快，并呈进行性加重的呼吸困难、发绀，常伴有烦躁、咳嗽和出汗等。随着病程的进展，症状加重。患者出现进行性加重的呼吸窘迫，呼吸深快，严重憋气，不能用通常的氧疗方法改善。肺部早期无阳性体征，或在双肺闻及少量细湿啰音，有时可闻及哮鸣音，后期多可闻及水泡音、管状呼吸音。

（三）辅助检查

（1）动脉血气分析。典型的改变为 PaO_2、$PaCO_2$ 降低，pH 值升高。根据动脉血气分析和吸入氧浓度可计算肺氧合功能指标，PaO_2/FiO_2 降低是诊断 ARDS 的必要条件，其正常值为 $400 \sim 500$。在 ARDS $\leqslant 300$ 时，考虑到 ARDS 的病理生理特点，新的柏林定义对监测该值时患者的呼吸支持形式进行了限制，规定在监测动脉血气分析时患者应用的 PEEP 或

CPAP 不低于 5cmH$_2$O。

（2）X 线胸片。早期可无异常，或呈轻度间质改变，表现为只有少量散在浸润性表现，进而出现肺纹理增多和斑片状阴影，逐渐融合成大片状浸润阴影。其演变过程快速多变，后期可出现肺间质纤维化的改变。

（3）血流动力学监测。可置入 Swan-Ganz 导管监测肺动脉楔压（PAWP）。PAWP 是反映左心房压较可靠的指标。ARDS 患者肺动脉楔压（PAWP）< 12mmHg。监测 PAWP 有助于与左心衰竭相鉴别，若 PAWP > 18mmHg，考虑是否有左心衰竭存在。

（4）肺功能监测。ARDS 时肺顺应性降低，肺活量尤其是功能残气量（FRC）降低。

三、常见护理诊断／问题及护理目标

（一）护理诊断

（1）低效性呼吸形态。与不能进行有效呼吸有关。

（2）焦虑。与呼吸窘迫、疾病危重以及对环境失去自主控制有关。

（3）自理缺陷。与严重缺氧、呼吸困难、机械通气有关。

（4）营养失调。与食欲缺乏、呼吸困难、人工气道及机体的消耗增加有关。

（5）语言沟通障碍。与建立人工气道、极度衰弱有关。

（6）潜在并发症。多器官功能障碍综合征、重要器官缺氧性损伤。

（二）护理目标

（1）患者呼吸困难缓解，能进行有效呼吸。

（2）保持情绪稳定，积极配合治疗。

（3）能得到适宜的休息，活动能力逐渐提高。

（4）患者拔管后能进行有效沟通。

（5）没有低氧血症相关的并发症发生。

四、护理措施

（一）维持有效呼吸，改善氧合

1. 氧疗

一般需高浓度给氧，使 PaO$_2$ ≥ 60mmHg 或 SaO$_2$ ≥ 90%。轻症者可使用面罩给氧，但多数患者往往无法满足机体的需要，需应用机械通气。

2. 机械通气与护理

早期机械通气是纠正和改善顽固性低氧血症的关键手段，一旦诊断 ARDS，应尽早准备进行机械通气，机械通气的关键在于复张萎陷的肺泡使其维持开放状态，以增加肺容积和改善氧合，同时避免肺泡过度扩张和反复开闭造成的损伤。目前，ARDS 的机械通气治疗主要采用如下措施。

（1）无创正压通气（NIPPV）。当 ARDS 患者意识清楚、血流动力学稳定，并能够得到严密监测和随时可进行气管插管时，可尝试 NIPPV 治疗。应用 NIPPV 可使部分合并免疫抑制的 ALI/ARDS 患者避免有创机械通气，从而避免呼吸机相关性肺炎（VAP）的发生，并可能改善预后。如 NIPPV 治疗 1～2h 后，低氧血症和全身情况得到改善，可继续应用 NIPPV；若低氧血症不能改善或全身情况恶化，提示 NIPPV 治疗失败，应及时改为有创机械通气。

（2）有创机械通气。对 ARDS 患者机械通气时如何选择通气模式尚无统一标准。临床医务人员可以根据个人经验选择 PCV 或 VCV 模式。压力控制通气可以保证气道吸气压不超过预设水平，避免呼吸机相关肺损伤，因而较容量控制通气更常用。其他可选的通气模式包括双相气道正压通气、反比通气、压力释放通气等，并可联用肺复张法、俯卧位通气等进一步改善氧合。ARDS 的机械通气推荐采用肺保护性通气策略。具体包括以下几方面。①吸气压：由于 ARDS 患者大量肺泡塌陷，肺容积明显减少，常规或大潮气量通气易导致肺泡过度膨胀和气道平台压过高，加重肺及肺外器官损伤，导致呼吸机相关性肺损伤（VALI），建议将吸气平台压控制在 ≤ 30cmH$_2$O 以下。②小潮气量：ARDS 的机械通气建议小潮气量，即 ≤ 7ml/kg，防止肺泡过度扩张。为保证小潮气量，允许一定程度的 CO$_2$ 潴留和呼吸性酸中毒（pH 值为 7.25～7.30）。③呼气末正压（PEEP）：应使用能防止肺泡塌陷的最低 PEEP，塌陷肺泡充分复张后应采用防止呼气末肺泡塌陷的最低水平 PEEP，改善低氧血症，避免剪切力，防治 VALI。PEEP 一般从低水平开始，先用 5cmH$_2$O，逐渐增加至合适的水平，争取维持 PaO$_2$ > 60mmHg，而 FiO$_2$ < 0.6。一般 PEEP 水平为 8～18cmH$_2$O。应用 PEEP 同时可增加胸膜腔内压，减少回心血量，所以需要关注血流动力学情况，对血容量不足的患者，应补充足够的血容量以代偿回心血量的不足；同时不能过量补液，以免加重肺水肿。最新指南建议对于中至重度 ARDS 患者，早期可采用较高 PEEP（> 12cmH$_2$O）。④肺复张：充分复张 ARDS 塌陷肺泡是纠正低氧血症和保证 PEEP 效应的重要手段。目前临床常用的肺复张手法包括控制性肺膨胀、PEEP 递增法及压力控制法（PCV）。应该注意的是，肺复张手法可能引起患者的血流动力学波动及气压伤，实施过程中应密切监测患者血压、心率、心律、SpO$_2$，出现明显波动应及时停止肺复张。⑤自主呼吸：自主呼吸过程中膈肌主动收缩可增加 ARDS 患者肺重力依赖区的通气，改善通气血流比例失调，改善氧合。⑥调节 FiO$_2$ 水平，维持 ARDS 患者 SpO$_2$ 88%～95% 和 PaO$_2$55～88mmHg。俯卧位通气通过降低胸腔内压力梯度、促进分泌物引流和促进肺内液体移动，明显改善氧合，降低疾病的病死率，因此对于常规机械通气治疗无效的重度 ARDS 患者（PaO$_2$/FiO$_2$ < 100mmHg），可考虑采用俯卧位通气。

（3）液体通气。在常规机械通气基础上，经气管插管向肺内注入相当于功能残气量的全氟碳化合物，以降低肺泡表面张力，促进肺重力依赖区塌陷肺泡复张。部分液体通气，能改善 ARDS 患者气体交换，增加肺顺应性，可作为常规治疗无效的严重 ARDS 患者的治疗选择。该治疗会引起心排血量减少、气道阻力增高、专业技术人员要求高、费用昂贵等，故临床应用受限。

（4）体外膜肺氧合技术（ECMO）。将静脉血引到体外经膜肺氧合器动脉化后再泵回到患者体内的治疗方法，可减轻肺负担、有利于受损的肺脏充分休息和愈合及肺功能的恢复。目前研究显示 ECMO 并不改善 ARDS 患者的预后，所以不作为一线治疗，仅作为常规治疗无效的补充治疗，同时因其操作起来技术设备复杂、价格昂贵、创伤大，故临床应用受限。

（5）体位。ARDS 患者合并 VAP 往往使肺损伤进一步恶化，机械通气患者平卧位易发生 VAP，半卧位（30°～45°）可显著降低机械通气患者 VAP 的发生。严重的低血压、室性心律失常、颜面部创伤及未处理的不稳定性骨折患者应尽可能避免使用俯卧位通气。

（6）镇静、镇痛与肌松药物。中至重度 ARDS（PaO$_2$/FiO$_2$ ≤ 150mmHg）机械通气患者可短时间使用肌松药，以缓解焦虑、躁动、疼痛，减少过度的氧耗。合适的镇静状态、适当的镇痛是保证患者安全和舒适的基本环节。应用镇静剂时应先制订镇静方案，并实施每天唤醒。不建议常规使用肌松剂。

（二）维持液体平衡

应合理限制液体入量，以可允许的较低循环血容量来维持有效循环。在保证足够血容量、血压稳定的前提下，出入液体量宜轻度负平衡。注意避免血容量过低导致的心排出量降低和全身组织缺氧。特别是应用 PEEP 的患者心排血量已降低，如应用强利尿药容易导致组织器官灌注不足。低容量状态理想的补液应使 PAWP 维持在 14～16cmH$_2$O。一般 ARDS 早期宜用晶体液，不宜输注胶体液。对于存在低蛋白血症的 ARDS 患者，在应用利尿药的同时应补充白蛋白等胶体溶液。创伤出血多必须输血的患者，最好输新鲜血，输血量不要过多，滴速不宜过快，输库存 1 周以上的血时，可加用微过滤器，避免库存血含微型颗粒引起微栓塞而加重 ARDS。

（三）积极治疗原发病

原发病是 ARDS 发生和发展的最重要病因，必须积极治疗，防止进一步损伤。应根据医嘱及时给予广谱抗生素，积极配合纠正休克、固定骨折等。

（四）营养支持

ARDS 处于高代谢状态，能量消耗增多，应补充足够的营养。首先准备按医嘱给予全胃肠营养，以保护胃肠黏膜，防止肠道菌群异位，避免静脉营养的不足。给予静脉营养时，注意预防感染和血栓形成等并发症。血糖建议控制在 7.7～10mmol/L。危重病患者高血糖预后较差，太低的血糖控制阈值容易导致低血糖。

（五）重要脏器功能监测

随着病情发展，ARDS 炎症反应可能序贯多个脏器衰竭，也可由于 ARDS 导致的严重缺氧、合并感染及不适当的治疗使其他脏器损伤。所以，在 ARDS 治疗中，应对循环功能、肾功能、肝功能及胃肠等器官功能予以支持和监测。其他护理要点参照"呼吸衰竭患者的护理"。

（六）健康指导

（1）疾病知识指导。向患者及家属讲解疾病的发生、发展和转归。可借助简易图片进行讲解，使患者理解康复保健的意义与目的。与患者一起回顾日常生活中所从事的各项活动，根据患者的具体情况指导患者制订合理的活动与休息计划，教会患者避免氧耗量较大的活动，并在活动过程中增加休息。指导患者合理安排膳食，加强营养，改善体质。避免劳累、情绪激动等不良因素刺激。

（2）康复指导。教会患者有效呼吸和咳嗽、咳痰技术，如缩唇呼吸、腹式呼吸、体位引流、叩背等方法，提高患者的自我护理能力，延缓肺功能恶化。指导并教会患者及家属合理的家庭氧疗方法及注意事项。鼓励患者进行耐寒锻炼和呼吸功能锻炼，如用冷水洗脸等，以提高呼吸道抗感染的能力。避免吸入刺激性气体，劝告吸烟患者戒烟并避免二手烟。告诉患者尽量少去人群拥挤的地方，避免与呼吸道感染者接触，减少感染的机会。

（3）用药指导与病情监测。出院时应将患者使用的药物、剂量、用法和注意事项告诉患者，并写在纸上交给患者以便需要时使用。若有气急、发绀加重等变化，应尽早就医。

第十二节 肺 结 核

一、概念

肺结核是结核分枝杆菌引起的肺部慢性传染性疾病。可侵及许多脏器，以肺部受累最为常见，临床上常见低热、盗汗、消瘦、乏力等全身症状及咳嗽、咯血等呼吸道症状。临床上分为原发性肺结核、血性播散性肺结核、继发性肺结核、结核性胸膜炎、菌阴肺结核。

二、护理评估

（一）健康史

（1）有无与结核患者的密切接触史。

（2）有无免疫力低下病史（糖尿病、硅肺、艾滋病、营养不良及其他慢性疾病）。

（3）是否有过在拥挤和污染的环境中工作或生活，以便确认有无环境因素助长患病的概率。

（4）有无卡介苗接种史；有无淋巴结炎、胸膜炎、咯血或肺结核病史；抗结核治疗经过和疗效，目前的用药情况，能否按医嘱服药。

（二）临床表现

1. 症状

（1）全身毒性症状：午后低热、盗汗、乏力、食欲减退、消瘦。

（2）呼吸系统症状：咳嗽、咳痰（最常见）、咯血、胸痛、呼吸困难。

2. 体征

（1）病灶小无异常体征。

（2）病灶大患侧实变体征。

肺结核好发于上叶尖后段，故肩胛间区或锁骨上下部位听到细湿啰音有一定诊断价值。

（三）辅助检查

1. 痰结核分枝杆菌检查

痰结核分枝杆菌检查是确诊肺结核的主要方法和制订化疗方案、判断化疗效果的主要依据。

2. 结核菌素（简称结素）试验

（1）目前多采用 PPD 在左前臂屈侧中部皮内注射 0.1ml（5IU）。

（2）结果判断。判断标准：48 ~ 72h 看皮肤硬结直径。≤ 4mm 阴性（﹣），5 ~ 9mm 弱阳性（＋），10 ~ 19mm 阳性（＋），20⁺mm 或皮肤水疱、淋巴管炎强阳性（＋＋＋）。

3. 影像学检查

（1）胸部 X 线是诊断肺结核的重要方法。

（2）胸部 CT 可发现微小或隐蔽病变。

三、常见护理诊断／问题及护理目标

（一）护理诊断

（1）知识缺乏。缺乏结核病的相关知识。

（2）营养失调。与机体消耗增加、食欲减退有关。

（3）潜在并发症。大咯血、窒息。

（4）体温过高。与结核菌感染有关。

（5）疲乏。与结核病毒性症状有关。

（6）有孤独的危险。与隔离性治疗有关。

（二）护理目标

（1）了解疾病常识。

（2）减轻或消除发热。

（3）维持合理营养。

（4）合理规律用药。

四、护理措施

（1）执行呼吸道隔离。严格按消毒规定，做好消毒处理工作，尤其是痰液的处理，痰吐入硬纸盒内用火焚烧或煮沸或用漂白粉搅拌消毒。

（2）做好心理护理，结核病患者由于长期休养而悲观失望，对治疗无信心，护士应了解患者的思想情况，予以解释和安慰以消除顾虑，树立信心，安心治病。

（3）活动期或咯血时应卧床休息，恢复期患者可以参加户外活动和适当体育锻炼。

（4）加强营养，给予高蛋白、高维生素、高热量、富含钙质食物。

（5）了解患者服药情况，观察药物不良反应，如患者出现耳鸣、口唇麻木、皮疹、胃肠道不适及肝功能损害等情况时，应及时报告医师处理。

（6）症状护理。①咳嗽、咳痰的护理。遵医嘱给予相应止咳祛痰药，喉痒时可用局部蒸气湿化，痰多时采取体位引流。②发热的护理。应卧床休息，多饮水，必要时给予物理降温或遵医嘱给予小剂量解热镇痛药，并监测体温变化，高热者按高热护理常规执行。③盗汗的护理。及时擦身，更换衣服，避免衣被过厚，注意保暖。④胸痛的护理。采取患侧卧位，遵医嘱给予止痛药。⑤咯血的护理。心理护理：安慰患者，消除恐惧、紧张情绪，慎用镇静药。大咯血者应绝对卧床休息，去枕平卧，头偏向一侧或侧卧位，躁动不安者，可加床栏，必要时专人护理。暂禁食，静脉补液，咯血稍好转，可进温热流质、半流质，忌饮浓茶、咖啡等。要做好严格消毒灭菌工作，被服定期日光下暴晒，病室每天用紫外线照射1h。注意观察病情，准确记录咯血量，按时测血压、脉搏、呼吸。密切观察有无窒息先兆表现，如发现胸闷加重、烦躁、发绀等立即使患者取头低脚高位，卧向一侧轻拍背部，以利血块排除，并通知医生抢救。给予氧气吸入，及时更换氧气导管，以防被血块堵塞。备好吸器、氧气、喉镜、气管插管等器械及急救药物。

（7）健康教育。①宣传结核病的知识及消毒隔离的方法，切断传播途径，控制传染源。②严禁随地吐痰，不要对着他人咳嗽或打喷嚏。③尽可能和家人分餐、分床、分碗、分筷、分毛巾等，物品定时消毒。④定期复查，以便调整治疗方案。⑤说明药物治疗应坚持早期、联合、规律、适量、全程五大原则的重要性。介绍有关药物的剂量、用法、严格按医嘱服药及定期复查等知识，以达到彻底治愈的目的。⑥指导患者合理安排生活，保证充足的睡眠和休息。注意营养搭配和饮食调理，增加机体抗病能力，避免复发。

循环系统疾病护理常规

第一节　慢性心力衰竭

一、概念

慢性心力衰竭是心血管疾病的终末期表现和最主要死亡原因，是21世纪心血管领域的两大挑战之一。据我国2003年的抽样调查，成人心衰患病率为0.9%；发达国家心衰患病率为1%～2%。随着年龄的增长，心衰患病率迅速增加，70岁以上人群患病率上升至10%以上。在我国，引起慢性心衰的病因以冠心病居首，其次为高血压，而风湿性心脏瓣膜病比例在下降。

二、护理评估

（一）健康史

重点询问既往病史、病因及诱因、治疗情况。

（二）临床表现

1. 左心衰竭

以肺循环淤血和心排血量降低为主要表现。

（1）症状。①呼吸困难。不同程度的呼吸困难是左心衰竭最主要的症状。可表现为劳力性呼吸困难、夜间阵发性呼吸困难或端坐呼吸。②咳嗽、咳痰和咯血。咳嗽、咳痰是肺泡和支气管黏膜淤血所致。开始常于夜间发生，坐位或立位时咳嗽可减轻或消失。白色浆液性泡沫状痰为其特点，偶可见痰中带血丝。长期慢性肺淤血，肺静脉压力升高，导致肺循环和支气管血液循环之间在支气管黏膜下形成侧支，血管一旦破裂可引起咯血。③疲倦、乏力、头晕、心悸。主要是由于心排血量降低，器官、组织血液灌注不足及代偿性心率加快所致。④少尿及肾功能损害。左心衰竭致肾血流量减少，可出现少尿。长期慢性的肾血流量减少导致血尿素氮、肌酐升高并可有肾功能不全的症状。

（2）体征。①肺部湿啰音。由于肺毛细血管压增高，液体渗出至肺泡而出现湿性啰音。随着病情加重，肺部啰音可从局限于肺底部直至全肺。②心脏体征。除基础心脏病的体征外，一般均有心脏扩大（单纯舒张性心衰除外）及相对性二尖瓣关闭不全的杂音、肺动脉瓣区第二心音亢进及舒张期奔马律。

2. 右心衰竭

以体循环淤血为主要表现。

（1）症状。①消化道症状。胃肠道及肝淤血引起腹胀、纳差、恶心、呕吐等，是右心衰最常见的症状。②呼吸困难。继发于左心衰的右心衰呼吸困难已存在。单纯性右心衰为分流性先天性心脏病或肺部疾病所致，也有明显的呼吸困难。

（2）体征。①水肿。其特征为对称性、下垂性、凹陷性水肿，重者可延及全身。可伴有胸腔积液，以双侧多见，若为单侧则以右侧更多见。②颈静脉征。颈静脉充盈、怒张是右心衰的主要体征，肝－颈静脉反流征阳性则更具特征性。③肝脏体征。肝脏常因淤血而肿大，伴压痛。持续慢性右心衰可致心源性肝硬化，晚期可出现肝功能受损、黄疸及腹腔积液。④心脏体征。除基础心脏病的相应体征外，右心衰时可因右心室显著扩大而出现三尖瓣关闭不全的反流性杂音。

3. 全心衰竭

右心衰继发于左心衰而形成全心衰竭，右心衰时右心排血量减少，因此呼吸困难等肺淤血症状反而有所减轻。扩张型心肌病等表现为左、右心室衰竭者，左心衰的表现以心排血量减少的相关症状体征为主，肺淤血症状往往不严重。

（三）辅助检查

（1）血液检查。BNP和氨基末端β型利钠肽前体（BNP）是心衰诊断、患者管理、临床事件风险评估中的重要指标。其他包括血常规、肝肾功能、电解质、血糖、血脂等。

（2）X线检查。心影大小及外形可为病因诊断提供重要依据，心脏扩大的程度和动态改变也可间接反映心功能状态。

（3）超声心动图。超声心动图是诊断心衰最主要的仪器检查。

（4）心－肺运动试验。在运动状态下测定患者对运动的耐受量，仅适用于慢性稳定性心衰患者。

三、常见护理诊断／问题及护理目标

（一）护理诊断

（1）气体交换障碍。与左心衰竭致肺循环淤血有关。

（2）体液过多。与右心衰竭致体循环淤血、水钠潴留、低蛋白血症有关。

（3）活动无耐力。与心排血量下降有关。

（4）潜在并发症。洋地黄中毒。

（二）护理目标

（1）患者呼吸困难明显改善，发绀消失，肺部啰音减少或消失，血气分析指标恢复正常。

（2）能叙述并执行低盐饮食计划，水肿、腹腔积液减轻或消失。皮肤完整，无压力性损伤。

（3）能说出限制最大活动量的指征，遵循活动计划，主诉活动耐力增加。

（4）能叙述洋地黄中毒表现，一旦发生中毒，可及时发现和控制。

四、护理措施

（一）气体交换障碍

1. 休息与体位

患者有明显呼吸困难时应卧床休息，以减轻心脏负荷，利于心功能恢复。劳力性呼吸困难者，应减少活动量，以不引起症状为度。夜间阵发性呼吸困难者，应给予高枕卧位或半卧位，加强夜间巡视。端坐呼吸者，可使用床上小桌，让患者扶桌休息，必要时双腿下垂。注意患者体位的舒适与安全，可用软枕或软垫支托肩、臂、骶尾部、膝部，以避免受压，必要时加用床栏防止坠床。应保持病室安静、整洁，利于患者休息，适当开窗通风，每次 15 ～ 30min，但注意不要让风直接对着患者。患者应衣着宽松，盖被轻软，以减轻憋闷感。

2. 氧疗

有低氧血症者，根据缺氧程度调节氧流量，使患者 $SaO_2 \geqslant 95\%$。密切观察呼吸困难有无改善，发绀是否减轻，听诊肺部湿啰音是否减少，监测 SaO_2、血气分析结果是否正常等。若病情加重或 SaO_2 降低到 94% 以下，立即报告医生。

3. 控制液体入量

患者 24h 内液体入量控制在 1 500ml 内为宜。

4. 用药护理

（1）血管紧张素转化酶抑制药。其主要不良反应包括干咳、低血压和头晕、肾损害、高钾血症、血管神经性水肿等。在用药期间需监测血压，避免体位的突然改变，监测血钾水平和肾功能。若患者出现不能耐受的咳嗽或血管神经性水肿应停止用药。

（2）β受体阻断药。主要不良反应有液体潴留（可表现为体重增加）和心衰恶化、心动过缓和低血压等，应注意监测心率和血压，当患者心率低于 50 次 /min 或低血压时，应停止用药并及时报告医生。

5. 心理护理

焦虑、抑郁和孤独在心衰恶化中发挥重要作用，心理疏导可改善心功能，必要时请心理咨询小组会诊，酌情应用抗焦虑或抗抑郁药物。

（二）体液过多

（1）体位。有明显呼吸困难者给予高枕卧位或半卧位；端坐呼吸者可使用床上小桌，让患者扶桌休息，必要时双腿下垂。伴胸腔积液或腹腔积液者宜采取半卧位。下肢水肿者如无明显呼吸困难，可抬高下肢，以利于静脉回流，增加回心血量，从而增加肾血流量，提高肾小球滤过率，促进水钠排出。注意患者体位的舒适与安全，必要时加用床栏防止坠床。

（2）饮食护理。给予低盐、低脂、易消化饮食，少量多餐，伴低蛋白血症者可静脉补充白蛋白。钠摄入量 < 2g/d。告诉患者及家属低盐饮食的重要性并督促执行。限制含钠量高的食品如腌熏制品、香肠、罐头食品、海产品、苏打饼干等。注意烹饪技巧，可用糖、代糖、醋等调味品以增进食欲。心衰伴营养不良风险者应给予营养支持。

（3）控制液体入量。严重心衰患者液量限制在 1.5 ～ 2.0L/d，有利于减轻症状和充血。避免输注氯化钠溶液。

（4）使用利尿药的护理。遵医嘱正确使用利尿药，注意药物不良反应的观察和预防。如袢利尿药和噻嗪类利尿药主要的不良反应是低钾血症，从而诱发心律失常或洋地黄中毒，故应监测血钾。患者出现低钾血症时常表现为乏力、腹胀、肠鸣音减弱、心电图 U 波增高等。服用排钾利尿药时多补充含钾丰富的食物，如鲜橙汁、西红柿汁、柑橘、香蕉、枣、杏、无花果、马铃薯、深色蔬菜等，必要时遵医嘱补充钾盐。口服补钾宜在饭后，以减轻胃肠道不适；外周静脉补钾时每 500ml 液体中氯化钾含量不宜超过 1.5g。噻嗪类的其他不良反应有胃部不适、呕吐、腹泻、高血糖、高尿酸血症等。螺内酯的不良反应有嗜睡、运动失调、男性乳房发育、面部多毛等，肾功能不全及高钾血症者禁用。另外，非紧急情况下，利尿药的应用时间选择早晨或日间为宜，避免夜间排尿过频而影响患者的休息。

（5）病情监测。每天在同一时间、着同类服装、用同一体重计测量体重，时间安排在患者晨起排尿后、早餐前最适宜。准确记录 24h 液体出入量，若患者尿量 < 30ml/h，应报告医生。有腹腔积液者应每天测量腹围。

（6）保护皮肤。保持床褥清洁、柔软、平整、干燥，严重水肿者可使用气垫床。定时协助或指导患者变换体位，膝部及踝部、足跟处可垫软枕以减轻局部压力。使用便盆时动作轻巧，勿强行推、拉，防止擦伤皮肤。嘱患者穿柔软、宽松的衣服。用热水袋保暖时水温不宜太高，防止烫伤。心衰患者常因呼吸困难而被迫采取半卧位或端坐位，最易发生压疮的部位是骶尾部，可用减压敷料保护局部皮肤，并保持会阴部清洁干燥。

（三）活动无耐力

（1）制订活动计划。告诉患者运动训练的治疗作用，鼓励患者体力活动（心衰症状急性加重期或怀疑心肌炎的患者除外），督促其坚持动静结合，循序渐进增加活动量。根据心功能分级安排活动量。心功能Ⅳ级：Ⅳb 级患者卧床休息，日常生活由他人照顾。但长期卧床易致静脉血栓形成甚至肺栓塞，因此患者卧床期间应进行被动或主动运动，如四肢的屈伸运动、翻身、踝泵运动，每天温水泡脚，以促进血液循环；Ⅳa 级的患者可下床站立或室内缓步行走，在协助下生活自理，以不引起症状加重为度。心功能Ⅲ级：严格限制一般的体力活动，鼓励患者日常生活自理，每天下床行走。心功能Ⅱ级：适当限制体力活动，增加午睡时间，不影响轻体力劳动或家务劳动，鼓励适当运动。心功能Ⅰ级：不限制一般体力活动，建议参加体育锻炼，但应避免剧烈运动。6min 步行实验也可作为制订个体运动量的重要依据。

（2）活动过程中监测。若患者在活动中有呼吸困难、胸痛、心悸、头晕、疲劳、大汗、面色苍白、低血压等情况时应停止活动。如患者经休息后症状仍持续不缓解，应及时通知医生。ACC/AHA 指出，运动治疗中需要进行心电监护的指征包括：LVEF < 30%；安静或运动时出现室性心律失常；运动时收缩压降低；心脏性猝死、心肌梗死、心源性休克的幸存者等。

（四）潜在并发症：洋地黄中毒

1. 预防洋地黄中毒

（1）洋地黄用量个体差异很大，老年人、心肌缺血缺氧、重度心衰、低钾低镁血症、肾功能减退等情况对洋地黄较敏感，使用时应严密观察患者用药后反应。

（2）与奎尼丁、胺碘酮、维拉帕米、阿司匹林等药物合用，可增加中毒机会，在给药前应询问评估是否使用了以上药物。

（3）必要时监测血清地高辛浓度。

（4）严格按时按医嘱给药。用毛花苷C或毒毛花苷K时务必稀释后缓慢（10～15min）静注，并同时监测心率、心律及心电图变化。

2. 观察洋地黄中毒表现

洋地黄中毒最重要的反应是各类心律失常，最常见者为室性期前收缩，多呈二联律或三联律，其他如房性期前收缩、心房颤动、房室传导阻滞等。胃肠道反应如食欲下降、恶心、呕吐和神经系统症状如头痛、倦怠、视力模糊、黄绿视等在用维持量法给药时已相对少见。

3. 洋地黄中毒的处理

（1）立即停用洋地黄。

（2）低血钾者可口服或静脉补钾，停用排钾利尿药。

（3）纠正心律失常。快速性心律失常可用利多卡因或苯妥英钠，一般禁用电复律，因易致心室颤动，有传导阻滞及缓慢性心律失常者可用阿托品静注或安置临时心脏起搏器。

（五）健康教育

（1）疾病预防指导。积极干预各种高危因素，包括控制血压、血糖、血脂，积极治疗原发病。避免可增加心力衰竭危险的行为，如吸烟、饮酒，避免各种诱发因素，如感染（尤其是呼吸道感染）、过度劳累、情绪激动、输液过快过多等。育龄妇女应在医师指导下决定是否可以妊娠与自然分娩。

（2）疾病知识指导。饮食宜低盐低脂、易消化、富含营养，每餐不宜过饱。肥胖者应控制体重，消瘦者应增强营养支持。运动锻炼可以减少神经激素系统的激活和延缓心室重塑的进程，对减缓心力衰竭患者自然病程有利，是一种能改善患者临床状态的辅助治疗手段。所有稳定性慢性心力衰竭并且还能够参加体力适应计划者，都应当考虑运动锻炼。运动前应进行医学与运动评估，根据心肺运动试验制订个体化运动处方，运动方式以有氧运动为主，抗阻运动可作为有氧运动的有效补充。运动过程中应做好监测，随时调整运动量。

（3）用药指导与病情监测。坚持遵医嘱服药，告知患者药物的名称、剂量、用法、作用与不良反应。掌握自我调整基本治疗药物的方法：每天测量体重，若3d内体重增加2kg以上，应考虑已有水钠潴留（隐性水肿），需要利尿或加大利尿药剂量；根据心率和血压调整β受体阻断药、ACEI或ARB的剂量。一般1～2个月随访1次，病情加重时（如疲乏加重、水肿再现或加重、静息心率增加 ≥ 15 次 /min、活动后气急加重等）及时就诊。

（4）照顾者指导。教育家属给予患者积极的支持，帮助树立战胜疾病的信心，保持情绪稳定，积极配合治疗。

第二节　急性心力衰竭

一、概念

急性心力衰竭是指心力衰竭急性发作或加重的一种临床综合征，可表现为急性新发心力衰竭或慢性心力衰竭急性失代偿。临床上以急性左心衰竭较为常见，主要表现为急性肺水肿或心源性休克，是临床上最常见的急危重症。

二、护理评估

（一）健康史

重点询问既往病史、病因及诱因、治疗情况，先抢救，待病情稳定后再补充问诊。

（二）临床表现

急性左心衰竭发病极为迅速且危重，以急性肺水肿为主要表现。患者突然出现严重呼吸困难，呼吸频率可达 30 ～ 40 次 /min，端坐呼吸，频繁咳嗽，咳大量粉红色泡沫样痰，有窒息感且极度烦躁不安、恐惧，有濒死感，脸色灰白或发绀、大汗淋漓，极危重者因脑缺氧而意识模糊。肺水肿早期血压可一过性升高，后逐步下降直至休克，患者可因心源性休克而亡。听诊两肺满布湿啰音和哮鸣音，心率增快，心尖部可闻及舒张早期奔马律，肺动脉瓣区第二心音亢进。急性心力衰竭的临床严重程度分级见表 2-1。

表 2-1　急性心力衰竭的临床严重程度分级

分级	皮肤	肺部啰音
Ⅰ	温暖	无
Ⅱ	温暖	有
Ⅲ	寒冷	无或有
Ⅳ	寒冷	有

（三）辅助检查

胸部 X 线检查有蝴蝶形片状阴影（肺水肿征象），肺毛细血管楔压增高。

三、抢救配合与护理措施

治疗与护理目的是使患者呼吸困难情况改善，生命体征平稳，病情缓解，转危为安。

（一）体位

立即协助患者取端坐位，双腿下垂，以利于呼吸和减少静脉回心血量，减轻心脏前负荷。注意安全，谨防跌倒受伤。

（二）氧疗

适用于有低氧血症的患者，应通过氧疗将血氧饱和度维持在 ≥ 95%。首先应保证有开放的气道，立即给予鼻导管吸氧，根据血气分析结果调整氧流量；面罩吸氧适用于伴呼吸性碱中毒者。病情严重者应采用面罩呼吸机持续加压（CPAP）或双水平气道正压（BiPAP）给氧。

（三）迅速建立两条静脉通路

遵医嘱正确使用药物，观察疗效与不良反应。

1. 吗啡

吗啡 3 ～ 5mg 静注可使患者镇静，减少躁动，同时扩张小血管减轻心脏负荷。必要时间隔 15min 重复应用 1 次，共 2 ～ 3 次。老年患者减量或改为肌注。观察患者有无呼吸抑制、心动过缓、血压下降等不良反应。但肺水肿伴颅内出血、呼吸衰竭、昏迷、严重休克者禁用。

2. 快速利尿药

呋塞米 20 ～ 40mg 静注，4h 后可重复 1 次。可迅速利尿，有效降低心脏前负荷。

3. 血管扩张药

可选用硝普钠、硝酸甘油静滴，严格按医嘱定时监测血压，用输液泵控制滴速，根据血压调整剂量，维持收缩压在 90 ～ 100mmHg。

（1）硝普钠。为动、静脉血管扩张药。一般从小剂量 0.3μg/（kg·min）开始，酌情逐渐增加剂量至 5μg/（kg·min）。硝普钠见光易分解，应现配现用，避光滴注，药物保存和连续使用不宜超过 24h。硝普钠的代谢产物含氰化物，通常疗程不要超过 72h。

（2）硝酸甘油。扩张小静脉，降低回心血量。一般从 10μg/min 开始，每 10min 调整 1 次，每次增加 5 ～ 10μg。

（3）重组人脑钠肽（rhBNP）。新活素或奈西立肽，属内源性激素物质，具有扩张静脉和动脉、利尿、抑制 RAAS 和交感神经作用。疗程一般 3d。

4. 正性肌力药物

（1）洋地黄制剂。尤其适用于快速心房颤动或已知有心脏增大伴左心室收缩功能不全的患者。可用毛花苷 C 稀释后静注，首剂 0.4 ～ 0.8mg，2h 后可酌情再给 0.2 ～ 0.4mg。

（2）非洋地黄类。多巴胺、多巴酚丁胺、米力农等，适用于低心排血量综合征，可缓解组织低灌注所致的症状，保证重要脏器血液供应。

5. 氨茶碱

适用于伴支气管痉挛的患者。

（四）非药物治疗

主动脉内球囊反搏（IABP）可用于冠心病急性左心衰竭患者，可有效改善心肌灌注，降低心肌耗氧量和增加心排血量。其他包括血液净化治疗、心室机械辅助装置等。

（五）出入量管理

每天摄入液体量一般宜在 1 500ml 以内，不超过 2 000ml。保持每天出入量负平衡约 500ml，严重肺水肿者水负平衡为 1 000 ～ 2 000ml/d，甚至可达 3 000 ～ 5 000ml/d，以减少水钠潴留，缓解症状。如肺淤血、水肿明显消退，应减少水负平衡量，逐步过渡到出入量大体平衡。在负平衡下应注意防止低血容量、低血钾和低血钠等。

（六）病情监测

严密监测血压、呼吸、血氧饱和度、心率、心电图，检查血电解质、血气分析等。观察患者意识、精神状态，皮肤颜色、温度及出汗情况，肺部啰音或哮鸣音的变化，记出入量。严格交接班。

（七）心理护理

恐惧或焦虑可导致交感神经系统兴奋性增高，使呼吸困难加重。医护人员在抢救时必须保持镇静、操作熟练、忙而不乱，使患者产生信任与安全感。避免在患者面前讨论病情，以减少误解。必要时可留一亲属陪伴患者，护士应与患者及家属保持密切接触，提供情感支持。

（八）健康指导

向患者及家属介绍急性心力衰竭的病因，指导其继续针对基本病因和诱因进行治疗。在静脉输液前应主动向医护人员说明病情，便于在输液时控制输液量及速度。

第三节　室性心律失常

一、概念

室性心律失常包括室性期前收缩、室性心动过速、心室扑动、心室颤动。

室性期前收缩是一种最常见的心律失常，指房室束分叉以下部位过早发生使心室肌除极的心搏。

室性心动过速简称室速，指起源于房室束分叉以下的特殊传导系统或者心室肌的连续3个或3个以上的异位心搏。

心室扑动与心室颤动为致命性心律失常。

二、护理评估

（一）健康史

重点询问此次发病情况，伴随症状及程度，是否接受过治疗及其疗效与不良反应，是否遵从医嘱治疗。

（二）临床表现

（1）室性期前收缩。患者可感到心悸，类似电梯快速升降的失重感或代偿间歇后有力的心脏搏动。听诊时，室性期前收缩之第二心音强度减弱，仅能听到第一心音，其后出现较长的停歇。桡动脉搏动减弱或消失。

（2）室速。非持续性室速的患者通常无症状。持续性室速常伴明显血流动力学障碍与心肌缺血，临床上可出现气促、少尿、低血压、晕厥、心绞痛等。听诊心律轻度不规则。如发生完全性室房分离，则第一心音强度经常变化。

（3）心室扑动与心室颤动。临床表现包括意识丧失、抽搐、呼吸停止甚至死亡。触诊大动脉搏动消失、听诊心音消失、血压无法测到。

（三）辅助检查

1.心电图检查

护士应掌握心电图检查的方法。当患者心律失常发作时，及时描记心电图，标明患者姓名和检查时间。常规记录12导联心电图，并选择P波清楚的导联做一段较长的记录，逐项观察与判断，如 P 波与 QRS 波的形态与时限是否正常；P–P 或 R–R 间距是否规则；P 波与 QRS 波的频率的快或慢、是否一致；P 波与 QRS 波的关系，测量 P–R 间期等。

（1）室性期前收缩心电图特征。①提前发生的 QRS 波群宽大畸形，时限通常大于 0.12s，其前无相关 P 波。② ST 段与 T 波的方向与 QRS 主波方向相反。③大多数室性期前收缩与其前面的窦性搏动之间期（称为配对间期）恒定。④室性期前收缩后可见一完全性代偿间歇，若室性期前收缩恰巧插入两个窦性搏动之间，不产生室性期前收缩后停顿，称为间位性室性期前收缩。⑤室性期前收缩的类型：室性期前收缩可孤立或规律出现。二联律指每个窦性搏动后跟随一个室性期前收缩；三联律指每两个窦性搏动后出现一个室性期前收缩，如此类推；连续发生两个室性期前收缩称为成对室性期前收缩；室性期前收缩的 R 波落在前一个 QRS–T 波群的 T 波上称 RonT 现象；同一导联内室性期前收缩形态相同者为单形性室性期前收缩，形态不同者称多形性或多源性室性期前收缩。

（2）室速心电图特征。① 3 个或 3 个以上的室性期前收缩连续出现，通常起始突然；② QRS 波群畸形，时限超过 0.12s，ST–T 波方向与 QRS 波群主波方向相反；③心室率一般为 100～250 次 /min，心律规则或略不规则；④心房独立活动，P 波与 QRS 波群无固定关系，形成室房分离，偶尔个别或所有心室激动逆传夺获心房；⑤心室夺获或室性融合波是确立室速诊断的重要依据。心室夺获是指室速发作时少数室上性冲动下传心室，表现为窄 QRS 波群，其前有 P 波；室性融合波的 QRS 波群形态介于窦性与异位心室搏动之间，其意义为部分夺获心室。

（3）心室扑动与心室颤动心电图特征。心室扑动呈正弦波图形，波幅大而规则，频率为 150～300 次 /min，有时难以与室速鉴别；心室颤动的波形、振幅及频率均极不规则，无法辨认波群、ST 段与 T 波。

2. 持续心电监测

可随时观察患者是否出现心律失常及其类型、发作起止方式、持续时间和治疗效果等。

3. 特殊检查

如动态心电图检查、运动试验检查等。

4. 实验室检查

如血气分析、血清电解质、血清药物浓度、心肌酶测定、血糖监测、X 线检查和超声心动图等，查找心律失常潜在的病因和诱因。

三、常见护理诊断／问题及护理目标

（一）护理诊断

（1）活动无耐力。与心律失常导致心悸或心排血量减少有关。

（2）潜在并发症。猝死。

（二）护理目标

（1）遵循活动计划，主诉活动耐力增加。

（2）及时发现猝死征兆并得到及时处理，未发生猝死。

四、护理措施

（一）活动无耐力

（1）体位与休息。嘱患者当心律失常发作导致胸闷、心悸、头晕等不适时采取高枕卧位、半卧位或其他舒适体位，尽量避免左侧卧位，因左侧卧位时患者常能感觉到心脏的搏动而使不适感加重。当发生严重心律失常时，应绝对卧床休息，以减少心肌耗氧量和对交感神经的刺激。同时，减少和避免任何不良刺激，协助生活护理，促进身心休息。做好心理护理，保持情绪稳定，必要时遵医嘱给予镇静药，保证患者充分的休息与睡眠。

（2）给氧。伴呼吸困难、发绀等缺氧表现时，给予氧气吸入，根据缺氧程度调整氧流量。

（3）制订活动计划。评估患者心律失常的类型及临床表现，与患者及家属共同制订活动计划。持续性室速等严重心律失常患者或快速心室率引起血压下降者，应卧床休息，以减少心肌耗氧量。卧床期间加强生活护理。

（4）用药护理。严格遵医嘱按时按量给予抗心律失常药物，静注时速度宜慢，一般 5～15min 静脉推注完毕，静滴药物时尽量用输液泵调节速度。胺碘酮静脉用药易引起静脉炎，应选择大血管，配制药物浓度不要过高，严密观察穿刺局部情况，谨防药物外渗。观察患者意识和生命体征，必要时监测心电图，注意用药前、用药过程中及用药后的心率、心律、PR 间期、QT 间期等的变化，以判断疗效和有无不良反应。美托洛尔等口服药应按时按量服用。

（二）猝死

（1）评估危险因素。评估引起心律失常的原因，如有无心力衰竭、急性心肌梗死、冠状动脉痉挛、风湿性心脏瓣膜病、电解质紊乱、药物中毒等。遵医嘱配合治疗，协助纠正诱因。

（2）心电监护。对严重心律失常者，应持续心电监护，严密监测心率、心律、心电图、生命体征、血氧饱和度变化。发现频发（每分钟在 5 次以上）、多源性、成对的或呈 RonT 现象的室性期前收缩、室速等，立即报告医生。安放监护电极前注意清洁皮肤，用乙醇棉球去除油脂，电极放置部位应避开胸骨右缘及心前区，以免影响做心电图和紧急电复律；1～2d 更换电极片 1 次或电极片松动时随时更换，去除电极片后及时清洁皮肤。部分患者易致过敏，应观察有无皮肤发红、瘙痒、水疱甚至破溃等。

（3）配合抢救。对于高危患者，应留置静脉导管，备好抗心律失常药物及其他抢救药品、除颤仪、临时起搏器等。患者出现意识丧失、抽搐、大动脉搏动消失、呼吸停止、瞳孔散大等心搏骤停表现时，应立即配合医生进行心肺复苏、非同步电复律、临时起搏及药物治疗等。

（三）健康指导

（1）疾病知识指导。向患者及家属讲解心律失常的常见病因、诱因及防治知识。嘱患者注意劳逸结合、生活规律，保证充足的休息与睡眠；保持乐观、稳定的情绪；戒烟酒，避免摄入刺激性食物如咖啡、浓茶等，避免饱餐；避免感染发热；低钾血症易诱发室性期前收缩或室速，应注意预防、监测与纠正。

（2）用药指导与病情监测。说明按医嘱服用抗心律失常药物的重要性，不可自行减量、停药或擅自改用其他药物。告诉患者药物可能出现的不良反应，嘱有异常时及时就诊。教给患者自测脉搏的方法以利于自我监测病情。

（3）照顾者指导。对反复发生严重心律失常危及生命者，教会家属初级心肺复苏以备应急。

第四节　心搏骤停与心源性猝死

一、概念

心搏骤停指心脏射血功能突然终止。心搏骤停发生后，由于脑血流突然中断，10s 左右患者即可出现意识丧失。如能及时救治，患者可以存活，否则将导致生物学死亡，自发逆转者少见。心搏骤停常为心源性猝死的直接原因。

心源性猝死指急性症状发作后 1h 内发生的以意识骤然丧失为特征，由心脏原因引起的生物学死亡。心搏骤停与心源性猝死的区别在于前者通过紧急治疗有逆转的可能性，而后者是生物学功能不可逆转的停止。

二、心搏骤停的处理

心搏骤停的生存率很低，抢救成功的关键是快速识别和启动急救系统，尽早进行心肺复苏和复律治疗。心肺复苏又分为初级心肺复苏和高级心肺复苏。可按以下顺序进行。

（一）识别心搏骤停

当发现无反应或突然倒地的患者时，首先观察其对刺激的反应，如轻拍肩部并呼叫"你怎么样啦"，判断呼吸运动、大动脉有无搏动（10s 内完成）。突发意识丧失，无呼吸或无正常呼吸（即仅有喘息），视为心搏骤停，呼救和立即开始 CPR。

（二）呼救

高声呼救，请求他人帮助。在不延缓实施心肺复苏的同时，应设法呼叫急救电话，启动急救系统。

（三）初级心肺复苏

即基础生命支持。主要措施包括胸外按压、开放气道、人工呼吸、除颤，前三者被简称为 CAB 三部曲。首先应保持正确的体位，患者仰卧在坚固的平面上。

（1）胸外按压（C）。胸外按压是建立人工循环的主要方法。成人在开放气道前先进行胸外按压。正确部位是胸骨中下 1/3 交界处。用一只手的掌根部放在胸骨的下半部，另一手掌重叠放在这只手背上，手掌根部横轴与胸骨长轴确保方向一致，为保证每次按压后使胸廓充分回弹，施救者在按压间隙，手可以放在患者胸上，但是不能有任何力量。按压时肘关节伸直，成人使胸骨下压至少 5cm，但应避免超过 6cm，按压和放松的时间之比 1∶1。按压频率 100 ～ 120 次 /min。胸外按压过程中应尽量减少中断直至自主循环恢复或复苏终止，中断尽量不超过 10s，除非进行特殊操作，如建立人工气道、除颤时。胸外按压的并发症主要有肋骨骨折、心包积血或心脏压塞、气胸、血胸、肺挫伤等，应遵循正确的操作方法，尽量避免其发生。

（2）开放气道（A）。保持呼吸道通畅是成功复苏的重要一步。采用仰头抬颏法开放气道。迅速清除患者口中异物和呕吐物，取下活动性义齿。

（3）人工呼吸（B）。开放气道后，先将耳朵贴近患者的口鼻附近，感觉和倾听有无呼吸，如确定呼吸停止，在确保气道通畅的同时，立即开始人工通气，每 30 次胸外按压连续给予 2 次通气，通气频率为 10 ～ 12 次 /min。气管内插管是建立人工通气的最好方法，或以人工气囊挤压或人工呼吸机进行辅助呼吸与给氧，纠正低氧血症。

（4）除颤（D）。迅速除颤是首选的治疗方法。对于室颤患者，在倒下的 3～5min 立即施行 CPR 和除颤，存活率最高。

（四）高级心肺复苏

即高级心血管生命支持。主要措施有气管插管、给氧、除颤、复律、起搏和药物治疗。在复苏过程中必须持续监测心电图、血压、血氧饱和度等，必要时进行有创血流动力学监测，如动脉血气分析等。

1. 气管插管与给氧

若患者自主呼吸没有恢复，应尽早行气管插管，以纠正低氧血症。

2. 除颤、复律与起搏

心搏骤停时最常见的心律失常是室颤，因此迅速恢复有效的心律是复苏成功至关重要的一步。一旦心电监护显示为心室颤动或扑动，应立即除颤。对于单相波除颤，成人推荐电击能量 360J，若无效，可立即进行第 2 次和第 3 次除颤。对有症状的心动过缓患者，尤其是当高度房室传导阻滞发生在房室束以下时，则应施行起搏治疗。

3. 药物治疗

尽早开通静脉通道，给予急救药物。

（1）血管升压药。肾上腺素是 CPR 的首选药物。严重低血压时可用去甲肾上腺素、多巴胺、多巴酚丁胺。

（2）抗心律失常药。①胺碘酮；②利多卡因；③硫酸镁；④阿托品。

（3）纠正代谢性酸中毒药。5% 碳酸氢钠。

三、复苏后处理

心肺复苏后的处理原则和措施包括维持有效的循环和呼吸功能，特别是脑灌注，预防再次心搏骤停，维持水、电解质和酸碱平衡，防治脑缺氧和脑水肿、急性肾损伤和继发感染等。同时做好心理护理，减轻患者恐惧，更好地配合治疗。

脑复苏是心肺复苏最后成功的关键。主要措施包括以下方面。

（1）降温。应密切观察体温变化，积极采取降温退热措施。自主循环恢复后几分钟至几小时将体温降至 32～34℃为宜，持续 12～24h。

（2）脱水。可选用渗透性利尿药 20% 甘露醇或 25% 山梨醇快速静滴，以减轻脑水肿；亦可联合使用呋塞米、25% 白蛋白或地塞米松，有助于避免或减轻渗透性利尿导致的"反跳现象"。

（3）防治抽搐。应用冬眠药物，如双氢麦角碱 0.6mg、异丙嗪 50mg 稀释于 5% 葡萄糖 100ml 中静滴；亦可用地西泮 10mg 静注。

（4）高压氧治疗。

（5）促进早期脑血流灌注。如抗凝、钙通道阻滞药。

第五节　心脏瓣膜病

一、概念

心脏瓣膜病是由于炎症、黏液样变性、退行性改变、先天畸形、缺血性坏死、创伤等原因引起的单个或多个瓣膜结构（包括瓣叶、瓣环、腱索或乳头肌）的功能或结构异常，导致瓣膜口狭窄及（或）关闭不全的一类心脏病。其中以二尖瓣受累最为常见，其次是主动脉瓣。

心脏瓣膜病是临床上常见的心脏病之一。随着人口寿命的延长和动脉硬化的增加，钙化性主动脉瓣狭窄和瓣膜黏液样变性的发病率不断增加。如今，随着生活和医疗水平的提高，风湿性心脏瓣膜病患病率正有所下降，但仍然是最常见的心脏瓣膜病。

风湿性心脏瓣膜病简称风心病，是风湿热引起的风湿性心脏炎症过程所致的心瓣膜损害，主要累及 40 岁以下人群，临床上以二尖瓣最常受累，其次为主动脉瓣，有效控制和预防风湿热活动，是延缓病情进展和恶化的重要措施之一。随着我国老龄化越来越严峻，老年退行性瓣膜病也受到极大的关注，其主要以主动脉瓣膜病变最为常见，其次是二尖瓣病变。

二、护理评估

（一）健康史

重点询问患病与诊治经过，了解患者确诊为心脏瓣膜病的时间，既往起病症状及程度，是否接受过药物治疗及其疗效与不良反应，是否遵从医嘱治疗。

（二）临床表现

1. 二尖瓣狭窄

（1）症状。患者一般在瓣口面积减少到 1.5cm^2 以下，即中度狭窄时出现临床症状。

①呼吸困难：是最常见的早期症状，劳累、精神紧张、性活动、感染、妊娠或心房颤动为其诱因。多先有劳力性呼吸困难，随狭窄加重，出现夜间阵发性呼吸困难和端坐呼吸。②咳嗽：常见，尤其在冬季明显。表现在卧床时干咳。③咯血：可表现为血性痰或血丝痰。突然咯大量鲜血，常见于严重二尖瓣狭窄，可为首发症状。在二尖瓣狭窄合并心力衰竭时咳胶冻状暗红色痰。若发生急性肺水肿时咳粉红色泡沫样痰。④声音嘶哑：较少见，由于扩大的左心房和肺动脉压迫左喉返神经所致。

（2）体征。重度狭窄者常呈"二尖瓣面容"，口唇及双颧发绀。心前区隆起，心尖部可触及舒张期震颤，心界于第三肋间向左扩大。心尖部可闻及舒张中、晚期隆隆样杂音，呈递增性，以左侧卧位、呼吸末及活动后杂音更明显。由于肺动脉扩张引起相对性肺动脉瓣关闭不全，胸骨左缘第二肋间闻及短的收缩期喷射音和递减型高调叹气样舒张早期杂音。

2. 二尖瓣关闭不全

（1）症状。轻度二尖瓣关闭不全者可终身无症状，严重反流时有心排血量减少，首先出现的突出症状是疲乏无力，肺淤血的症状如呼吸困难出现较晚。随着病情的发展，可表现为腹胀、纳差、肝脏淤血肿大、水肿和胸腹腔积液等右心衰竭的症状，与此相反，左心衰竭的症状有所减轻。

（2）体征。心尖冲动呈高动力型，向左下移位。第一心音减弱，心尖区可闻及全收缩期高调一贯型吹风样杂音，向左腋下和左肩胛下区传导，可伴震颤。右心衰竭常见颈静脉怒张、肝颈静脉回流征阳性、肝大和双下肢水肿。

3. 主动脉瓣狭窄

（1）症状。出现较晚，呼吸困难、心绞痛和晕厥为典型主动脉瓣狭窄的三联征。①呼吸困难：劳力性呼吸困难见于95%的有症状患者，常为首发症状；进而可发生夜间阵发性呼吸困难、端坐呼吸和急性肺水肿。②心绞痛：见于60%的有症状患者，是重度主动脉瓣狭窄患者最早出现也是最常见的症状。常由运动诱发，休息后缓解，主要由心肌缺血引起。③晕厥：见于1/3的有症状患者，多发生于直立、运动中或运动后即刻，少数在休息时发生，由于脑缺血引起。

（2）体征。心尖冲动相对局限、持续有力，呈抬举样心尖冲动。主动脉瓣第一听诊区可闻及粗糙而响亮的吹风样收缩期杂音，听诊在胸骨右缘第1～2肋最为清楚，并向颈动脉传导，常伴震颤。第一心音正常，第二心音常为单一性，严重狭窄者呈逆分裂。动脉脉搏上升缓慢、细小而持续（细迟脉）。严重主动脉瓣狭窄者，同时触诊心尖部和颈动脉，可发现颈动脉搏动明显延迟。晚期收缩压和脉压均下降。

4. 主动脉瓣关闭不全

（1）症状。早期可无症状。最先的症状表现为与心搏量增多有关的心悸、心前区不适、头部动脉强烈搏动感等。晚期可出现左心室衰竭的表现。常有体位性头晕，心绞痛较主动脉瓣狭窄少见，晕厥罕见。

（2）体征。心尖冲动向左下移位，呈抬举样心尖冲动。胸骨左缘第 3～4 肋可闻及高调叹气样舒张期杂音，坐位前倾和深呼气时易听到。重度反流者，常在心尖区听到舒张中晚期隆隆样杂音。

周围血管征常见，包括随心脏搏动的点头征、颈动脉和桡动脉扪及水冲脉、毛细血管搏动征、股动脉枪击音等，用听诊器压迫股动脉可听到双期杂音。

（三）辅助检查

（1）X 线检查。

（2）心电图。

（3）超声心动图。

三、常见护理诊断／问题及护理目标

（一）护理诊断

（1）体温过高。与风湿活动、并发感染有关。

（2）潜在并发症。与心力衰竭、栓塞有关。

（二）护理目标

（1）患者体温得到控制，恢复正常体温。

（2）避免并发症的发生，或尽早发现，及时控制。

四、护理措施

（一）体温过高

（1）病情观察。测量体温，根据体温升高程度决定测量频次，注意热型，以协助诊断。观察有无风湿活动的表现，如皮肤环形红斑、皮下结节、关节红肿及疼痛不适等。体温超过 38.5℃时给予物理降温或遵医嘱给予药物降温，半小时后测量体温并记录降温效果。

（2）休息与活动。卧床休息，限制活动量，以减少机体消耗。协助生活护理，出汗多的患者应勤换衣裤、被褥，防止受凉。待病情好转，实验室检查正常后再逐渐增加活动。

（3）饮食。给予高热量、高蛋白、高维生素的清淡易消化饮食，以促进机体恢复。

（4）用药护理。遵医嘱给予抗生素及抗风湿药物治疗。使用前，询问青霉素过敏史，常规青霉素皮试；注射后注意观察过敏反应和注射局部的疼痛、压痛反应。阿司匹林可导致胃肠道反应、牙龈出血、血尿、柏油样便等不良反应，应饭后服药并观察有无出血。

（二）心力衰竭

1.避免诱因

积极预防和控制感染，纠正心律失常，避免劳累和情绪激动等诱因，以免发生心力衰竭。

2.心力衰竭的观察与护理

监测生命体征，评估患者有无呼吸困难、乏力、食欲减退、少尿等症状，检查有无肺部湿啰音、肝大、下肢水肿等体征。一旦发生则按心衰进行护理。

3.潜在并发症——栓塞

（1）评估栓塞的危险因素。阅读超声心动图报告，注意有无心房、心室扩大及附壁血栓；心电图有无异常，尤其是有无心房颤动；是否因心力衰竭而活动减少、长期卧床。

（2）休息与活动。左房内有巨大附壁血栓者应绝对卧床休息，以防脱落造成其他部位栓塞。情况允许时应鼓励并协助患者翻身、活动下肢及用温水泡脚或下床活动，防止下肢深静脉血栓形成。

（3）遵医嘱用药。如抗心律失常、抗血小板聚集的药物，预防附壁血栓形成和栓塞。

（4）栓塞的观察与处理。密切观察有无栓塞征象，一旦发生，立即报告医生，给予抗凝或溶栓等处理。

（三）健康指导

（1）疾病知识指导。告诉患者及家属本病的病因和病程进展特点，并定期门诊复查。有手术适应证者告知患者尽早择期手术，以免失去最佳手术时机。为避免病情加重，一旦发生感染应尽快就诊；在拔牙、内镜检查、导尿术、分娩、人工流产等手术操作前应告诉医生自己有风心病史，便于预防性使用抗生素。

（2）用药指导。告诉患者遵医嘱坚持用药的重要性，指导用药方法。

（3）生活指导。尽可能改善居住环境中潮湿、阴暗等不良条件，保持室内空气流通、温暖干燥，阳光充足。日常生活中适当锻炼，加强营养，提高机体抵抗力，预防风湿活动。注意防寒保暖，避免与上呼吸道感染、咽炎患者接触，预防感染。避免重体力劳动、剧烈运动或情绪激动而加重病情。

（4）心理指导。鼓励患者树立信心，做好长期与疾病做斗争以控制病情进展的思想准备。育龄妇女，病情较重不能妊娠者，做好患者及其配偶的思想工作。

第六节 不稳定型心绞痛

一、概念

不稳定型心绞痛是除稳定型心绞痛以外的缺血性胸痛的统称。常表现为静息状态下发生心绞痛或原有稳定型心绞痛的恶化、加重。

二、护理评估

（一）健康史

重点询问患者既往史，了解患者的胸痛时间及既往病史，伴随症状及程度，是否接受过治疗及其疗效与不良反应，是否遵从医嘱治疗。

（二）临床表现

1. 症状

不稳定型心绞痛的胸痛部位、性质与稳定型心绞痛相似，但具有以下特点之一。

（1）原有稳定型心绞痛在1个月内疼痛发作的频率增加、程度加重、时限延长、诱因发生改变，硝酸酯类药物缓解作用减弱。

（2）1～2个月新发生的较轻负荷所诱发的心绞痛。

（3）休息状态下夜间发作心绞痛或较轻微活动即可诱发，发作时表现有 ST 段抬高的变异型心绞痛。

2. 体征

体检时能听到一过性第三心音或第四心音，以及由于二尖瓣返流引起的一过性收缩期杂音，不具有特异性，但是详细的体格检查可发现潜在的加重心肌缺血的危险因素，并成为判断预后非常重要的依据。

（三）辅助检查

（1）心电图。不仅可以帮助诊断，而且根据其异常的严重程度和范围可以提供预后信息。症状发作时的心电图和之前的心电图对比，可提高心电图异常的诊断价值。大多数患者胸痛发作时有一过性 ST 段压低或抬高、T 波低平或倒置。

（2）冠状动脉造影。能提供详细的血管相关信息，帮助指导治疗并评价预后。

（3）其他检查。超声心动图、放射性核素等。

三、常见护理诊断／问题及护理目标

（一）护理诊断

（1）疼痛。与心肌缺血、缺氧有关。

（2）潜在并发症。心肌梗死。

（二）护理目标

（1）疼痛得到控制。

（2）避免发生心肌梗死或尽早发现。

四、护理措施

（一）疼痛

参考"稳定型心绞痛"患者胸痛的护理。不稳定型心绞痛患者应卧床休息，遵医嘱给予止痛药物治疗，观察止痛效果和药物不良反应，在抗凝（栓）治疗过程中严密观察有无出血等药物不良反应。

（二）心肌梗死

严密心电监护，根据疼痛持续的时间、有无诱因、心电图改变、心肌标志物变化动态判断病情危险程度。对于高危患者，需备好抢救器材与药品或做好急诊血管重建的准备，警惕病情演变为急性心肌梗死。

（三）健康指导

同稳定型心绞痛。

第七节　急性心肌梗死

一、概念

急性心肌梗死（acute myocardial infarction，AMI）是指急性心肌缺血性坏死，为在冠状动脉病变的基础上，发生冠状动脉血供急剧减少或中断，使相应心肌严重而持久的急性缺血导致心肌细胞死亡。临床表现有持久的胸骨后剧烈疼痛、发热、白细胞计数和血清心肌坏死标志物增高以及心电图进行性改变；可发生心律失常、休克或心力衰竭，属急性冠状动脉综合征（ACS）的严重类型。

二、护理评估

（一）健康史

重点询问发病特点与目前病情：评估患者此次发病有无明显的诱因，胸痛发作的特征，尤其是起病的时间、疼痛剧烈程度、是否进行性加重，有无恶心、呕吐、乏力、头晕、呼吸困难等伴随症状，是否有心律失常、休克、心力衰竭的表现。

（二）临床表现

1.症状

（1）疼痛。为最早出现的最突出的症状，多发生于清晨。疼痛的性质和部位与心绞痛相似，但程度更剧烈，多伴有大汗、烦躁不安、恐惧及濒死感，持续时间可达数小时或数天，休息和服用硝酸甘油不缓解。部分患者疼痛可向上腹部放射而被误诊为急腹症或因疼痛向下颌、颈部、背部放射而误诊为其他疾病。少数患者无疼痛，一开始即表现为休克或急性心力衰竭。

（2）全身症状。一般在疼痛发生后 24～48h 出现，表现为发热、心动过速、白细胞增高和血沉增快等，由坏死物质吸收所引起。体温可升高至 38℃左右，很少超过 39℃，持续约 1 周。

（3）胃肠道症状。疼痛剧烈时常伴恶心、呕吐、上腹胀痛，与迷走神经受坏死心肌刺激和心排血量降低组织灌注不足等有关。肠胀气亦不少见，重者可发生呃逆。

（4）心律失常。见于 75%～95% 的患者，多发生在起病 1～2d，24h 内最多见。各种心律失常中以室性心律失常最多，尤其是室性期前收缩，如室性期前收缩频发（每分钟 5 次以上），成对出现或呈非持续性室性心动过速，多源性或落在前一心搏的易损期时（RonT），常为心室颤动的先兆。室颤是 AMI 早期，特别是患者入院前的主要死因。下壁 AMI 易发生房室传导阻滞及窦性心动过缓；前壁 AMI 易发生室性心律失常，如发生房室传导阻滞表明梗死范围广泛，情况严重。

（5）低血压和休克。疼痛发作期间血压下降常见，但未必是休克，如疼痛缓解而收缩压仍低于 80mmHg，且患者表现为烦躁不安、面色苍白、皮肤湿冷、脉细而快、大汗淋漓、少尿、意识迟钝，甚至晕厥者则为休克表现。一般多发生在起病后数小时至 1 周内，约 20% 的患者会出现，主要为心源性休克，为心肌广泛坏死、心排血量急剧下降所致。

（6）心力衰竭。发生率为 32%～48%，主要为急性左心衰竭，可在起病最初几天内发生，或在疼痛、休克好转阶段出现，为 AMI 后心脏舒缩力显著减弱或不协调所致。表现为呼吸困难、咳嗽、发绀、烦躁等症状，重者可发生肺水肿，随后可发生颈静脉怒张、肝大、水肿等右心衰表现。右心室 AMI 者可一开始就出现右心衰竭表现，伴血压下降。

2. 体征

心脏浊音界可正常或轻至中度增大；心率多增快，也可减慢；心尖部第一心音减弱，可闻第四心音（心房性）或第三心音（心室性）奔马律，可有各种心律失常；10%～20% 患者在起病第 2～3d 出现心包摩擦音；亦有部分患者在心前区可闻及收缩期杂音或喀喇音；除 AMI 早期血压可增高外，几乎所有患者都有血压下降。

（三）辅助检查

（1）心电图。是否有 AMI 的特征性、动态性变化，对下壁心肌梗死者应加做右胸导联，判断有无右心室梗死。连续心电监测有无心律失常等。

STEMI 心电图特征性改变：① ST 段抬高呈弓背向上形，宽而深的 Q 波（病理性 Q 波），T 波倒置；② R 波增高、ST 段压低和 T 波直立并增高。

定位诊断：V1、V2、V3 导联示前间壁 MI，V3～V5 导联示局限前壁 MI，V1～V5 导联示广泛前壁 MI，Ⅱ、Ⅲ、aVF 导联示下壁 MI，Ⅰ、aVL 导联示高侧壁 MI，V7～V8 导联示正后壁 MI，Ⅱ、Ⅲ、aVF 导联伴右胸导联（尤其是 V4R）ST 段抬高，可作为下壁 MI 并发右室梗死的参考指标。

（2）实验室检查。于入院即刻、2～4h、6～9h、12～24h 测定血清心肌坏死标志物：①心肌肌钙蛋白 I（cTnI）或 T（cTnT）；②肌酸激酶同工酶（CK–MB）；③肌红蛋白。白细胞计数、红细胞沉降率、C 反应蛋白等。

（3）其他检查。超声心动图、放射性核素检查。

三、常见护理诊断／问题及护理目标

（一）护理诊断

（1）疼痛。与心肌缺血坏死有关。

（2）活动无耐力。与心肌氧的供需失调有关。

（3）有便秘的危险。与进食少、活动少、不习惯床上排便有关。

（4）潜在并发症。心律失常、休克、急性左心衰竭、猝死。

（5）恐惧。与起病急、病情危重、环境陌生等因素有关。

（二）护理目标

（1）患者主诉疼痛症状减轻或消失。

（2）能主动参与制订活动计划并按要求进行活动。主诉活动耐力增强，活动后无不适反应。

（3）能描述预防便秘的措施，不发生便秘。

（4）心律失常、休克、心衰能被及时发现和处理，不发生猝死。

（5）情绪稳定，能积极配合治疗与护理。

四、护理措施

（一）疼痛

1. 休息

发病 12h 内应绝对卧床休息，保持环境安静，限制探视，并告知患者和家属，卧床休息及有效睡眠可以降低心肌耗氧量和交感神经兴奋性，有利于缓解疼痛，以取得合作。

2. 饮食

起病 4～12h 给予流质饮食，以减轻胃扩张。随后过渡到低脂、低胆固醇清淡饮食，提倡少量多餐。

3. 给氧

鼻导管给氧，以增加心肌氧的供应，减轻缺血和疼痛。

4. 止痛治疗的护理

遵医嘱给予吗啡或哌替啶止痛，注意有无呼吸抑制等不良反应。给予硝酸酯类药物时应随时监测血压的变化，维持收缩压在 100mmHg 以上。

5. 溶栓治疗的配合与护理

（1）协助评估患者是否有溶栓禁忌证。

（2）溶栓前先检查血常规、出凝血时间和血型。

（3）迅速建立静脉通路，遵医嘱应用溶栓药物，注意观察有无不良反应；过敏反应表现为寒战、发热、皮疹等；低血压（收缩压低于 90mmHg）；出血，包括皮肤黏膜出血、血尿、便血、咯血、颅内出血等，一旦出血，应紧急处理。

（4）溶栓疗效观察。胸痛 2h 内基本消失；心电图 ST 段于 2h 内回降＞50%；2h 内出现再灌注性心律失常，如窦性心动过缓、加速性室性自主心律、房室传导阻滞或束支传导阻滞突然改变或消失。

（二）活动无耐力

（1）评估进行康复训练的适应证。住院期间开始康复的指征包括：过去的 8h 内没有新的或再发胸痛；肌钙蛋白水平无进一步升高；没有出现新的心衰失代偿先兆（静息呼吸困难伴湿啰音）；过去 8h 内没有新的明显的心律失常或心电图动态改变；静息心率 60～100 次 /min；静息血压 90～150mmHg/60～100mmHg；血氧饱和度＞95%。

（2）解释合理运动的重要性。目前主张早期运动，实现早期康复。向患者讲明活动耐力恢复是一个循序渐进的进程，既不能操之过急，过早或过度活动，也不能因担心病情而不敢活动，急性期卧床休息可减轻心脏负荷，减少心肌耗氧量，缩小梗死范围，有利于心功能的恢复。病情稳定后应逐渐增加活动量，可促进侧支循环的形成，提高活动耐力。适宜的运动能降低血中胆固醇浓度和血小板聚集率，减缓动脉硬化和血栓形成，避免再发 AMI，也能辅助调整 AMI 后患者的情绪，改善睡眠和饮食，增强其康复信心，提高生活质量，延长存活时间。

（3）制订个体化运动处方。推荐住院期间 4 步早期运动和日常生活指导计划。A 级：上午取仰卧位，双腿分别做直腿抬高运动，抬腿高度为 30°，双臂向头侧抬高深吸气，放下慢呼气，5 组 / 次；下午取床旁坐位或站立 10min。B 级：上午床旁站立 5min；下午床旁行走 5min。C 级：床旁行走 10min/ 次，2 次 /d。D 级：病室内活动，10min/ 次，2 次 /d。

（4）活动中监测。住院患者运动康复和日常活动指导必须在心电、血压监护下进行。避免或停止运动的指征：运动时心率增加＞20 次 /min；舒张压 60mmHg；与静息时比较收缩压升高＞40mmHg 以上，或收缩压下降＞10mmHg；明显的室性或房性心动过速；Ⅱ度或Ⅲ度度房室传导阻滞；心电图有 ST 段动态改变；存在不能耐受的症状，如胸痛、心悸、气短、头晕等。

（三）有便秘的危险

（1）评估排便情况。如排便的次数、性状及排便难易程度，平时有无习惯性便秘，是否服用通便药物。

（2）指导患者采取通便措施。合理饮食，及时增加富含纤维素的食物如水果、蔬菜的摄入；无糖尿病者每天清晨给予蜂蜜 20ml 加温开水同饮；适当腹部按摩（按顺时针方向）

以促进肠蠕动。一般在患者无腹泻的情况下常规应用缓泻药，以防止便秘时用力排便导致病情加重。床边使用坐便器比床上使用便盆较为舒适，可允许患者床边使用坐便器，排便时应提供隐蔽条件，如屏风遮挡。一旦出现排便困难，应立即告知医护人员，可使用开塞露或低压盐水灌肠。

（四）心律失常、休克、急性左心衰竭、猝死

（1）严密心电监测。及时发现心率及心律的变化，在 AMI 溶栓治疗后 24h 内易发生再灌注性心律失常，特别是在溶栓治疗即刻至溶栓后 2h 内应设专人床旁心电监测。发现频发室性期前收缩，成对出现或呈非持续性室速及严重的房室传导阻滞时，应立即通知医生，遵医嘱使用利多卡因等药物，警惕室颤或心搏骤停、心脏性猝死的发生。监测电解质和酸碱平衡状况，因电解质紊乱或酸碱平衡失调时更容易并发心律失常。

（2）严密监测血压。动态观察患者有无血压下降，是否伴有烦躁不安、面色苍白、皮肤湿冷、脉细而快、大汗淋漓、少尿、意识迟钝，甚至晕厥。一旦发现患者有血压下降趋势应及时汇报医生，遵医嘱给予升压、补液等处理。

（3）心衰的观察与护理。AMI 患者在起病最初几天，甚至在梗死演变期可发生心力衰竭，特别是急性左心衰竭。应严密观察患者有无呼吸困难、咳嗽、咳痰、少尿、颈静脉怒张、低血压、心率加快等，听诊肺部有无湿啰音。避免情绪激动、饱餐、用力排便等可加重心脏负担的因素。必要时做好有创血流动力学监测，一旦发生心力衰竭，则按心力衰竭进行处理。

（4）准备好急救药物和抢救设备如除颤仪、起搏器等，随时做好抢救准备。

（五）恐惧

（1）简要解释病情及治疗方案。医护人员简要解释 AMI 的疾病特点与治疗配合要点，说明不良情绪会增加心肌耗氧量而不利于病情的控制。

（2）环境介绍。向患者说明 CCU 的良好诊疗条件和先进技术，告知患者其病情的任何变化都在医护人员的严密监护之下，患者可以安心休息，有不舒适及时告诉医护人员即可。

（3）心理疏导。允许患者表达内心感受，给予目光交流、肢体接触、语言安慰等心理支持手段，鼓励患者战胜疾病的信心。医护人员工作应紧张有序，给患者以信赖感，避免忙乱而带给患者不安全感。妥善安排探视时间，给予亲情抚慰。

（4）减少干扰。将监护仪的报警声尽量调低，医护人员应轻声细语，以免影响患者休息，增加患者的心理负担。烦躁不安者可肌注地西泮使患者镇静。

（六）健康指导

1. 疾病知识指导

告诉患者 AMI 的疾病特点，树立终身治疗的观念，坚持做好危险因素控制将有利于延缓疾病进展，改善预后。饮食原则是低饱和脂肪和低胆固醇饮食。

2. 心理指导

AMI 后患者焦虑情绪多来自对今后工作能力和生活质量的担心，应予以充分理解并指导患者保持乐观、平和的心情，正确对待自己的病情。告诉家属对患者要积极配合和支持，并创造一个良好的身心休养环境，生活中避免对其施加压力，当患者出现紧张、焦虑或烦躁等不良情绪时，应予以理解并设法进行疏导，必要时争取患者工作单位领导和同事的支持。

3. 康复指导

康复运动前应进行医学评估与运动评估，确定康复运动的指征。心肺运动试验是测定运动耐力的重要标准，与患者一起制订个体化运动处方，指导患者出院后的运动康复训练。个人卫生活动、家务劳动、娱乐活动等也对患者有益。患者康复分为住院期间康复、门诊康复和家庭持续康复几个阶段。

（1）运动原则。有序、有度、有恒。

（2）运动形式。以行走、慢跑、简化太极拳、游泳等有氧运动为主，可联合静力训练和负重等抗阻运动。

（3）运动强度。根据个体心肺功能，循序渐进，一般选择最大心率的 70% ～ 85% 控制运动强度。其他确定运动强度的方法包括心率储备法、自我感知劳累程度分级法（Borg 评分）等。

（4）持续时间。初始是 6 ～ 10min/ 次，含各 1min 左右的热身活动和整理活动；随着患者对运动的适应和心功能的改善，可逐渐延长每次运动持续时间至 30 ～ 60min。

（5）运动频率。有氧运动每周 3 ～ 5d，最好每天运动，抗阻运动、柔韧性运动每周 2 ～ 3d，至少间隔 1d。无并发症的患者，AMI 后 6 ～ 8 周可恢复性生活。性生活应适度，若性生活后出现心率、呼吸增快持续 20 ～ 30min，感到胸痛、心悸持续 10min 或疲惫等情况，应节制性生活。经 2 ～ 4 个月的体力活动锻炼后，酌情恢复部分或少量工作，以后部分患者可恢复全天工作，但对重体力劳动、驾驶员、高空作业及其他精神紧张或工作量过大的工种应予以更换。

4. 用药指导

AMI 后患者因用药多、用药久、药品贵等，往往用药依从性低。需要采取形式多样的健康教育途径，健康教育时应强调药物治疗的必要性，指导患者按医嘱服药，列举不遵医行为导致严重后果的病例，让患者认识到遵医嘱用药的重要性，告知药物的用法、作用和不良反应，并教会患者定时测脉搏、血压，定期电话随访，使患者"知、信、行"统一，做到不断自我校正，提高用药依从性，若胸痛发作频繁、程度较重、时间较长，服用硝酸酯制剂疗效较差时，提示急性心血管事件，应及时就医。

5. 照顾者指导

AMI 是心脏性猝死的高危因素，应教会家属心肺复苏的基本技术以备急用。

第八节　原发性高血压

一、概念

高血压是以动脉血压持续升高为特征的心血管综合征，可分为原发性高血压和继发性高血压，前者病因不明（通常简称为高血压），后者是由某些确定疾病或病因引起的血压升高，占高血压患者 5% ～ 10%。高血压是最常见的慢性病之一，也是心脑血管病最主要的危险因素，可导致脑卒中、心力衰竭及慢性肾脏病等主要并发症，严重影响患者的生存质量。

二、护理评估

（一）健康史

患病与诊治经过，了解患者确诊为高血压的时间，既往血压情况及血压最高水平，伴随症状及程度，是否接受过降压治疗及其疗效与不良反应，是否遵从医嘱治疗；有无提示继发性高血压的线索。

（二）临床表现

1. 症状

原发性高血压通常起病缓慢，早期常无症状，可偶于体格检查时发现血压升高，少数患者则在发生心、脑、肾等并发症后才被发现。高血压患者可有头晕、头痛、颈项板紧、疲劳、心悸、耳鸣等症状，但并不一定与血压水平成正比，也可出现视力模糊、鼻出血等较重症状。

2. 体征

体征一般较少，应重点检查周围血管搏动、血管杂音、心脏杂音等项目。心脏听诊可闻及主动脉瓣区第二心音亢进、主动脉瓣区收缩期杂音或收缩早期喀喇音。

（三）辅助检查

1. 实验室检查

（1）血生化。血钾、空腹血糖、血清总胆固醇、三酰甘油、高密度脂蛋白胆固醇、低密度脂蛋白胆固醇、尿酸和肌酐；全血细胞计数、血红蛋白和血细胞比容。

（2）尿液分析。尿蛋白、糖和尿沉渣镜检。

2. 心电图

3. 其他检查

24h 动态血压监测、超声心动图、颈动脉超声、餐后 2h 血糖、血同型半胱氨酸、尿白蛋白定量、尿蛋白定量、眼底、胸片、脉搏波传导速度以及踝臂血压指数等。

三、常见护理诊断／问题及护理目标

（一）护理诊断

（1）疼痛。与血压升高有关。

（2）有受伤的危险。与头晕、视力模糊、意识改变或发生直立性低血压有关。

（3）潜在并发症。高血压急症。

（二）护理目标

（1）患者头痛症状减轻或消失。

（2）掌握高血压的症状及直立性低血压的预防和护理措施，住院期间无受伤情况出现。

（3）能自觉避免高血压急症的诱发因素，一旦出现高血压急症，能够得到及时有效的救治。

四、护理措施

（一）头痛

（1）减少引起或加重头痛的因素。为患者提供安静、温暖、舒适的环境，尽量减少探视。护士操作应相对集中，动作轻巧，防止过多干扰患者。头痛时嘱患者卧床休息，抬高床头，改变体位时动作要慢，避免劳累、情绪激动、精神紧张、环境嘈杂等不良因素。向患者解释头痛主要与高血压有关，血压恢复正常且平稳后头痛症状可减轻或消失。指导患者使用放松技术，如心理训练、音乐治疗、缓慢呼吸等。

（2）用药护理。遵医嘱应用降压药物治疗，密切监测血压变化以判断疗效，并注意观察药物的不良反应，如利尿药可引起低钾血症和影响血脂、血糖、血尿酸代谢；受体阻断药可导致心动过缓、乏力、四肢发冷；钙通道阻滞剂可引起心率增快、面部潮红、头痛、下肢水肿等；血管紧张素转化酶抑制药主要是可引起刺激性干咳和血管性水肿。

（二）有受伤的危险

（1）避免受伤。定时测量患者血压并做好记录。患者有头晕、眼花、耳鸣、视力模糊等症状时，应嘱患者卧床休息，如厕或外出时有人陪伴。伴恶心、呕吐的患者，应将痰盂放在患者伸手可及处，呼叫器也应放在患者手边，防止取物时跌倒。避免迅速改变体位，活动场所应设有相关安全设施，必要时加用床栏。

（2）直立性低血压的预防及处理。直立性低血压是血压过低的一种特殊情况，是指在体位变化时，如从卧位、坐位或蹲位突然站立（直立位）时，发生的血压突然过度下降（收缩压/舒张压下降＞20/10mmHg，或下降大于原来血压的30%），同时伴有头晕或晕厥等脑供血不足的症状。①首先向患者讲解直立性低血压的表现，即出现直立性低血压时可有乏力、头晕、心悸、出汗、恶心、呕吐等不适症状；特别是在联合用药、服首剂药物或加量时应特别注意。②一旦发生直立性低血压，应平卧，且下肢取抬高位，以促进下肢血液回流。③指导患者预防直立性低血压的方法：避免长时间站立，尤其在服药后最初几小时；改变姿势，特别是从卧位、坐位起立时动作宜缓慢；选择在平静休息时服药，且服药后应休息一段时间进行活动；避免用过热的水洗澡或洗蒸汽浴；不宜大量饮酒。

（三）高血压急症

（1）避免诱因。向患者讲明高血压急症的诱因，应避免情绪激动、劳累、寒冷刺激和随意增减药量。

（2）病情监测。定期监测血压，一旦发现血压急剧升高、剧烈头痛、呕吐、大汗、视力模糊、面色及意识改变、肢体运动障碍等症状，立即通知医生。

（3）急症护理。患者应绝对卧床休息，避免一切不良刺激和不必要的活动，协助生活护理，给予持续低浓度吸氧。对昏迷或抽搐的患者应加强护理，保持呼吸道通畅，防止咬伤、窒息或坠床。安抚患者情绪，必要时应用镇静药。进行心电、血压、呼吸监护。迅速建立静脉通路，遵医嘱尽早应用降压药物进行控制性降压。应用硝普钠和硝酸甘油时，应注意避光，并持续监测血压，严格遵医嘱控制滴速；密切观察药物的不良反应。

（四）健康指导

1. 疾病知识指导

让患者了解病情，包括高血压分级、危险因素、同时存在的临床疾患情况及危害，了解控制血压及终身治疗的必要性。向患者解释改变生活方式的重要性，使之理解其治疗意义，自觉地付诸实践，并长期坚持。

2. 生活方式指导

告知患者改变不良生活习惯，不仅可以预防或延迟高血压的发生，还可以降低血压，提高降压药物的疗效，从而降低心血管风险。

（1）饮食指导。①减少钠盐摄入，告知患者钠盐可显著升高血压以及高血压的发病风险，而钾盐可对抗钠盐升高血压的作用。每天钠盐摄入量应低于 6g，增加钾盐摄入，建议使用可定量的盐勺。减少味精、酱油等含钠盐调味品的使用量，减少含钠较高的加工食品，如咸菜、火腿等。②限制总热量，尤其要控制油脂类的摄入量。③营养均衡，适量补充蛋白质，增加新鲜蔬菜和水果，增加膳食中钙的摄入。

（2）控制体重。高血压患者应控制体重，避免超重和肥胖。告知患者高血压与肥胖密切相关，减轻体重可以改善降压药物的效果及降低心血管事件的风险。最有效的减重措施是控制能量摄入和增加体力活动。衡量超重和肥胖最简便和常用的生理测量指标是体重指数（BMI）和腰围，其中 BMI 在 $18.5 \leq BMI < 24.0$ 为正常，$24.0 \leq BMI < 28.0$ 为超重，$BMI \geq 28.0$ 为肥胖；腰围主要反映中心型肥胖的程度，成年人正常腰围 $< 90/85cm$（男/女），腰围 $\geq 90/85cm$（男/女）需控制体重，腰围 $\geq 95/90cm$（男/女）需要减重。

（3）戒烟限酒。吸烟是心血管事件的主要危险因素，被动吸烟也会显著增加心血管疾病危险。应根据患者吸烟的具体情况，指导患者戒烟，必要时可药物干预。同时，应指导患者限酒，不提倡高血压患者饮酒，如饮酒，则应少量，白酒、葡萄酒（或米酒）与啤酒的量分别少于 50ml、100ml、300ml。

（4）运动指导。定期的体育锻炼可增加能量消耗、降低血压、改善糖代谢等。指导患者根据年龄和血压水平及个人兴趣选择适宜的运动方式，合理安排运动量。建议每周进行 3～5 次、每次 30min 的有氧运动，如步行、慢跑、骑车、游泳和跳舞等。运动强度建议中等强度更有效、更安全。可选用以下方法评价中等强度：①主观感觉。运动中心跳加快、微微出汗、自我感觉有点累。②客观表现。运动中呼吸频率加快、微微喘，可以与人交谈，但是不能唱歌。③步行速度。每分钟 120 步左右。④运动中的心率 =170 一年龄。⑤在休息后约 10min 内，锻炼所引起的呼吸频率增加应明显缓解，心率也恢复到正常或接近正常，否则应考虑运动强度过大。

3. 用药指导

（1）强调长期药物治疗的重要性，降压治疗的目的是使血压达到目标水平，从而降低脑卒中、急性心肌梗死和肾脏疾病等并发症发生和死亡的危险，因此应嘱患者长期服药。

（2）遵医嘱按时按量服药，告知有关降压药的名称、剂量、用法、作用及不良反应，并提供书面材料。

（3）不能擅自突然停药，经治疗血压得到满意控制后，可遵医嘱逐渐减少剂量。如果突然停药，可导致血压突然升高，特别是冠心病患者突然停用 β 受体阻断药可诱发心绞痛、心肌梗死等。

4. 家庭血压监测指导

家庭血压可获取日常生活状态下患者的血压信息，可帮助排除白大衣性高血压，检出隐蔽性高血压，在增强患者诊治的主动参与性、改善患者治疗依从性等方面具有优点。应教会患者和家属正确的家庭血压监测方法，推荐使用合格的上臂式自动血压计自测血压，血压未达标者，建议每天早晚各测量血压 1 次，每次测量 2～3 遍，连续 7d，以后 6d 血压平均值作为医生治疗的参考。血压达标者，建议每周测量 1 次。指导患者掌握测量技术，规范操作，如实记录血压测量结果，随访时提供给医护人员作为治疗参考。

5. 心理指导

应采取各种措施，帮助患者预防和缓解精神压力以及纠正和治疗病态心理，必要时建议患者寻求专业心理辅导或治疗。

6. 定期随访

经治疗后血压达标者，可每 3 个月随访 1 次；血压未达标者，建议每 2～4 周随访 1 次。当出现血压异常波动或有症状，随时就诊。

第九节　扩张型心肌病

一、概念

扩张型心肌病（DCM）是一类以左心室或双心室扩大伴收缩功能障碍为特征的心肌病。临床表现为心脏扩大、心力衰竭、心律失常、血栓栓塞及猝死。我国发病率为 13/10 万～ 84/10 万，是临床心肌病常见的一种类型。

二、护理评估

（一）健康史

重点询问患者病史，了解患者确诊为扩张型心肌病的时间，是否接受过治疗及其疗效与不良反应，是否遵从医嘱治疗，有无提示继发性的线索，以便全面估计患者的病情。如患者病情较重时，应在采取抢救措施的同时向患者家属或陪同者了解相关情况。

（二）临床表现

（1）症状

起病隐匿，早期可无症状。临床主要表现为活动时呼吸困难和运动耐量下降，病情加重可出现夜间阵发性呼吸困难和端坐呼吸等左心衰竭症状，并出现食欲下降、腹胀及下肢水肿等右心衰竭症状。合并心律失常时可表现为心悸、头晕、黑矇甚至猝死。持续顽固低血压往往是 DCM 终末期的表现。发生栓塞时可表现为相应脏器受累的表现。

（2）体征

主要体征为心界扩大，听诊心音减弱，可闻及第三心音或第四心音，心率快时呈奔马律，心尖部闻及收缩期杂音。可见肺循环和体循环淤血的体征。

（三）辅助检查

（1）X 线检查。心影明显增大，心胸比＞ 50%，肺淤血征。

（2）心电图。缺乏诊断特异性。

（3）超声心动图。其是诊断和评估 DCM 常用的检查手段。

（4）其他。心脏磁共振、心肌核素显像、心内膜心肌活检、心导管检查和心血管造影等。

三、常见护理诊断／问题及护理目标

（一）护理诊断

（1）气体交换障碍。与心肌需氧增加和供血供氧有关。

（2）活动无耐力。与心肌受损、并发心律失常或心力衰竭有关。

（3）潜在并发症。心力衰竭、血栓栓塞、心律失常。

（二）护理目标

（1）患者呼吸困难明显改善。

（2）患者遵循活动计划，活动耐力增加。

（3）避免并发症的发生，或尽早发现，及时控制。

四、护理措施

（一）气体交换障碍

（1）休息与体位。患者有明显呼吸困难时应卧床休息，以减轻心脏负荷，利于心功能恢复。对夜间阵发性呼吸困难者，应给予高枕卧位或半卧位，加强夜间巡视。对端坐呼吸者，可使用床上小桌，让患者扶桌休息，必要时双腿下垂。注意患者体位的舒适与安全，可用软枕支托肩、臂、骶尾部、膝部，以避免受压，必要时加用床栏防止坠床。患者应衣着宽松，盖被轻软，以减轻憋闷感。

（2）氧疗。对于有低氧血症者，纠正缺氧对保护心脏功能、减少缺氧性器官功能损害有重要的意义。

（二）活动无耐力

休息与活动。应以卧床休息为主，限制体力活动。向患者解释适当休息可减轻心脏负荷，减少心肌耗氧，有利于心功能的恢复，防止病情加重。待患者症状明显好转后方可逐渐增加活动量，协助患者满足生活需要。保持病室安静、整洁，限制探视，减少不必要的干扰，保证患者充分的休息和睡眠时间。

（三）心力衰竭、血栓栓塞、心律失常

（1）心力衰竭的防治。在疾病早期虽已出现心脏扩大但尚未出现心衰症状的阶段即开始积极的药物干预治疗，要督促患者正确服用 β 受体阻断药、ACEI 或 ARB 等。患者出现心力衰竭临床表现，护理措施参照本章"慢性心力衰竭"的护理。

（2）血栓栓塞的防治。血栓栓塞是 DCM 常见的并发症。对已有心房颤动、已有附壁血

栓形成或有血栓栓塞病史的患者，督促其长期口服华法林抗凝治疗，定期监测血常规、凝血功能等。

（3）心律失常和心脏性猝死的防治。注意心率、心律、心电图变化，密切观察有无严重心律失常，立即配合急救处理。

（四）健康指导

（1）饮食指导。应进食高蛋白、高维生素、清淡易消化饮食，尤其是补充富含维生素C 的食物如新鲜蔬菜、水果，以促进心肌代谢与修复。戒烟酒及刺激性食物。心肌疾病患者一旦发生心力衰竭，应注意低盐饮食。

（2）活动指导。DCM 患者一般按心功能分级进行活动。应避免竞技性运动或剧烈的体力活动，避免情绪激动、持重或屏气用力等，减少晕厥和猝死的危险。有晕厥病史或猝死家族史者应避免独自外出活动，以免发作时无人在场而发生意外。

（3）用药指导。DCM 患者应遵医嘱服用 β 受体阻断药、ACEI 或 ARB 类药物，以减缓心室重构及心肌进一步损伤。说明药物的名称、剂量、用法，教会患者及家属观察药物疗效及不良反应。

（4）病情监测指导。教会患者自测脉率、节律，发现异常或有胸闷、心悸等不适及时就诊。定期门诊复查心电图、超声心动图等。患者有猝死风险者，应教会家属 CPR 技术。

第十节 感染性心内膜炎

一、概念

感染性心内膜炎（IE）为心脏内膜表面的微生物感染,伴赘生物形成。赘生物为大小不等、形状不一的血小板和纤维素团块，内含大量微生物和少量炎症细胞，瓣膜为最常受累部位。根据病程可分为急性和亚急性；根据获得途径可分为社区获得性、医疗相关性（院内感染和非院内感染）和经静脉毒品滥用者；根据瓣膜材质可分为自体瓣膜心内膜炎和人工瓣膜。心内膜炎不常见，年发病率为（3 ～ 10）/10 万人，男女比例 2∶1，近年来感染性心内膜炎的流行病学特点发生了明显变化，风湿性瓣膜病所导致的感染性心内膜炎比例下降，而人工瓣膜、老年退行性变、经静脉吸毒及器械相关性的感染心内膜炎发生率增高。死亡率居高不下，达 16% ～ 25%；合并心力衰竭、脓肿、栓塞或细菌性动脉瘤破裂早期病死率 40% ～ 75%，晚期病死率 20% ～ 25%。

二、护理评估

（一）临床表现

1. 症状

（1）发热是最常见的症状。亚急性者起病隐匿，可有全身不适、乏力、畏食和体重减轻等非特异性症状。可出现弛张性低热，一般不超过 39.2℃，午后和晚上高热，常伴有头痛、背痛和肌肉关节痛。急性者呈暴发性败血症过程，可有高热寒战。

（2）感染的非特异性症状。①贫血：较为常见；②脾大：占 15% ～ 50%。

2. 体征

（1）心脏杂音。80% ～ 85% 患者有病理性杂音，可由基础心脏病和赘生物的形成、脱落以及组织坏死引起心脏瓣膜穿孔或腱索断裂所致。

（2）周围体征。多为非特异性，包括：①瘀点。可出现在任何部位，以锁骨以上皮肤、口腔黏膜和睑结膜多见。②指（趾）甲下线状出血。③在指（趾）垫出现的豌豆大的红或紫色痛性结节。④为视网膜的卵圆形出血斑，中心呈白色。⑤手掌和足底处直径 1 ～ 4mm 的无痛性出血红斑。

（3）动脉栓塞赘生物碎片脱落可导致栓塞，占 20% ～ 40%。可发生于机体的任何部位，常见于脑、心脏、脾、肺、肾、肠系膜和四肢。

（二）辅助检查

（1）血培养。其是最重要的诊断方法，药物敏感试验可为治疗提供依据。

（2）尿液检查。可见镜下血尿和轻度蛋白尿。

（3）血液检查。血常规检查较常见进行性贫血，红细胞沉降率升高。

（4）免疫学检查。80% 患者可出现循环中免疫复合物，病程 6 周以上的亚急性患者中 50% 类风湿因子阳性。

（5）超声心动图。可发现赘生物、瓣周并发症等支持心内膜炎的证据，帮助诊断。经胸超声心动图可检出 50% ～ 75% 的赘生物；经食管超声心动图诊断敏感性为 90% ～ 100%。

（6）其他。胸部 X 线检查、心电图等。

三、常见护理诊断／问题及护理目标

（一）护理诊断

（1）体温过高。与感染有关。

（2）潜在并发症。栓塞。

（二）护理目标

（1）增加舒适感，正确采集血标本。

（2）避免发生栓塞或尽早发现。

四、护理措施

（一）体温过高

（1）发热护理。高热患者卧床休息，病室的温度和湿度适宜。可采用冰袋或温水擦浴等物理降温措施，动态监测体温变化情况，每 4 ～ 6h 测量体温 1 次并准确绘制体温曲线，判断病情进展及治疗效果。出汗较多时可在衣服与皮肤之间垫以柔软毛巾，便于潮湿后及时更换，增加舒适感，并防止因频繁更衣而导致患者受凉。评估患者有无皮肤瘀点、指（趾）甲下线状出血等及消退情况。

（2）正确采集血标本。告知患者及家属为提高血培养结果的准确率，需多次采血，且采血量较多，在必要时甚至需暂停抗生素，以取得理解和配合。对于未经治疗的亚急性患者，应在第 1 天每间隔 1h 采血 1 次，共 3 次。如次日未见细菌生长，重复采血 3 次后，开始抗生素治疗。已用过抗生素者，停药 2 ～ 7d 后采血。急性患者应在入院后 3h 内，每隔 1h 采血 1 次，共取 3 次血标本后，按医嘱开始治疗。本病的菌血症为持续性，无须在体温升高时采血；每次采血 10 ～ 20ml，同时做需氧和厌氧培养，至少应培养 3 周。

（3）饮食护理。给予清淡、高蛋白、高热量、高维生素、易消化的饮食，以补充发热引起的机体消耗。鼓励患者多饮水，做好口腔护理。有心力衰竭征象的患者按心力衰竭患者饮食进行指导。

（4）应用抗生素的护理。遵医嘱应用抗生素治疗，观察药物疗效、可能产生的不良反应，并及时报告医生。告知患者抗生素是治疗本病的关键，病原菌隐藏在赘生物内和内皮下，需坚持大剂量长疗程的抗生素治疗才能杀灭。严格按时间用药，以确保维持有效的血药浓度。注意保护静脉，可使用静脉留置针，避免多次穿刺增加患者痛苦。

（二）栓塞

心脏超声可见巨大赘生物的患者，应绝对卧床休息，防止赘生物脱落。观察患者有无栓塞征象，重点观察瞳孔、意识、肢体活动及皮肤温度等。当患者突然出现胸痛、气急、发绀和咯血等症状，要考虑肺栓塞的可能；出现腰痛、血尿等考虑肾栓塞的可能；当患者出现意识和精神改变、失语、吞咽困难、肢体感觉或运动功能障碍、瞳孔大小不对称，甚至抽搐或昏迷征象时，警惕脑血管栓塞的可能；当出现肢体突发剧烈疼痛、局部皮肤温度下降、动脉搏动减弱或消失要考虑外周动脉栓塞的可能；突发剧烈腹痛，应警惕肠系膜动脉栓塞。出现可疑征象，应及时报告医生并协助处理。

（三）健康指导

（1）疾病预防指导。向患者和家属讲解本病的病因与发病机制、致病菌侵入途径等。嘱患者平时注意防寒保暖，避免感冒，少去公共场所，加强营养，增强机体抵抗力，合理安排休息。指导患者养成良好的口腔卫生习惯和定期牙科检查的习惯。在施行口腔手术如拔牙、扁桃体摘除术，上呼吸道手术或操作，泌尿、生殖、消化道侵入性诊治或其他外科手术治疗前，应说明自己患有心瓣膜病、心内膜炎等病史，以预防性使用抗生素。勿挤压痤疮、疖、痈等感染病灶，减少病原体入侵的机会。

（2）用药指导。告知患者早期、足量应用抗生素是治疗 IE 的关键，应遵医嘱用药，切勿擅自停药，一旦出现不良反应，如恶心呕吐、食欲不振及真菌感染，应及时告知医生。

（3）病情监测指导。教会患者自我监测体温变化，有无栓塞表现，定期门诊随访。

第三章

消化系统疾病护理常规

第一节　慢　性　胃　炎

一、概念

慢性胃炎指各种病因引起的胃黏膜呈非糜烂的炎性改变，幽门螺杆菌感染是最常见的病因。

二、护理评估

（一）症状

上腹痛或不适、食欲不振、饱胀、嗳气、反酸、恶心和呕吐等非特异性的消化不良的表现，症状常与进食或食物种类有关。少数可有少量上消化道出血。

（二）实验室及其他检查

（1）胃镜及胃黏膜活组织检查。其是最可靠的诊断方法。

（2）幽门螺杆菌检测。可通过侵入性（如快速尿素酶测定、组织学检查等）和非侵入性（如 ^{13}C 或 ^{14}C 尿素呼气试验等）方法检测幽门螺杆菌。

（3）血清学检查。自身免疫性胃炎，血清促胃液素水平明显升高；多灶萎缩性胃炎，血清促胃液素水平正常或偏低。

（4）胃液分析。自身免疫性胃炎，胃酸缺乏；多灶萎缩性胃炎，胃酸分泌正常或偏低。

三、常用护理诊断 / 问题及护理目标

（一）护理诊断

（1）疼痛。腹痛与胃黏膜炎性病变有关。

（2）营养失调。与畏食、消化吸收不良等有关。

（3）焦虑。与病情反复、病程迁延有关。

（4）知识缺乏。缺乏有关慢性胃炎病因和预防的知识。

（二）护理目标

鼓励患者对本病及其治疗、护理计划提问，了解患者对疾病病因、治疗及护理的认识，帮助患者寻找并及时去除发病因素，控制病情的进展。

四、护理措施

（一）休息与活动

指导患者急性发作时应卧床休息，并可用转移注意力、做深呼吸等方法来减轻焦虑，缓解疼痛。病情缓解时，进行适当的锻炼，以增强机体抗病力。

（二）热敷

用热水袋热敷胃部，以解除胃痉挛，减轻腹痛。

（三）用药护理

遵医嘱给患者以清除幽门螺杆菌感染治疗时，注意观察药物的疗效及不良反应。

（四）饮食治疗的原则

向患者说明摄取足够营养素的重要性，鼓励患者以少食多餐方式进食，以高热量、高蛋白、高维生素、易消化的饮食为原则。避免摄入过咸、过甜、过辣的刺激性食物。

（五）健康指导

（1）疾病知识指导。向患者及家属介绍本病的有关病因，指导患者避免诱发因素。教育患者保持良好的心理状态，平时生活要有规律，合理安排工作和休息时间，注意劳逸结合，积极配合治疗。

（2）饮食指导。食物应多样化，避免偏食，注意补充多种营养物质；不吃霉变食物；少吃熏制、腌制、富含硝酸盐和亚硝酸盐的食物，多吃新鲜食物；避免过于粗糙、浓烈、辛辣食物及大量长期饮酒、吸烟。

（3）用药指导。根据患者的病因、具体情况进行指导，如避免使用对胃黏膜有刺激的药物，必须使用时应同时服用抑制胃酸分泌药物或胃黏膜保护药；介绍药物的不良反应，如有异常及时复诊，定期门诊复查。

第二节　消化性溃疡

一、概念

消化性溃疡指胃肠道黏膜被自身消化而形成的溃疡，可发生于食管、胃、十二指肠、胃 – 空肠吻合口附近以及含有胃黏膜的 Meckel 憩室。胃溃疡（GU）和十二指肠溃疡（DU）最为常见。

二、护理评估

（一）症状

（1）腹痛。上腹部疼痛是本病的主要症状，可为钝痛、灼痛、胀痛甚至剧痛，或呈饥饿样不适感。疼痛部位多位于上腹中部、偏右或偏左。多数患者疼痛有典型的节律，DU 表现为空腹痛，即餐后 2～4h 或（及）午夜痛，进食或服用抗酸剂后可缓解；GU 的疼痛多在餐后 1h 内出现，经 1～2h 后逐渐缓解，至下餐进食后再次出现疼痛，午夜痛也可发生，但较 DU 少见。部分患者无上述典型疼痛，而仅表现为无规律性的上腹隐痛不适。也可因并发症而发生疼痛性质及节律的改变。

（2）其他。消化性溃疡除上腹疼痛外，尚可有反酸、嗳气、恶心、呕吐、食欲减退等消化不良症状，也可有失眠、多汗、脉缓等自主神经功能失调表现。

（二）实验室及其他检查

（1）胃镜和胃黏膜活组织检查。其是确诊消化性溃疡的首选检查方法，其目的在于：①确定有无病变、部位及分期；②鉴别良恶性；③治疗效果的评价；④对合并出血者给予止血治疗。

（2）X 线钡餐检查。适用于对胃镜检查有禁忌或不愿接受胃镜检查者。溃疡的 X 线直接征象是龛影，对溃疡诊断有确诊价值。

（3）幽门螺杆菌检测。其是消化性溃疡的常规检测项目。

（4）粪便隐血试验。试验阳性提示溃疡有活动，如 GU 患者持续阳性，应怀疑有癌变的可能。

三、常用护理诊断 / 问题及护理目标

（一）护理诊断

（1）疼痛。腹痛与胃酸刺激溃疡面，引起化学性炎症反应有关。

（2）营养失调。与疼痛致摄入量减少及消化吸收障碍有关。

（3）焦虑。与疾病反复发作、病程迁延有关。

（4）知识缺乏。缺乏有关消化性溃疡病因及预防的知识。

（5）潜在并发症。上消化道大量出血、穿孔、幽门梗阻、癌变。

（二）护理目标

（1）患者能描述引起疼痛的因素。

（2）能应用缓解疼痛的方法和技巧，疼痛减轻或消失。

（3）能建立合理的饮食习惯和结构。

四、护理措施

（一）帮助患者认识和去除病因

（二）指导缓解疼痛

注意观察及详细了解患者疼痛的规律和特点，并按其疼痛特点指导缓解疼痛的方法。如 DU 表现为空腹痛或夜间痛，指导患者在疼痛前或疼痛时进食碱性食物（如苏打饼干等），或服用制酸剂。也可采用局部热敷或针灸止痛。

（三）休息与活动

溃疡活动期且症状较重者，嘱其卧床休息几天至 1～2 周，可使疼痛等症状缓解，病情较轻者则应鼓励其适当活动，以分散注意力。

（四）用药护理

根据医嘱给予药物治疗，并注意观察药效及不良反应。

（1）质子泵抑制剂。奥美拉唑可引起头晕，特别是用药初期，应嘱患者用药期间避免开车或做其他必须高度集中注意力的工作。

（2）H_2 受体拮抗药。药物应在餐中或餐后即刻服用，也可把 1d 的剂量在睡前服用。若需同时服用抗酸药，两药应间隔 1h 以上。

（3）弱碱性抗酸剂。如氢氧化铝凝胶等，应在饭后 1h 或睡前服用。服用片剂时应嚼

服，乳剂给药前应充分摇匀。抗酸药应避免与奶制品同时服用，因两者相互作用可形成络合物。酸性的食物及饮料不宜与抗酸药同服。

（五）进餐方式

指导患者有规律地定时进食，以维持正常消化活动的节律。饮食不宜过饱，进餐时注意细嚼慢咽，避免急食。

（六）食物选择

选择营养丰富、易消化的食物。

（七）营养监测

监督患者采取合理的饮食方式和结构，定期测量体重、监测血清蛋白和血红蛋白等营养指标。

（八）健康指导

（1）疾病知识指导。向患者及家属讲解引起和加重溃疡病的相关因素。指导患者保持乐观情绪，规律生活，避免过度紧张与劳累，选择合适的锻炼方式，提高机体抵抗力。指导患者建立合理的饮食习惯和结构，戒除烟酒，避免摄入刺激性食物。

（2）用药指导。教育患者遵医嘱正确服药，学会观察药效及不良反应，不随便停药或减量，防止溃疡复发。指导患者慎用或勿用致溃疡药物，如阿司匹林、咖啡因、泼尼松等。定期复诊。若上腹疼痛节律发生变化或加剧，或者出现呕血、黑便时，应立即就医。

第三节　溃疡性结肠炎

一、概念

溃疡性结肠炎病变主要限于大肠的黏膜与黏膜下层。临床表现为腹泻、黏液脓血便和腹痛，病情轻重不一，呈反复发作的慢性病程。本病可发生在任何年龄，多见于 20～40 岁，亦可见于儿童或老年。男女发病率无明显差别。

二、护理评估

（一）症状

1. 消化系统表现

主要表现为反复发作的腹泻、黏液脓血便与腹痛。

（1）腹泻和黏液脓血便。见于绝大多数患者，腹泻主要与炎症导致大肠黏膜对水钠吸收障碍以及结肠运动功能失常有关。

（2）腹痛。轻者或缓解期患者多无腹痛或仅有腹部不适，活动期有轻或中度腹痛，为左下腹或下腹的阵痛，亦可涉及全腹。有疼痛—便意—便后缓解的规律，多伴有里急后重，为直肠炎症刺激所致。若并发中毒性巨结肠或腹膜炎，则腹痛持续且剧烈。

（3）其他症状。可有腹胀、食欲不振、恶心、呕吐等。

2. 全身表现

中、重度患者活动期有低热或中等度发热，高热多提示有并发症或急性暴发型。重症患者可出现衰弱、消瘦、贫血、低清蛋白血症、水和电解质平衡紊乱等表现。

3. 肠外表现

包括口腔黏膜溃疡、结节性红斑、外周关节炎、坏疽性脓皮病、虹膜睫状体炎等。

（二）实验室及其他检查

（1）血液检查。可有红细胞和血红蛋白减少。活动期白细胞计数增高。红细胞沉降率增快和 C 反应蛋白增高是活动期的标志。重症患者可有血清蛋白下降。

（2）粪便检查。粪便肉眼观常有黏液脓血，显微镜检见红细胞和脓细胞，急性发作期可见巨噬细胞。粪便病原学检查有助于排除感染性结肠炎，是本病诊断的一个重要步骤。

（3）自身抗体检测。血中外周型抗中性粒细胞胞浆抗体和抗酿酒酵母抗体分别为 UC 和 CD 的相对特异性抗体，这两种抗体的检测有助于 UC 和 CD 的诊断和鉴别诊断。

（4）结肠镜检查。其是本病诊断的重要手段之一，检查时，应尽可能观察全结肠及末段回肠，确定病变范围，必要时取活检。

（5）X 线钡剂灌肠检查。重度或暴发型一般不宜做此检查，以免加重病情或诱发中毒性巨结肠。

三、常用护理诊断 / 问题及护理目标

（一）护理诊断

（1）腹泻。与炎症导致肠黏膜对水钠吸收障碍以及结肠运动功能失常有关。

（2）疼痛。腹痛与肠道炎症、溃疡有关。

（3）营养失调。与长期腹泻及吸收障碍有关。

（4）有体液不足的危险。与肠道炎症致长期频繁腹泻有关。

（5）潜在并发症。中毒性巨结肠、直肠结肠癌变、大出血、肠梗阻。

（6）焦虑。与病情反复、迁延不愈有关。

（二）护理目标

控制急性发作，缓解病情，减少复发，防止并发症。

四、护理措施

（一）病情观察

观察患者腹泻的次数、性质，腹泻伴随症状，如发热、腹痛等，监测粪便检查结果。

（二）用药护理

遵医嘱给予柳氮磺胺吡啶（SASP）、糖皮质激素、免疫抑制剂等治疗，以控制病情，使腹痛缓解。注意药物的疗效及不良反应。

（三）病情监测

严密观察腹痛的性质、部位以及生命体征的变化，以了解病情的进展情况。如腹痛性质突然改变，应注意是否发生大出血、肠梗阻、中毒性巨结肠、肠穿孔等并发症。

（四）饮食护理

指导患者食用质软、易消化、少纤维素又富含营养、有足够热量的食物，以利于吸收、减轻对肠黏膜的刺激并供给足够的热量，以维持机体代谢的需要。避免食用冷饮、水果、多纤维的蔬菜及其他刺激性食物，忌食牛乳和乳制品。急性发作期患者，应进流质或半流质饮食，病情严重者应禁食，按医嘱给予静脉高营养，以改善全身状况。应注意给患者提供良好的进餐环境，避免不良刺激，以增进患者食欲。

（五）营养监测

观察患者进食情况，定期测量患者的体重，监测血红蛋白、血清电解质和清蛋白的变

化，了解营养状况的变化。

（六）健康指导

（1）疾病知识指导。在急性发作期或病情严重时均应卧床休息，缓解期适当休息，注意劳逸结合。急性活动期可给予流质或半流饮食，病情好转后改为富营养、易消化的少渣饮食，调味不宜过于辛辣。注重饮食卫生，避免肠道感染性疾病。不宜长期饮酒。

（2）用药指导。嘱患者坚持治疗，不要随意更换药物或停药。教会患者识别药物的不良反应，出现异常情况如疲乏、头痛、发热、手脚发麻、排尿不畅等症状要及时就诊，以免耽误病情。反复病情活动者，应有终身服药的心理准备。

第四节　肝　硬　化

一、概念

肝硬化是一种由不同病因引起的慢性进行性弥散性肝病。病理特点为广泛的肝细胞变性坏死、再生结节形成、纤维组织增生，正常肝小叶结构破坏和假小叶形成。

二、护理评估

（一）症状

1. 代偿期肝硬化

早期无症状或症状轻，以乏力、食欲不振、低热为主要表现，可伴有腹胀、恶心、厌油腻、上腹隐痛及腹泻等。

2. 失代偿期肝硬化

主要为肝功能减退和门静脉高压所致的全身多系统症状和体征。

（1）肝功能减退的临床表现。①全身症状和体征。一般状况较差，疲倦、乏力、精神不振；营养状况较差，消瘦、面色灰暗黝黑（肝病面容）、皮肤巩膜黄染、皮肤干枯粗糙、水肿、舌炎、口角炎等。②消化系统症状。食欲减退为最常见症状，进食后上腹饱胀，有时伴恶心、呕吐，稍进油腻肉食易引起腹泻。③出血和贫血。由于肝合成凝血因子减少、脾功能亢进和毛细血管脆性增加，导致凝血功能障碍，常出现鼻出血、牙龈出血、皮肤紫癜和胃肠出血等，女性常有月经过多。④内分泌失调。

（2）门静脉高压的临床表现。脾大、侧支循环的建立和开放、腹腔积液。

（二）实验室及其他检查

（1）常规检查。血常规、尿液检查、肝功能试验、免疫功能检查、腹腔积液检查。

（2）影像学检查。X线钡餐检查示食管静脉曲张者钡剂在黏膜上分布不均，显示虫蚀样或蚯蚓状充盈缺损，纵行黏膜皱襞增宽。

（3）内镜检查。上消化道内镜检查、腹腔镜检查。

（4）B超引导下肝穿刺活组织检查。可作为代偿期肝硬化诊断的金标准。

三、常用护理诊断／问题及护理目标

（一）护理诊断

（1）营养失调。与肝功能减退、门静脉高压引起食欲减退、消化和吸收障碍有关。

（2）体液过多。与肝功能减退、门静脉高压引起水钠潴留有关。

（3）潜在并发症。上消化道出血、肝性脑病。

（4）有皮肤完整性受损的危险。与营养不良、水肿、皮肤干燥、瘙痒、长期卧床有关。

（5）有感染的危险。与机体抵抗力低下、门腔静脉侧支循环开放等因素有关。

（二）护理目标

（1）患者能描述营养不良的原因，遵循饮食计划，保证各种营养物质的摄入。

（2）能叙述腹腔积液和水肿的主要原因，腹腔积液和水肿有所减轻，身体舒适感增加。

四、护理措施

（一）饮食护理

高热量、高蛋白质、高维生素、易消化饮食，严禁饮酒，适当摄入脂肪，动物脂肪不宜过多摄入，并根据病情变化及时调整。必要时遵医嘱给予静脉补充营养，如高渗葡萄糖液、复方氨基酸、白蛋白或新鲜血。

（二）体位

多卧床休息，抬高下肢，以减轻水肿。大量腹腔积液者卧床时可取半卧位，有利于呼吸运动，减轻呼吸困难和心悸。

（三）限制钠和水的摄入

（四）用药护理

使用利尿药时应特别注意维持水电解质和酸碱平衡。利尿速度不宜过快，每天体重减轻一般不超过 0.5kg，有下肢水肿者每天体重减轻不超过 1kg。

（五）腹腔穿刺放腹腔积液的护理

术前说明注意事项，测量体重、腹围、生命体征，排空膀胱以免误伤；术中及术后监测生命体征，观察有无不适反应；术毕用无菌敷料覆盖穿刺部位，如有溢液可用吸收性明胶海绵处置；术毕缚紧腹带，以免腹内压骤然下降；记录抽出腹腔积液的量、性质和颜色，腹腔积液培养接种应在床旁进行，每个培养瓶至少接种 10ml 腹腔积液，标本及时送检。

（六）病情观察

观察腹腔积液和下肢水肿的消长，准确记录出入量，测量腹围、体重，并教会患者正确的测量和记录方法。

（七）健康指导

1. 疾病知识指导

（1）心理调适。患者应十分注意情绪的调节和稳定，在安排好治疗、身体调理的同时，勿过多考虑病情，遇事豁达开朗，树立治病信心，保持愉快心情。

（2）饮食调理。切实遵循饮食治疗原则和计划。

（3）预防感染。注意保暖和个人卫生。

2. 活动与休息指导

肝硬化代偿期患者无明显的精神、体力减退，可参加少量工作，避免过度疲劳；失代偿期患者以卧床休息为主，但过多的躺卧易引起消化不良、情绪不佳，故应视病情适量活动，活动量以不加重疲劳感和其他症状为度。指导患者睡眠应充足，生活起居有规律。

3. 皮肤护理指导

患者因皮肤干燥、水肿、黄疸时出现皮肤瘙痒，以及长期卧床等因素，易发生皮肤破损和继发感染。沐浴时应注意避免水温过高，或使用有刺激性的皂类和沐浴液，沐浴后可使用性质柔和的润肤品；皮肤瘙痒者给予止痒处理，嘱患者勿用手抓搔，以免皮肤破损。

4. 用药指导与病情监测

按医师处方用药，加用药物需征得医师同意，以免服药不当而加重肝脏负担和肝功能损害。护士应向患者详细介绍所用药物的名称、剂量、给药时间和方法，教会其观察药物疗效和不良反应。

5. 照顾者指导

指导家属理解和关心患者，给予精神支持和生活照顾。细心观察、及早识别病情变化，例如当患者出现性格、行为改变等可能为肝性脑病的前驱症状时，或消化道出血等其他并发症时，应及时就诊。

第五节　肝性脑病

一、概念

肝性脑病（HE）指严重肝病引起的、以代谢紊乱为基础的中枢神经系统功能失调的综合征，轻者临床表现仅为轻微智力损害，严重者可表现为意识障碍、行为失常和昏迷。

二、护理评估

（一）症状

0 期（潜伏期）：又称轻微肝性脑病，患者仅在进行心理或智力测试时表现出轻微异常，无性格、行为异常，无神经系统病理征，脑电图正常。

1 期（前驱期）：焦虑、欣快激动、淡漠、睡眠倒错、健忘等轻度精神异常，可有扑翼样震颤，即嘱患者两臂平伸，肘关节固定，手掌向背侧伸展，手指分开时，可见到手向外侧偏斜，掌指关节、腕关节，甚至肘与肩关节急促而不规则地扑击样抖动。此期临床表现不明显，脑电图多数正常，易被忽视。

2 期（昏迷前期）：嗜睡、行为异常（如衣冠不整或随地大小便）、言语不清、书写障碍及定向力障碍。有腱反射亢进、肌张力增高、踝阵挛及 Babinski 征阳性等神经体征。此期扑翼样震颤存在，脑电图有特异性异常。

3 期（昏睡期）：昏睡，但可以唤醒，醒时尚可应答，但常有意识不清和幻觉。各种神经体征持续存在或加重，肌张力增高，四肢被动运动常有抵抗力，锥体束征阳性。扑翼样震颤仍可引出，脑电图明显异常。

4 期（昏迷期）：昏迷，不能唤醒。浅昏迷时，对疼痛等强刺激尚有反应，腱反射和肌张力亢进；深昏迷时，各种腱反射消失，肌张力降低。由于患者不能合作，扑翼样震颤无法引出，脑电图明显异常。

（二）实验室及其他检查

（1）血氨。正常人空腹静脉血氨为 6 ~ 35μmol/L，动脉血氨含量为静脉血的 0.5 ~ 2 倍。

（2）脑电图。

（3）心理智能测验。主要用于轻微肝性脑病的筛查。

（4）影像学检查。行头部 CT 或 MRI 检查。

三、常用护理诊断 / 问题及护理目标

（一）护理诊断

（1）意识障碍。与血氨增高、干扰脑细胞能量代谢和神经传导有关。

（2）营养失调。与肝功能减退、消化吸收障碍、限制蛋白摄入有关。

（3）活动无耐力。与肝功能减退、营养摄入不足有关。

（4）有感染的危险。与长期卧床、营养失调、抵抗力低下有关。

（二）护理目标

及早识别及去除肝性脑病发作的诱因，减少肠内氮源性毒物的生成与吸收，促进体内氨的代谢，调节神经递质，积极治疗并发症。

四、护理措施

（一）病情观察

密切注意肝性脑病的早期征象，如患者有无冷漠或欣快，理解力和近期记忆力减退，行为异常（哭泣、叫喊、当众便溺），以及扑翼样震颤。观察患者思维及认知的改变，可通过刺激或定期唤醒等方法评估患者意识障碍的程度。监测并记录患者血压、脉搏、呼吸、体温及瞳孔变化，定期复查血氨、肝功能、肾功能、电解质，若有异常应及时协助医生进行处理。

（二）去除和避免诱发因素

应协助医生迅速去除本次发病的诱发因素，并注意避免其他诱发因素。

（1）清除胃肠道内积血，减少氨的吸收。上消化道出血为最常见的诱因，可用生理盐

水或弱酸性溶液灌肠，忌用肥皂水。

（2）避免快速利尿和大量放腹腔积液，以防止有效循环血量减少、大量蛋白质丢失及低钾血症，从而加重病情。可在放腹腔积液的同时补充血浆白蛋白。

（3）避免应用催眠镇静药、麻醉药等。当患者狂躁不安或有抽搐时，禁用吗啡、水合氯醛、哌替啶及速效巴比妥类，必要时遵医嘱减量使用地西泮、东莨菪碱，并减少给药次数。

（4）防止及控制感染，失代偿期肝硬化患者容易并发感染。特别是有大量腹腔积液或曲张静脉出血者。发生感染时，应遵医嘱及时、准确地应用抗生素，以有效控制感染。

（5）保持排便通畅，防止便秘。便秘使含氨、胺类和其他有毒物质的粪便与结肠黏膜接触时间延长，促进毒物的吸收。

（三）生活护理

尽量安排专人护理，患者以卧床休息为主，以利于肝细胞再生，减轻肝脏负担。

（四）心理护理

针对患者的不同心理问题，给予耐心的解释和劝导，尊重患者的人格，解除其顾虑及不安情绪，取得信任及合作，鼓励其增强战胜疾病的信心。并向家属讲解病情发展经过，共同参与患者的护理。

（五）用药护理

（1）长期服用新霉素的患者中少数可出现听力或肾损害，故服用新霉素不宜超过1个月，用药期间应监测听力和肾功能。

（2）乳果糖因在肠内产气较多，可引起腹胀、腹绞痛、恶心、呕吐及电解质紊乱等，应从小剂量开始。

（3）应用谷氨酸钾和谷氨酸钠时，谷氨酸钾、钠比例应根据血清钾、钠浓度和病情而定。患者尿少时少用钾剂，明显腹腔积液和水肿时慎用钠剂。谷氨酸盐为碱性，使用前可先注射 3～5g 维生素 C，碱血症者不宜使用。

（4）大量输注葡萄糖的过程中，必须警惕低钾血症、心力衰竭。

（六）昏迷患者的护理

（1）患者取仰卧位，头略偏向一侧以防舌后坠阻塞呼吸道。

（2）保持呼吸道通畅，深昏迷患者应做气管切开以排痰，保证氧气的供给。

（3）做好基础护理，保持床褥干燥、平整，定时协助患者翻身，按摩受压部位，防止压疮。对眼睑闭合不全、角膜外露的患者可用生理盐水纱布覆盖眼部。

（4）尿潴留患者给予留置导尿，并详细记录尿量、颜色、气味。

（5）给患者做肢体的被动运动，防止静脉血栓形成及肌肉萎缩。

（七）给予高热量饮食

（八）健康指导

（1）疾病知识指导。向患者和家属介绍肝脏疾病和肝性脑病的有关知识，指导其认识肝性脑病的各种诱发因素，要求患者自觉避免诱发因素，如戒烟酒，避免各种感染，保持排便通畅等。

（2）用药指导。指导患者严格按医嘱规定的剂量、用法服药，了解药物的主要不良反应，避免有损肝脏的药物。定期随访。

（3）照顾者指导。指导家属给予患者精神支持和生活照顾，帮助患者树立战胜疾病的信心。使患者家属了解肝性脑病的早期征象，指导家属学会观察患者的思维、性格、行为及睡眠等方面的改变，以便及时发现病情变化，及早治疗。

第六节　急性胰腺炎

一、概念

急性胰腺炎（AP）指多种病因使胰酶在胰腺内被激活引起胰腺组织自身消化，从而导致水肿、出血甚至坏死的炎症反应。临床主要表现为急性上腹痛、恶心、呕吐、发热、血和尿淀粉酶或脂肪酶增高，重症常继发感染、腹膜炎和休克等多种并发症。

二、护理评估

（一）症状

（1）腹痛。为本病的主要表现和首发症状，常在暴饮暴食或酗酒后突然发生。疼痛剧烈而持续，呈钝痛、钻痛、绞痛或刀割样痛，可有阵发性加剧。腹痛常位于左上腹，向腰背部呈带状放射，取弯腰抱膝位可减轻疼痛，一般胃肠解痉药无效。

（2）恶心、呕吐及腹胀。起病后多出现恶心、呕吐，有时颇频繁，呕吐物为胃内容物，重者可混有胆汁，甚至血液，呕吐后无舒适感。常同时伴有腹胀，甚至出现麻痹性肠梗阻。

（3）发热。多数患者有中度以上发热，一般持续 3～5d。若持续发热 1 周以上并伴有白细胞升高，应考虑有胰腺脓肿或胆道炎症等继发感染。

（4）低血压或休克。患者烦躁不安，皮肤苍白、湿冷等；极少数患者可突然出现休克，甚至发生猝死。其主要原因为有效循环血容量不足、胰腺坏死释放心肌抑制因子致心肌收缩不良、并发感染和消化道出血等。

（5）水、电解质及酸碱平衡紊乱。多有轻重不等的脱水，呕吐频繁者可有代谢性碱中毒。重症者可有显著脱水和代谢性酸中毒，伴血钾、血镁、血钙降低，部分可有血糖增高，偶可发生糖尿病酮症酸中毒或高渗昏迷。

（二）实验室及其他检查

（1）白细胞计数。多有白细胞增多及中性粒细胞核左移。

（2）淀粉酶测定。血清淀粉酶一般在起病后 2 ～ 12h 开始升高，48h 后开始下降，持续 3 ～ 5d。血清淀粉酶超过正常值 3 倍即可诊断本病。

（3）血清脂肪酶测定。血清脂肪酶常在病后 24 ～ 72h 开始升高，持续 7 ～ 10d，对病后就诊较晚的急性胰腺炎患者有诊断价值，且特异性也较高。

（4）C 反应蛋白（CRP）。CRP 是组织损伤和炎症的非特异性标志物，有助于评估与监测急性胰腺炎的严重性，在胰腺坏死时 CRP 明显升高。

（5）影像学检查。腹部 X 线可见"哨兵炎"和"结肠切割征"，为胰腺炎的间接指征。

三、常用护理诊断 / 问题及护理目标

（一）护理诊断

（1）疼痛。腹痛与胰腺及其周围组织炎症、水肿或出血坏死有关。

（2）潜在并发症。低血容量性休克、急性肾损伤、ARDS。

（3）体温过高。与胰腺炎症有关。

（4）知识缺乏。缺乏有关本病病因和预防的知识。

（二）护理目标

鼓励患者对本病及其治疗、护理计划提问，了解患者对疾病病因、治疗及护理的认识，帮助患者寻找并及时去除发病因素，控制病情的进展。

四、护理措施

（一）休息与体位

患者应绝对卧床休息，减轻胰腺的负担，促进组织修复。腹痛时协助患者取弯腰、前

倾坐位或屈膝侧卧位，以缓解疼痛。

（二）饮食护理

（1）禁食和胃肠减压。轻症急性胰腺炎经过 3～5d 禁食和胃肠减压，当疼痛减轻、发热消退，即可先给予少量无脂流质。

（2）加强营养支持。及时补充水分及电解质，保证有效血容量。

（3）鼻空肠管肠内营养。若患者禁食、禁饮在 1 周以上，可以考虑在 X 线引导下经鼻腔置空肠营养管，实施肠内营养。

（三）用药护理

注意监测用药前、后患者疼痛有无减轻，疼痛的性质和特点有无改变。禁用吗啡，以防引起 Oddi 括约肌痉挛，加重病情。

（四）健康指导

（1）疾病知识指导。向患者讲解本病的主要诱发因素、预后及并发症知识。教育患者积极治疗胆道疾病，避免此病的复发。如出现腹痛、腹胀、恶心等表现时，及时就诊。

（2）饮食指导。指导患者掌握饮食卫生知识，平时养成规律进食习惯，避免暴饮暴食。

第七节　上消化道出血

一、概念

上消化道出血指屈氏韧带以上的消化道，包括食管、胃、十二指肠和胰、胆等病变引起的出血，以及胃空肠吻合术后的空肠病变出血。

二、护理评估

（一）症状

（1）呕血与黑便。其是上消化道出血的特征性表现。

（2）失血性周围循环衰竭。患者可出现头昏、心悸、乏力、出汗、口渴、晕厥等一系列组织缺血的表现。

（3）贫血及血象变化。出血早期血红蛋白浓度、红细胞计数与血细胞比容的变化可能不明显，出血 24h 内网织红细胞即见增高，出血停止后逐渐降至正常，如出血不止则可持续升高。

（4）氮质血症。可分为肠源性、肾前性和肾性氮质血症。

（5）发热。大量出血后，多数患者在24h内出现发热，一般不超过38.5℃，可持续3～5d。

（二）实验室及其他检查

（1）实验室检查。测定红细胞、白细胞和血小板计数，血红蛋白浓度、血细胞比容、肝功能、肾功能、大便隐血等，有助于估计失血量及动态观察有无活动性出血，判断治疗效果及协助病因诊断。

（2）内镜检查。其是上消化道出血定位、定性诊断的首选检查方法。出血后24～48h行急诊内镜（emergency endoscopy）检查，可以直接观察病灶的情况，有无活动性出血或评估再出血的危险性，明确出血的病因，同时对出血灶进行止血治疗。

（3）X线钡餐造影检查。对明确病因亦有价值。

（4）其他检查。放射性核素扫描、选择性动脉造影。

三、常用护理诊断/问题及护理目标

（一）护理诊断

（1）潜在并发症。血容量不足。

（2）活动无耐力。与失血性周围循环衰竭有关。

（3）恐惧。与生命或健康受到威胁有关。

（4）知识缺乏。缺乏有关引起上消化道出血的疾病及其防治的知识。

（二）护理目标

及早识别出血征象，严密观察周围循环状况的变化，迅速准确地抢救治疗和护理，挽救患者的生命。

四、护理措施

（一）体位与保持呼吸道通畅

大出血时患者取平卧位并将下肢略抬高，以保证脑部供血。呕吐时头偏向一侧，防止窒息或误吸；必要时用负压吸引器清除气道内的分泌物、血液或呕吐物，保持呼吸道通畅。给予吸氧。

（二）治疗护理

立即建立静脉通道。配合医生迅速、准确地实施输血、输液、各种止血治疗及用药等抢救措施，并观察治疗效果及不良反应。

（三）饮食护理

急性大出血伴恶心、呕吐者应禁食。少量出血无呕吐者，可进温凉、清淡流质，出血停止后改为营养丰富、易消化、无刺激性半流质、软食，少量多餐，逐步过渡到正常饮食。

（四）心理护理

观察患者有无紧张、恐惧或悲观、沮丧等心理反应，特别是慢性病或全身性疾病致反复出血者，有无对治疗失去信心、不合作。解释安静休息有利于止血，关心、安慰患者。抢救工作应迅速而不忙乱，以减轻患者的紧张情绪。经常巡视，大出血时陪伴患者，使其有安全感。呕血或解黑便后及时清除血迹、污物，以减少对患者的不良刺激。解释各项检查、治疗措施，听取并解答患者或家属的提问，以减轻他们的疑虑。

（五）病情监测

1. 监测指标

（1）生命体征。有无心率加快、心律失常、脉搏细弱、血压降低、脉压变小、呼吸困难、体温不升或发热，必要时进行心电监护。

（2）精神和意识状态。有无精神疲倦、烦躁不安、嗜睡、表情淡漠、意识不清甚至昏迷。

（3）观察皮肤和甲床色泽，肢体温暖或是湿冷，周围静脉特别是颈静脉充盈情况。

（4）准确记录出入量，疑有休克时留置导尿管，测每小时尿量，应保持尿量＞30ml/h。

（5）观察呕吐物和粪便的性质、颜色及量。

（6）定期复查血红蛋白浓度、红细胞计数、血细胞比容、网织红细胞计数、血尿素氮、大便隐血，以了解贫血程度、出血是否停止。

（7）监测血清电解质和血气分析的变化。急性大出血时，经由呕吐物、鼻胃管抽吸和腹泻，可丢失大量水分和电解质，应注意维持水电解质、酸碱平衡。

2. 周围循环状况的观察

周围循环衰竭的临床表现对估计出血量有重要价值，关键是动态观察患者的心率、血压。

3. 出血量的估计

详细询问呕血和（或）黑便的发生时间、次数、量及性状，以便估计出血量和速度。

（1）大便隐血试验阳性提示每天出血量＞5ml。

（2）出现黑便表明每天出血量在50～100ml以上，一次出血后黑便持续时间取决于患者排便次数，如每天排便1次，粪便色泽约在3d后恢复正常。

（3）胃内积血量达250～300ml时，可引起呕血。

（4）一次出血量在400ml以下时，可因组织液与脾贮血补充血容量而不出现全身症状。

（5）出血量超过400～500ml，可出现头晕、心悸、乏力等症状。

（6）出血量超过1 000ml，临床即出现急性周围循环衰竭的表现，严重者引起失血性休克。

4.继续或再次出血的判断

观察中出现下列迹象，提示有活动性出血或再次出血。

（1）反复呕血，甚至呕吐物由咖啡色转为鲜红色。

（2）黑便次数增多且粪质稀薄，色泽转为暗红色，伴肠鸣音亢进。

（3）周围循环衰竭的表现经充分补液、输血而改善不明显，或好转后又恶化，血压波动，中心静脉压不稳定。

（4）血红蛋白浓度、红细胞计数、血细胞比容持续下降，网织红细胞计数持续增高。

（5）在补液足够、尿量正常情况下，血尿素氮持续或再次增高。

（6）门静脉高压的患者原有脾大，在出血后常暂时缩小，如不见脾恢复肿大亦提示出血未止。

5.患者原发病的病情观察

例如肝硬化并发上消化道大出血的患者，应注意观察有无并发感染、黄疸加重、肝性脑病等。

（六）休息与活动

少量出血者应卧床休息。大出血者绝对卧床休息，病情稳定后，逐渐增加活动量。

（七）安全护理

轻症患者可起身稍事活动，可上厕所大小便。但应注意有活动性出血时，患者常因有便意而至厕所，在排便时或便后起立时晕厥。指导患者坐起、站起时动作缓慢；出现头晕、心慌、出汗时立即卧床休息并告知护士；必要时由护士陪同如厕或暂时改为在床上排泄。重症患者应多巡视，用床栏加以保护。

（八）生活护理

限制活动期间，协助患者完成个人日常生活活动，例如进食、口腔清洁、皮肤清洁、排泄。卧床者特别是老年人和重症患者注意预防压疮。呕吐后及时漱口。排便次数多者注意肛周皮肤清洁和保护。

（九）健康指导

1. 疾病预防指导

（1）注意饮食卫生和饮食的规律。

（2）生活起居有规律，劳逸结合，保持乐观情绪，保证身心休息。避免长期精神紧张、过度劳累。

（3）在医生指导下用药，以免用药不当。

2. 疾病知识指导

帮助患者和家属掌握自我护理的有关知识，减少再度出血的危险。

3. 病情监测指导

患者及家属应学会早期识别出血征象及应急措施：出现头晕、心悸等不适，或呕血、黑便时，立即卧床休息，保持安静，减少身体活动；呕吐时取侧卧位以免误吸；立即送医院治疗。慢性病患者定期门诊随访。

第八节 食 管 癌

一、概念

食管癌是发生在食管上皮组织的恶性肿瘤，典型的症状为进行性吞咽困难。

二、护理评估

（一）症状

监测生命体征，排便情况；注意有无吞咽困难、食物反流、胸骨后或背部疼痛、呕血、黑便、声音嘶哑等症状。

（二）实验室及其他检查

（1）X 线钡餐造影。食管、胃钡餐造影 X 线透视或摄片是诊断食管癌和食管 – 胃交界处肿瘤最常用的方法。

（2）CT。可以用来评价肿瘤生长情况，对于纵隔或腹腔淋巴结转移有优越性。

（3）食管脱落细胞学检查。

（4）内镜检查。对食管癌的诊断非常重要，可以了解肿瘤部位大小以及阻塞情况。

三、常用护理诊断 / 问题及护理目标

（一）护理诊断

（1）吞咽困难。与进食梗阻有关。

（2）潜在并发。吻合口瘘。

（二）护理目标

减轻患者焦虑，纠正水电解质平衡，使患者营养得到改善，提高生活质量。

四、护理措施

（1）执行肿瘤疾病一般护理常规和化疗一般护理常规。

（2）休息与活动。给予舒适体位，保证患者得到充足的休息，避免跌倒、摔伤。

（3）饮食护理。出现哽噎感时，不要强行吞咽；食道炎进食疼痛者应给予止痛，进食少渣、无刺激流质，少量多餐；对于完全不能进食的患者，应采取静脉营养治疗，以维持患者机体的需要。

（4）用药护理。根据医嘱按时、准确给药。强刺激药物宜深静脉给药，外周静脉输注过程中发生外渗及时处理。输注过程中注意控制速度，并严密观察用药反应。观察患者化疗毒副反应及并发症，并汇报医生及时处理。

（5）对症处理。①消瘦患者注意观察皮肤状况，预防压疮发生。②疼痛的护理。常为胸骨后或背部疼痛，了解患者睡眠情况，如果疼痛影响睡眠，遵医嘱应用止痛药物，并做好用药指导，观察药物效果及副作用。

（6）预防并发症。①放射性食管炎。表现为吞咽疼痛，严重者可出现胸部剧痛、发热、呛咳、呕血，向患者解释这些只是暂时症状，必要时给予黏膜保护剂，做好患者心理护理，鼓励进食，不能进食者给予静脉营养支持。②放射性肺炎。患者可能出现刺激性咳嗽、胸闷等，保持呼吸道通畅，必要时予以低流量吸氧，指导其卧床休息，多饮水，保暖。③食

管穿孔。禁食、水，协助翻身拍背，保持呼吸道通畅，配合医生给予抗炎支持治疗。④消化道大出血。予绝对卧床，侧卧位或半坐卧位，防止误吸，禁食、禁水。迅速建立静脉通道，尽快补充血容量。

（7）心理护理。根据患者的社会背景、个性，对患者提供个体化心理支持，并给予心理疏导和安慰，向患者及家属介绍有关食管癌的放疗知识，可能出现的不良反应和并发症，以及需要配合的注意事项，使患者消除焦虑和恐惧的心理，积极配合治疗。

（8）健康指导。①疾病知识指导。避免不良的生活习惯，勿食过热、过烫食物，多吃蔬菜水果，增加对维生素 C 的摄入；避免进食发霉变质食物。②用药指导。遵医嘱正确用药，观察药物效果及副作用。③病情监测指导。出现吞咽困难、胸背疼痛、咳嗽、咯血、发热等异常变化时及时告知医务人员。④康复指导。定期复查，坚持后续治疗；注意休息，适当的功能锻炼，劳逸结合。

第九节　原发性肝癌

一、概念

原发性肝癌简称肝癌，指肝细胞或肝内胆管上皮细胞发生的恶性肿瘤，为我国常见恶性肿瘤之一。

二、护理评估

（一）症状

（1）肝区疼痛。最常见，半数以上患者有肝区疼痛，多呈持续性钝痛或胀痛。

（2）消化道症状。常有食欲减退、消化不良、恶心、呕吐。腹腔积液或门静脉癌栓可导致腹胀、腹泻等症状。

（3）全身症状。有乏力、进行性消瘦、发热、营养不良，晚期患者可呈恶病质等。

（4）转移灶症状。肝癌转移可引起相应的症状，如转移至肺可引起咳嗽和咯血，胸膜转移可引起胸痛和血性胸腔积液。

（二）实验室及其他检查

1. 癌肿标志物检测

（1）甲胎蛋白（AFP）。现已广泛用于肝癌的普查、诊断、判断治疗效果和预测复发。

（2）其他标志物。γ- 谷氨酰转移酶同工酶Ⅱ（GGT2）、异常凝血酶原（APT）等有助于 AFP 阴性肝癌的诊断和鉴别诊断，联合多种标志物可提高诊断率。

2. 影像学检查

（1）超声显像。B 超检查是目前肝癌筛查的首选检查方法。AFP 结合 B 超检查是早期诊断肝癌的主要方法。

（2）CT 检查。其是肝癌诊断的重要手段，为临床疑诊肝癌者和确诊为肝癌拟行手术治疗者的常规检查。

（3）MRI 检查。其能清楚显示肝细胞癌内部结构特征，应用于临床怀疑肝癌而 CT 未能发现病灶，或病灶性质不能确定时。

（4）肝血管造影。选择性肝动脉造影是肝癌诊断的重要补充手段，通常用于临床怀疑肝癌存在，而普通的影像学检查不能发现肝癌病灶的情况。

3. 肝活组织检查

在 B 超或 CT 引导下细针穿刺癌结节行组织学检查，是确诊肝癌的最可靠方法。

三、常用护理诊断 / 问题及护理目标

（一）护理诊断

（1）疼痛。肝区痛与肿瘤生长迅速、肝包膜被牵拉或肝动脉栓塞术后产生栓塞后综合征有关。

（2）悲伤。与患者知道疾病预后不佳有关。

（3）营养失调。与恶性肿瘤对机体的慢性消耗、化疗所致胃肠道反应有关。

（4）潜在并发症。上消化道出血、肝性脑病、癌结节破裂出血。

（5）有感染的危险。与长期消耗及化疗、放疗而致白细胞减少、抵抗力减弱有关。

（二）护理目标

鼓励患者对本病及其治疗、护理计划提问，了解患者对疾病病因、治疗及护理的认识，帮助患者寻找并及时去除发病因素，控制病情的进展。

四、护理措施

（一）病情观察

注意经常观察患者疼痛的部位、性质、程度、持续时间及伴随症状，及时发现和处理异常情况。

（二）指导并协助患者减轻疼痛

对轻度疼痛者，保持环境安静、舒适，减少对患者的不良刺激和心理压力；认真倾听患者述说疼痛的感受，及时做出适当的回应，可以减轻患者的孤独无助感和焦虑，有助于减轻疼痛；教会患者一些放松和转移注意力的技巧，如做深呼吸、听音乐、与病友交谈等，有利于缓解疼痛。

（三）采取镇痛措施

对上述措施效果不佳或中、重度疼痛者，可根据 WHO 疼痛三阶梯止痛法，遵医嘱采取镇静、止痛药物，并配以辅助用药，注意观察药物的疗效和不良反应。

（四）肝动脉化疗栓塞患者的护理

TACE 是一种创伤性的非手术治疗，应做好术前和术后护理及术中配合，以减轻患者疼痛及减少并发症的发生。

（1）术前护理。①做好各种术前检查，查看碘过敏试验结果，测量体温、脉搏、呼吸、血压，检查心电图、出凝血时间、血常规、肝肾功能等；②行术前准备，如禁食、皮试、备皮等，在左上肢穿刺静脉留置针；③术前 1d 给予易消化饮食，术前 6h 禁食禁水；④调节好室内温度，铺好麻醉床，备好心电监护仪。

（2）术中配合。TACE 治疗过程中随时询问患者主观感受，并给予心理支持；密切监测患者的生命体征、血氧分压等呼吸循环指标，及时将异常情况汇报给医生；如患者注射化疗药物后出现恶心、呕吐，帮助患者头偏向一侧，指导患者做深呼吸，胃肠道反应严重者遵医嘱给予止吐药物；如患者出现上腹部疼痛症状时，可安慰患者，转移其注意力，疼痛剧烈者，可遵医嘱给予对症处理。

（3）术后护理。术后由于肝动脉血供突然减少，可产生栓塞后综合征，即出现腹痛、发热、恶心、呕吐、血清蛋白降低、肝功能异常等改变，应做好相应护理：①观察并记录生命体征，多数患者于术后 4～8h 体温升高，持续 1 周左右，是机体对坏死组织吸收的反应。高热者应采取降温措施，避免机体大量消耗。②术后初期摄入清淡、易消化饮食并少量多餐，以减轻恶心、呕吐。③穿刺部位压迫止血 15min 再加压包扎，沙袋压迫 6～8h，保持穿刺侧肢体伸直 24h，并观察穿刺部位有无血肿及渗血。注意观察肢体远端脉搏、皮肤颜色、温度和功能，防止包扎过紧。④栓塞术 1 周后，常因肝缺血影响肝糖原储存和蛋白质合成，应根据医嘱静脉输注白蛋白，适量补充葡萄糖液。准确记录出入量，如出汗、尿量、呕吐物等，作为补液的依据。⑤注意观察患者有无肝性脑病前驱症状，一旦发现异常，及时配合医生进行处理。

（五）评估患者的心理反应

与其他癌症患者一样，肝癌患者往往出现否认、愤怒、忧伤、接受几个心理反应阶段。建立良好的护患关系；建立家庭支持系统，应给患者家属以心理支持和具体指导，取得家属的配合；减轻患者的恐惧，患者一旦得知诊断后易产生恐惧的心理，及时应对患者的心理反应，确定对其进行心理辅导的方式。对于极度绝望而可能发生危险行为的患者，应加强监控，并尽快与其亲属沟通，取得配合，避免意外发生。

（六）健康指导

（1）疾病预防指导。积极宣传和普及肝癌的预防知识。注意饮食和饮水卫生，做好粮食保管，防霉去毒，改进饮用水质，减少与各种有害物质的接触，是预防肿瘤的关键。应用病毒性肝炎疫苗，预防肝炎。对肝癌高发区定期进行普查，以预防肝癌发生和早期诊治。

（2）疾病知识指导。指导患者生活规律，注意劳逸结合，避免情绪剧烈波动和劳累。

（3）用药指导。指导患者按医嘱服药，了解药物的主要不良反应，忌服损伤肝功能的药物，定期随访。

第十节　胃　　癌

一、概念

胃癌指源于胃黏膜上皮细胞的恶性肿瘤，主要是胃腺癌。胃癌是常见的恶性肿瘤之一。

二、护理评估

（一）症状

（1）早期胃癌。多无症状，或仅有一些非特异性消化道症状。

（2）进展期胃癌。上腹痛为最早出现的症状，可急可缓，开始仅有上腹饱胀不适，餐后加重。

（二）实验室及其他检查

（1）血常规检查。多数患者有缺铁性贫血，系长期失血所致。

（2）粪便隐血试验。呈持续阳性，有辅助诊断意义。

（3）胃镜检查。胃镜直视下可观察病变部位、性质，并取黏膜做活组织检查，是目前最可靠的诊断手段。

（4）X线钡餐检查。胃癌主要表现为充盈缺损（息肉样或隆起性病变）、边缘欠规则或腔内龛影（溃疡）和胃壁僵直失去蠕动（癌浸润）等，其与良性息肉及良性溃疡的鉴别尚需依赖组织病理学检查。

三、常用护理诊断 / 问题及护理目标

（一）护理诊断

（1）疼痛。腹痛与癌细胞浸润有关。

（2）营养失调。与胃癌造成吞咽困难、消化吸收障碍等有关。

（3）活动无耐力。与疼痛及患者机体消耗有关。

（4）有体液不足的危险。与幽门梗阻致严重呕吐有关。

（5）悲伤。与患者知道疾病的预后有关。

（二）护理目标

鼓励患者对本病及其治疗、护理计划提问，了解患者对疾病病因、治疗及护理的认识，帮助患者寻找并及时去除发病因素，控制病情的进展。

四、护理措施

（一）观察疼痛特点

注意评估疼痛的性质、部位，是否伴有严重的恶心和呕吐、吞咽困难、呕血及黑便等症状。如出现剧烈腹痛和腹膜刺激征，应考虑发生穿孔的可能性，及时协助医师进行有关检查或手术治疗。

（二）止痛治疗的护理

（1）药物止痛。遵医嘱给予相应的止痛药，目前治疗癌性疼痛的主要药物有：①非麻醉镇痛药（阿司匹林、吲哚美辛、对乙酰氨基酚等）；②弱麻醉性镇痛药（可待因、布桂嗪

等）；③强麻醉性镇痛药（吗啡、哌替啶等）；④辅助性镇痛药（地西泮、异丙嗪、氯丙嗪等）。给药时应遵循 WHO 推荐的三阶梯疗法，即选用镇痛药必须从弱到强，先以非麻醉药为主，当其不能控制疼痛时依次加用弱麻醉性及强麻醉性镇痛药，并配以辅助用药，采取复合用药的方式达到镇痛效果。

（2）患者自控镇痛。该方法是用计算机化的注射泵，经由静脉、皮下或椎管内连续性输注止痛药，患者可自行间歇性给药。

（三）心理护理

指导患者保持乐观的生活态度，用积极的心态面对疾病，树立战胜疾病、延长生存期的信心。此外，协助患者取得家庭和社会的支持，对稳定患者的情绪也有不可忽视的作用。

（四）使用化疗药的护理

遵医嘱进行化学治疗，以抑制杀伤癌细胞，使疼痛减轻，病情缓解。

（五）饮食护理

进食易消化、营养丰富的流质或半流质饮食。

（六）静脉营养支持

对贲门癌有吞咽困难者，中、晚期患者应按医嘱静脉输注高营养物质，以维持机体代谢需要。幽门梗阻时，可行胃肠减压，同时遵医嘱静脉补充液体。

（七）营养监测

定期测量体重，监测血清蛋白和血红蛋白等营养指标。

（八）健康指导

（1）疾病预防。指导对健康人群开展卫生宣教，提倡多食富含维生素 C 的新鲜水果、蔬菜，多食肉类、鱼类、豆制品和乳制品；避免高盐饮食，少进咸菜、烟熏和腌制食品；对癌前状态者，应定期检查，以便早期诊断及治疗。

（2）生活指导。指导患者生活规律，保证充足的睡眠，根据病情和体力，适量活动，增强机体抵抗力。

（3）用药指导。指导患者合理使用止痛药，并应发挥自身积极的应对能力，以提高控制疼痛的效果。

第十一节　结、直肠癌

一、概念

结、直肠癌是常见的胃肠道恶性肿瘤，好发于直肠与乙状结肠交界处。直肠癌是指从齿状线至直肠乙状结肠交界处之间的癌，是消化道常见的恶性肿瘤之一。

二、护理评估

（一）症状

肠癌患者早期无特殊表现，进展后主要表现为腹胀、消化不良，后出现排便习惯改变、腹痛、腹部肿块、肠梗阻症状，肿瘤溃烂、失血、毒素吸收后，常出现贫血、低热、乏力、消瘦、水肿等中毒症状。

（二）实验室及其他检查

（1）电子结肠镜检查（最重要）。

（2）气钡造影。

（3）腹部 CT 及核磁共振检查。

（4）结合结肠肿瘤标志物和结肠的临床状况。

三、常用的护理诊断／问题及护理目标

（一）护理诊断

自我形象紊乱与结肠造瘘有关。

（二）护理目标

鼓励患者对本病治疗、护理计划提问，了解患者对疾病病因、治疗及护理的认识，帮助其寻找并及时去除发病因素，控制病情的进展。

四、护理措施

（1）心理护理。使其树立战胜疾病的信心，积极配合治疗和护理。保证充足的休息和睡眠，入睡困难者，给予镇静催眠药物睡前口服。

（2）加强营养。给予高蛋白、高热量、丰富维生素、易消化的少渣饮食，必要时输血和输注白蛋白，以纠正贫血和低蛋白血症。

（3）做好肠道准备。目的是清洁肠道，减少肠道细菌数量，防止术后腹腔和切口感染，减少吻合口瘘的发生。

（4）女患者若癌肿侵犯阴道后壁，术前 2d 每晚阴道冲洗。

（5）行中心静脉置管，为术后化疗创造条件，减少化疗药物对血管的损伤。

（6）手术日晨留置胃管及导尿管。

（7）健康指导。①向患者充分解释有关的诊断、手术和护理知识，鼓励患者接受人工肛门事实。②讲解术前常规检查的目的及肠道准备的重要性。③戒烟，并指导患者正确深呼吸及有效咳嗽的方法。④已行 PICC 置管者，指导患者置管后第 1d 做握拳动作，第 2d 做旋腕动作，第 3d 做上肢屈伸运动，避免穿刺肢体受压及进行重体力活动，每天热水浸泡双手及双足，促进血液循环。⑤心理护理。减轻患者对治疗及预后的恐惧，帮助患者重塑信心。

第十二节 腹 部 损 伤

一、概念

腹部损伤是指各种物理、化学和生物的外源性致伤因素作用于机体，导致腹壁和（或）腹腔内部组织器官结构完整性受损，同时或相继出现一系列功能障碍。腹部损伤常伴有内脏损伤，腹腔实质性脏器或大血管损伤，可引起大出血而死亡；空腔脏器破裂时，常并发严重的感染，对生命构成威胁。一旦发生应尽快明确诊断，正确处理，恢复腹腔内脏器功能，尽可能减少并发症和死亡率。

按照腹部损伤是否穿透腹壁，腹腔是否与外界相通分为两类：开放性损伤、闭合性损伤。

二、护理评估

（一）健康史

了解受伤时间、地点、致伤条件、受伤部位、伤情，致伤源的性质及暴力的方向和强度，受伤至就诊之间的病情变化及就诊前的急救措施及其效果。

（二）症状与体征

1.单纯腹壁损伤

（1）腹壁挫伤。腹壁皮肤肿胀，皮下淤血，血肿形成，组织张力增高；局部压痛或胀痛，经过休息和对症治疗后可逐渐缓解。

（2）腹直肌血肿或断裂。伤后即刻出现局部疼痛、呕吐，腹直肌僵直、压痛，局部出现痛性包块，随腹肌收缩而疼痛加剧。

（3）腹壁裂伤。腹壁出血、疼痛、局部肿胀、腹式呼吸减弱；应注意对腹壁破损处进行伤道探查，以判断是否为穿透伤、是否合并腹腔内脏器损伤。

（4）腹壁缺损。广泛的腹壁缺损可形成不规则伤口、出血，甚至腹腔内脏器外露；患者感到剧烈疼痛、呼吸急促、脉速、血压下降，甚至休克。

2.腹腔内脏器损伤

实质性脏器损伤以内出血为主要表现，而空腔脏器损伤以腹膜炎为主要表现。如果两类脏器同时破裂，则出血性表现和腹膜炎可同时存在。

（1）实质性脏器损伤。①症状。失血性表现：肝、脾、胰、肾等实质性脏器或大血管损伤时，以腹腔内（或腹膜后）出血为主要症状，患者表现为面色苍白，脉率加快，严重时脉搏微弱、血压不稳、尿量减少，甚至出现休克。腹痛：多呈持续性，一般不剧烈，肩部放射痛常提示肝（右）或脾（左）损伤，在头低位数分钟后尤为明显。②体征。腹膜刺激征：不严重，但当肝、脾受损导致胆管、胰管断裂，胆汁或胰液漏入腹腔，可出现明显的腹痛和腹膜刺激征。移动性浊音阳性：是腹腔内出血的晚期体征，对早期诊断帮助不大。腹部肿块：肝、脾包膜下破裂或系膜、网膜内出血时，腹部触诊可扪及腹部肿块。血尿：肾脏损伤时可出现血尿。

（2）空腔脏器损伤。①症状。弥散性腹膜炎：是胃肠道、胆道、膀胱等空腔脏器破裂的主要表现，患者出现持续性剧烈腹痛。胃肠道症状：患者出现恶心、呕吐、呕血、便血等。全身感染症状：患者发生腹膜炎后可出现体温升高、脉率增快、呼吸急促等全身感染症状，严重者可发生感染性休克。失血性表现：空腔脏器损伤也可有某种程度的出血，但出血量一般不大，除非邻近的大血管合并损伤。②体征。腹膜刺激征：其程度因空腔脏器内容物的不同而异，胃液、胆汁或胰液对腹膜的刺激最强，肠液次之，血液最轻。气腹征：空腔脏器破裂后患者可有气腹征，腹腔内游离气体常致肝浊音界缩小或消失。腹胀：可因肠麻痹出现腹胀，肠鸣音减弱或消失。

（三）辅助检查

1. 实验室检查

腹腔内实质性脏器破裂出血时可出现血红细胞计数、血红蛋白、血细胞比容等数值下降，白细胞计数略有增高；空腔脏器破裂时可出现白细胞计数和中性粒细胞比值明显上升；胰腺或十二指肠损伤时，血、尿淀粉酶多升高；泌尿系统损伤时，尿常规检查可见血尿。

2. 影像学检查

（1）超声检查。主要用于诊断实质性脏器的损伤，能提示脏器是否有损伤以及损伤的部位和程度，脏器周围积血、积液情况。若发现腹腔内积液和积气，则有助于空腔脏器破裂或穿孔的诊断。

（2）X线检查。胸部及腹部X线可发现脏器破裂的征象，值得注意的是，凡腹腔内脏器损伤诊断已经明确且病情严重者，不必再进行X线检查，应尽快处理，以免延误治疗。

（3）CT检查。比超声更准确，能清晰地显示肝、脾、肾等脏器的被膜是否完整、大小及形态结构是否正常，也能清晰显示损伤的部位及范围，因此对实质性脏器损伤有重要的诊断意义，但对空腔脏器如肠管损伤的诊断价值不大。

（4）其他影像学检查。①选择性血管造影。适用于经上述方法未能证实，但仍怀疑肝、脾、胰、肾、十二指肠等脏器损伤者。② MRI。对血管损伤和某些特殊部位的血肿，如十二指肠壁间血肿的诊断很有帮助。③磁共振胰胆管造影。适用于胆道损伤的诊断。

3. 诊断性腹腔穿刺术和腹腔灌洗术

对判断有无腹腔脏器损伤和哪类脏器损伤有重要的意义。

三、常见护理诊断 / 问题及护理目标

（一）护理诊断

（1）体液不足。与损伤致腹腔内出血、液体渗出、呕吐、禁食等有关。

（2）疼痛。腹痛与腹部损伤、手术有关。

（3）焦虑 / 恐惧。与急性创伤、大出血、内脏脱出等视觉刺激，以及担心手术、疼痛、疾病的预后等因素有关。

（4）潜在并发症。休克、损伤器官再出血、腹腔感染、腹腔脓肿等。

（二）护理目标

（1）患者体液平衡得到维持，生命体征平稳。

（2）患者腹痛缓解。

（3）患者焦虑/恐惧程度减轻，情绪稳定。

（4）患者未出现并发症，或并发症得到及时发现和处理。

四、护理措施

腹部损伤往往病情复杂且多为紧急情况，应根据具体情况做好急救护理与术前、术后的护理配合。

（一）急救护理

腹部损伤可合并多发性损伤，应根据轻重缓急，做好急救的护理配合。根据患者的具体情况，可行以下措施：①心肺复苏。持续的胸外心脏按压和保持呼吸道通畅是关键。②处理张力性气胸。配合医师行胸腔穿刺排气。③止血。迅速采取止血措施。④补液。迅速建立2条以上静脉输液通路，遵医嘱及时输液，必要时输血。⑤腹部伤口处理：有开放性腹部损伤者，妥善处理伤口，如伴腹腔内脏器或组织自腹壁伤口突出，可用消毒碗覆盖保护，切勿强行回纳。在整个急救过程中应密切观察病情变化。

（二）非手术治疗的护理/术前护理

（1）病情观察。①生命体征：每15～30min测定1次生命体征；②皮肤黏膜、意识情况；③腹部症状与体征：每30min进行1次腹部评估，注意腹痛、腹膜刺激征的程度和范围变化；④4h出入水量：观察和记录呕吐量、胃肠减压引流液的颜色、性状和量等，观察每小时尿量，严重腹部损伤患者应插导尿管以监测尿量；⑤实验室检查：每30～60min采集1次静脉血，测定红细胞计数、白细胞计数、血红蛋白和血细胞比容，了解其变化，以判断腹腔内有无活动性出血；⑥协助医师行诊断性腹腔穿刺术或腹腔灌洗术，并及时获取穿刺液或灌洗液的检验结果。

（2）休息与体位。绝对卧床休息，协助患者取舒适体位，若病情稳定，可取半卧位。不随意搬动患者，以免加重伤情。

（3）禁食、禁灌肠、胃肠减压。腹部损伤诊断未明确之前应绝对禁饮、禁食和禁灌肠，以防止肠内容物进一步漏出，加重病情；对怀疑有空腔脏器损伤者，应尽早行胃肠减压，以减少胃肠内容物漏出，减轻腹痛。

（4）维持体液平衡。补充足量的平衡盐溶液、电解质等，防止水、电解质紊乱，纠正酸碱平衡失调，维持有效的循环血量，使收缩压升至90mmHg以上。必要时持续监测中心静脉压变化以评估体液不足的程度。

（5）预防感染。遵医嘱合理使用抗生素。

（6）镇静镇痛。诊断未明确之前，禁用镇痛药，可通过分散患者注意力、改变体位、控制环境因素等来缓解疼痛；诊断明确者，可根据病情遵医嘱给予镇静解痉药或镇痛药。

（7）术前准备。一旦决定手术，应争取时间尽快地进行必要的术前准备。

（8）心理护理。关心患者，加强交流，根据患者具体情况加以疏导。向患者解释病情变化，可能出现的症状和体征及预后，使患者能正确认识疾病的发展过程。告知相关的各项检查、治疗和护理的目的、注意事项及手术治疗的必要性，使患者能积极配合。

（三）术后护理

1. 病情观察

严密监测生命体征以及血流动力学变化；观察腹部伤口和手术切口情况，注意腹部症状与体征的变化，及早发现腹腔脓肿等并发症；危重患者加强呼吸、循环和肾功能的监测。

2. 心理护理

向患者解释术后注意事项，继续给予患者和家属心理支持。

3. 体位与活动

待全麻清醒或硬膜外麻醉平卧 6h 后，血压平稳者改为半卧位，以利于腹腔引流、减轻腹痛、改善呼吸循环功能。术后多翻身，鼓励患者早期下床活动，以促进肠蠕动恢复、预防肠粘连。

4. 禁食、胃肠减压

待肠蠕动恢复、肛门排气后停止胃肠减压，若无腹胀不适可拔除胃管，根据病情从流质饮食开始，逐渐过渡到普食。必要时给予完全胃肠外营养，以满足机体高代谢和修复的需要，并提高机体抵抗力。

5. 静脉补液

禁食及饮食恢复期间应进行静脉补液，维持水、电解质和酸碱平衡。

6. 抗感染

术后继续使用抗生素，控制腹腔内感染。

7. 腹腔引流护理

（1）引流管。妥善固定，标识清楚，保持通畅，引流管不能高于腹腔引流出口，以免引起逆行性感染。

（2）引流袋。普通引流袋每天更换，抗反流型引流袋可 2～3d 更换 1 次，更换时严格遵守无菌操作原则。

（3）引流液。观察并记录引流液的性质和量，若发现引流液突然减少，患者伴有腹胀、发热，应及时检查管腔有无堵塞或引流管是否滑脱；对行负压引流者需根据引流液抽吸的情况及时调整负压，维持有效引流。

（4）皮肤护理。保持引流管周围皮肤干燥清洁，有渗液时要及时更换敷料。

（5）拔管指征。引流液的量 < 10ml/d 且非脓性、无发热、无腹胀、白细胞计数恢复正常时，可考虑拔除腹腔引流管。

8. 并发症的护理

（1）受损器官再出血。①表现。患者腹痛缓解后又突然加剧，同时出现烦躁、面色苍白、肢端温度下降、呼吸及脉搏增快，血压不稳或下降等表现；腹腔引流管间断或持续引流出鲜红血液；血红蛋白和血细胞比容降低。②护理。一旦出现以上情况，立即通知医师，并协助处理：取平卧位，禁止随意搬动患者；建立静脉通路，以备快速补液、输血之用；密切观察病情变化，包括生命体征、面色、意识、末梢循环、腹痛情况和辅助检查结果的变化；做好紧急手术准备。

（2）腹腔脓肿。①表现。术后数日，患者体温持续不退或下降后又升高，伴有腹胀、腹痛、呃逆、直肠或膀胱刺激症状，辅助检查显示血白细胞计数和中性粒细胞比值明显升高；伴有腹腔感染者可见腹腔引流管引流出较多混浊或有异味液体。②护理。遵医嘱使用抗生素；做好脓肿切开引流或物理疗法的护理配合；给予患者高蛋白、高热量、高维生素饮食或肠内外营养支持。

（四）健康教育

（1）疾病知识。宣教本病相关的知识，使患者及其家属认识本病性质，积极配合治疗。出院后要适当休息，加强锻炼，增加营养，促进康复。

（2）急救知识。普及各种急救知识，在发生意外事故时，能进行简单的急救或自救。

（3）安全知识。加强宣传安全生产、户外活动安全、安全行车的知识，避免意外损伤的发生。

（4）复诊指导。指导患者遵医嘱定期复查，若出现腹痛、腹胀、肛门停止排气排便等不适，应及时到医院就医。

第十三节 肠 梗 阻

一、概念

肠内容物由于各种原因不能正常运行，顺利通过肠道，称肠梗阻，是常见的外科急腹症之一。肠梗阻不但可引起肠管本身形态和功能的改变，还可导致全身性生理紊乱，临床表现复杂多变。

按肠梗阻发生的基本原因分类：机械性肠梗阻、动力性肠梗阻、血运性肠梗阻。按肠壁有无血运障碍分类：单纯性肠梗阻、绞窄性肠梗阻。

二、护理评估

（一）健康史

了解发病前有无体位不当、饮食不当、饱餐后剧烈活动等诱因，既往有无腹部手术及外伤史、各种急慢性肠道疾病及个人卫生情况等。

（二）临床表现

1. 症状

（1）腹痛。单纯性机械性肠梗阻由于梗阻部位以上肠管剧烈蠕动，患者表现为阵发性腹部绞痛。疼痛发作时，患者自觉腹内有"气块"窜动，并受阻于某一部位，即梗阻部位；绞窄性肠梗阻者表现为腹痛间歇期不断缩短，呈持续性剧烈腹痛。麻痹性肠梗阻者腹痛为全腹持续性胀痛或不适；肠扭转所致闭合性肠梗阻者多表现为突发腹部持续性绞痛并阵发性加剧；而肠蛔虫堵塞多为不完全性肠梗阻，以阵发性脐周腹痛为主。

（2）呕吐。与肠梗阻发生的部位、类型有关。高位肠梗阻呕吐发生较早且频繁，呕吐物主要为胃及十二指肠内容物等；低位肠梗阻呕吐出现较晚，呕吐物初期为胃内容物，后期可呈粪样，若吐出蛔虫，多为蛔虫团引起的肠梗阻；麻痹性肠梗阻时呕吐呈溢出性；绞窄性肠梗阻呕吐物为血性或棕褐色液体。

（3）腹胀。发生时间较腹痛、呕吐晚，程度与梗阻部位有关。高位肠梗阻由于呕吐频繁，腹胀较轻；低位肠梗阻腹胀明显。闭袢性肠梗阻患者腹胀多不对称；麻痹性肠梗阻则表现为均匀性全腹胀。肠扭转时腹胀多不对称。

（4）停止排便排气。完全性肠梗阻，多不再排便排气；但在高位肠梗阻早期，由于梗阻以下肠腔内仍残存粪便及气体，可在灌肠后或自行排出，故不应因此而排除肠梗阻。不完全性肠梗阻可有多次少量排便排气；绞窄性肠梗阻可排血性黏液样便。

2. 体征

（1）腹部。①视诊。机械性肠梗阻可见肠型和蠕动波。②触诊。单纯性肠梗阻因肠管膨胀，可有轻度压痛，但无腹膜刺激征；绞窄性肠梗阻时，可有固定压痛和腹膜刺激征；蛔虫性肠梗阻，常在腹中部触及条索状团块；肠套叠时可扪及腊肠样肿块。③叩诊。绞窄性肠梗阻时，腹腔有渗液，移动性浊音可呈阳性。④听诊。机械性肠梗阻时有肠鸣音亢进，气过水音；麻痹性肠梗阻时，则肠鸣音减弱或消失。

（2）全身。肠梗阻初期，患者全身情况可无明显变化。梗阻晚期或绞窄性肠梗阻患者可出现唇干舌燥、眼窝凹陷、皮肤弹性消失、尿少或无尿等明显脱水体征，还可出现脉搏细速、血压下降、面色苍白、四肢发冷等全身中毒和休克征象。

（三）辅助检查

（1）实验室检查。若肠梗阻患者出现脱水、血液浓缩时可引起血红蛋白、血细胞比容、尿比重均升高。而绞窄性肠梗阻多有白细胞计数和中性粒细胞比值显著升高。血气分析、血清电解质、血尿素氮及肌酐检查出现异常结果，则表示存在水电解质及酸碱平衡失调或肾功能障碍。呕吐物和大便检查有大量红细胞或隐血试验阳性，提示肠管有血运障碍。

（2）影像学检查。X线检查对诊断肠梗阻有很大价值。正常情况下，小肠内容物运行很快，气体和液体充分混合，故腹部X线只显示胃和结肠内气体，不显示小肠内气体。肠梗阻时，小肠内容物停滞；气、液体分离，一般在梗阻4～6h后，腹部X线可见多个气液平面及胀气肠袢；空肠梗阻时，空肠黏膜环状皱襞可显示"鱼肋骨刺"状改变。回肠扩张的肠袢多，可见阶梯状的液平面。蛔虫堵塞者可见肠腔内成团的蛔虫成虫体阴影。肠扭转时可见孤立、突出的胀大肠袢。麻痹性肠梗阻时，胃泡影增大，小肠、结肠全部胀气。当怀疑肠套叠、乙状结肠扭转或结肠肿瘤时，可行钡剂灌肠或CT检查，以明确梗阻的部位和性质。

三、常见护理诊断 / 问题及护理目标

（一）护理诊断

（1）急性疼痛。与肠蠕动增强或肠壁缺血有关。

（2）体液不足。与频繁呕吐、腹腔及肠腔积液、胃肠减压等有关。

（3）潜在并发症。术后肠粘连、腹腔感染、肠瘘。

（二）护理目标

（1）患者腹痛程度减轻。

（2）患者体液能维持平衡，能维持重要器官、脏器的有效灌注量。

（3）患者未发生并发症，或并发症得到及时发现和处理。

四、护理措施

（一）非手术治疗的护理／术前护理

1. 缓解疼痛与腹胀

（1）胃肠减压。有效的胃肠减压对单纯性肠梗阻和麻痹性肠梗阻可达到解除梗阻的目的。现多采用鼻胃管减压，先将胃内容物抽空，再行持续低负压吸引。胃肠减压期间保持管道通畅和减压装置有效的负压，注意引流液的颜色、性状和量，并正确记录。如发现血性液体，应考虑肠绞窄的可能，可向减压管内注入植物油或中药等，以润滑肠管、刺激肠蠕动恢复。注入药物后，须夹管 1 ～ 2h 再松开。中药应浓煎，每次 100ml 左右，防止量过多引起患者呕吐、误吸。

（2）安置体位。取低半卧位，减轻腹肌紧张，有利于患者的呼吸。

（3）应用解痉剂。在确定无肠绞窄后，可应用阿托品、654-2 等抗胆碱类药物，以解除胃肠道平滑肌的痉挛，抑制胃肠道腺体的分泌，使患者腹痛得以缓解。

（4）按摩或针刺疗法。若为不完全性、痉挛性或单纯蛔虫所致的肠梗阻，可适当顺时针轻柔按摩腹部，并遵医嘱配合应用针刺疗法，缓解疼痛。

2. 维持体液与营养平衡

（1）补充液体。严密监测呕吐次数、呕吐物的量和性状以及皮肤弹性、尿量、尿比重、血液浓缩程度、血清电解质、血气分析结果等，根据病情遵医嘱补充液体的量和种类。

（2）饮食与营养支持。肠梗阻时需禁食，应给予肠外营养支持。若梗阻解除，患者开始排气、排便，腹痛、腹胀消失 12h 后，可进流质饮食，忌食用易产气的甜食和牛奶等；如无不适，24h 后进半流质饮食；3d 后进软食。

3. 呕吐护理

呕吐时坐起或头偏向一侧，及时清除口腔内呕吐物，以免误吸引起吸入性肺炎或窒息。呕吐后给予漱口，保持口腔清洁。观察和记录呕吐物颜色、性状和量。

4. 病情观察

定时监测体温、脉搏、呼吸和血压，以及腹痛、腹胀和呕吐等变化，及时了解患者各项实验室指标，若出现以下情况应警惕绞窄性肠梗阻发生的可能：①腹痛发作急骤，发病开始即可表现为持续性剧痛，或持续性疼痛伴阵发性加重；有时出现腰背痛。②呕吐出现早、剧烈而频繁。③腹胀不对称，腹部有局限性隆起或触痛性肿块。④呕吐物、胃肠减压液或肛门排出物为血性，或腹腔穿刺抽出血性液体。⑤出现腹膜刺激征，肠鸣音可不亢进或由亢进转为减弱甚至消失。⑥体温升高、心率增快、白细胞计数升高。⑦病情进展迅速，早期出现休克，抗休克治疗无效。⑧经积极非手术治疗而症状体征未见明显改善。⑨腹部X线可见孤立、突出胀大的肠袢，位置固定不变，或有假肿瘤状阴影；或肠间隙增宽，提示腹腔积液。此类患者病情危重，应在抗休克、抗感染的同时，积极做好术前准备。

（二）术后护理

1. 体位

全麻术后未清醒时予以平卧位，头偏向一侧；清醒血压平稳后给予半卧位。

2. 饮食

术后暂禁食，禁食期间给予静脉补液。待肠蠕动恢复、肛门排气后可开始进少量流质；进食后若无不适，逐步过渡至半流质。

3. 并发症的护理

（1）肠梗阻。可由广泛性肠粘连未能分离完全，或手术后胃肠道处于暂时麻痹状态，加上腹腔炎症、重新引起粘连而导致。鼓励患者术后早期活动，如病情平稳，术后24h即可开始床上活动，3d后下床活动，以促进机体和胃肠道功能的恢复，防止肠粘连。一旦出现腹部阵发性腹痛、腹胀、呕吐等，应采取禁食、胃肠减压、纠正水、电解质及酸碱失衡、防止感染，一般多可缓解。

（2）腹腔内感染及肠瘘。如患者有引流管，应妥善固定并保持通畅，观察记录引流液的颜色、性状和量。更换引流管时注意无菌操作。监测生命体征变化及切口情况，若术后3~5d出现体温升高、切口红肿及剧痛时应怀疑切口感染；若出现局部或弥漫性腹膜炎表现，腹腔引流管周围流出液体带粪臭味时，应警惕腹腔内感染及肠瘘的可能。遵医嘱进行积极的全身营养支持和抗感染治疗，局部双套管负压引流。引流不畅或感染不能局限者需再次手术处理。

（三）健康教育

（1）调整饮食。少食辛辣刺激性食物，宜进高蛋白、高维生素、易消化吸收的食物。避免暴饮暴食，饭后忌剧烈运动。

（2）保持排便通畅。便秘者应注意通过调整饮食、腹部按摩等方法保持大便通畅，无效者可适当给予缓泻剂，避免用力排便。

（3）自我监测。指导患者自我监测病情，若出现腹痛、腹胀、呕吐、停止排便等不适，及时就诊。

第十四节　急性阑尾炎

一、概念

急性阑尾炎是外科常见的急腹症之一，发病期间可引起剧烈腹痛，导致酸碱平衡失调，如未及时处理可转化为慢性阑尾炎，甚至导致腹腔脓肿和急性腹膜炎等。

根据急性阑尾炎的临床过程和病理解剖学变化，可分为4种类型：急性单纯性阑尾炎、急性化脓性阑尾炎、坏疽性及穿孔性阑尾炎、阑尾周围脓肿。

二、护理评估

（一）健康史

询问患者有无腹痛及其伴随症状。评估腹痛的特点、部位、程度、性质、疼痛持续的时间以及腹痛的诱因、有无缓解和加重的因素等。

（二）临床表现

1.症状

（1）腹痛。典型表现为转移性右下腹痛，疼痛发作多始于上腹部，逐渐移向脐周，位置不固定，6～8h后疼痛转移并局限于右下腹。此过程时间长短取决于病变发展的程度和阑尾的位置，70%～80%的患者表现出典型的转移性腹痛。部分患者也可在发病初即表现为右下腹痛。①不同位置的阑尾炎，疼痛部位不同：盲肠后位阑尾炎表现为右侧腰部疼痛；盆腔位阑尾炎疼痛在耻骨上区；肝下区阑尾炎可引起右上腹痛；极少数左下腹部阑尾炎表现为左下腹痛。②不同类型的阑尾炎，腹痛有差异：单纯性阑尾炎仅有轻度上腹部或脐部隐痛；化脓性阑尾炎可表现为阵发性胀痛，并逐渐加重；坏疽性阑尾炎呈持续性剧烈腹痛；穿孔性阑尾炎因阑尾腔压力骤减，腹痛可暂时减轻，但出现腹膜炎后，腹痛可持续加剧并范围扩大，甚至出现全腹剧痛。

（2）胃肠道症状。早期可出现轻度厌食、恶心或呕吐，呕吐多为反射性，程度较轻。晚期并发弥漫性腹膜炎时，可致麻痹性肠梗阻而出现持续性呕吐、腹胀和排气排便减少。部分患者可发生腹泻，如盆位阑尾炎时，炎症刺激直肠和膀胱，引起排便次数增多、里急后重等症状。

（3）全身表现。早期有乏力。炎症重时出现全身中毒症状，可表现心率增快，体温升高达38℃左右。阑尾穿孔形成腹膜炎者，可出现寒战、体温达39～40℃、反应迟钝或烦躁不安。若发生门静脉炎则可出现寒战、高热及轻度黄疸。

2. 体征

（1）右下腹压痛。其是急性阑尾炎的重要体征，发病早期腹痛尚未转移至右下腹时，右下腹便出现固定压痛。压痛点可随阑尾位置变化而改变，但始终固定在一个位置，通常位于麦氏点。其他常见的压痛部位有 Lanz 点（左右髂前上棘连线的右、中 1/3 交点上）、Morris 点（右髂前上棘与脐连线和腹直肌外缘交汇点）。压痛程度与病变程度相关。当阑尾炎症波及周围组织时，压痛范围亦相应扩大，但仍以阑尾所在部位的压痛最明显。

（2）腹膜刺激征。包括腹肌紧张、压痛、反跳痛。这是壁腹膜受到炎症刺激的一种防御性反应，提示阑尾炎症加重，有渗出、化脓、坏疽或穿孔等病理改变。但小儿、老人、孕妇、肥胖、虚弱者或盲肠后位阑尾炎时，腹膜刺激征不明显。

（3）右下腹包块。阑尾炎性肿块或阑尾周围脓肿形成时，右下腹可扪及压痛性包块，边界不清，固定。

3. 辅助检查

（1）实验室检查。多数急性阑尾炎患者血白细胞计数和中性粒细胞比值增高。白细胞计数可达（10～20）×10^9/L，发生核左移。部分单纯性阑尾炎或老年患者可无明显升高。

（2）影像学检查。①腹部 X 线。可见盲肠和回肠末端扩张和气液平面，偶尔可见钙化的粪石和异物。②超声检查。可发现肿大的阑尾或脓肿，推测病变的严重程度及病理类型。③CT 检查。可显示阑尾周围软组织及其与邻近组织的关系，有助于阑尾周围脓肿的诊断。

（3）腹腔镜检查。可以直接观察阑尾有无炎症，也能分辨与阑尾炎有相似症状的其他邻近脏器疾病，对明确诊断可起决定作用。诊断同时也可行阑尾切除术的治疗。

三、常见护理诊断 / 问题及护理目标

（一）护理诊断

（1）急性疼痛。与阑尾炎症刺激壁腹膜或手术创伤有关。

（2）体温过高。与阑尾炎症有关。

（3）焦虑。与起病急、担心手术有关。

（4）潜在并发症。腹腔脓肿、门静脉炎、出血、切口感染、阑尾残株炎及粘连性肠梗阻等。

（二）护理目标

（1）患者疼痛减轻或缓解。

（2）患者体温接近正常，舒适感增加。

（3）患者的情绪平稳，焦虑减轻。

（4）患者未发生并发症或并发症被及时发现并有效处理。

四、护理措施

（一）非手术治疗的护理 / 术前护理

1. 病情观察

严密观察患者的生命体征、腹痛及腹部体征的情况。如体温升高，脉搏、呼吸增快，提示炎症较重，或炎症已有扩散；如腹痛加剧，范围扩大，腹膜刺激征更明显，提示病情加重。在非手术治疗期间，出现右下腹痛加剧、发热，血白细胞计数和中性粒细胞比值上升，应做好急诊手术的准备。

2. 避免肠内压增高

非手术治疗期间禁食，必要时行胃肠减压，同时给予肠外营养；禁服泻药及灌肠，以免肠蠕动加快，增高肠内压力，导致阑尾穿孔或炎症扩散。

3. 控制感染

遵医嘱及时应用有效的抗生素；脓肿形成者可配合医师行脓肿穿刺抽液。高热患者给予物理降温。

4. 缓解疼痛

协助患者取舒适体位，如半卧位，可放松腹肌，减轻腹部张力，缓解疼痛。对明确诊断或已决定手术者疼痛剧烈时，遵医嘱给予镇痛或镇静、解痉药。

5. 心理护理

了解患者及家属的心理反应，适时地给其讲解有关知识，减轻患者对手术的焦虑与恐惧，使其能够积极配合治疗及护理。

6. 并发症的护理

（1）腹腔脓肿。其是阑尾炎未经有效治疗的结果，可在盆腔、膈下及肠间隙等处形成脓肿，其中以阑尾周围脓肿最常见。典型表现为压痛性肿块，麻痹性肠梗阻所致腹胀，也可出现直肠、膀胱刺激症状和全身中毒症状等。超声和 CT 检查可协助定位。可采取超声引导下穿刺抽脓、冲洗或置管引流，必要时做好急诊手术的准备。

（2）门静脉炎。较少见。急性阑尾炎时，细菌栓子脱落进入阑尾静脉中，沿肠系膜上静脉至门静脉，可导致门静脉炎。主要表现为寒战、高热、剑突下压痛、肝大、轻度黄疸等。如病情加重会发生感染性休克或脓毒症，治疗不及时可发展为细菌性肝脓肿。一经发现，应立即做好急诊手术的准备，并遵医嘱大剂量应用抗生素治疗。

（二）术后护理

1. 病情观察

监测生命体征并准确记录；加强巡视，注意倾听患者的主诉，观察患者腹部体征的变化，发现异常及时通知医师并配合处理。

2. 体位与活动

全麻术后清醒或硬膜外麻醉平卧 6h 后，生命体征平稳者可取半卧位。鼓励患者术后早期在床上翻身、活动肢体，待麻醉反应消失后即下床活动，以促进肠蠕动恢复，减少肠粘连的发生。

3. 饮食

肠蠕动恢复前暂禁食，予以肠外营养。肛门排气后，逐步恢复饮食。

4. 腹腔引流管的护理

阑尾切除术后一般不留置引流管，只在局部有脓肿、阑尾包埋不满意和处理困难或有肠瘘形成时采用，用于引流脓液和肠内容物。一般 1 周左右拔除。引流管应妥善固定，保持通畅，注意无菌，注意观察引流液的颜色、性状及量，如有异常，及时通知医师并配合处理。

5. 并发症的护理

（1）出血。多因阑尾系膜的结扎线松脱，引起系膜血管出血。主要表现为腹痛、腹胀、失血性休克等；一旦发生，应立即遵医嘱输血、补液，并做好紧急手术止血的准备。

（2）切口感染。阑尾切除术后最常见的并发症，多见于化脓性或穿孔性阑尾炎。表现为术后 3d 左右体温升高，切口局部胀痛或跳痛、红肿、压痛，形成脓肿时，局部可出现波动感。应遵医嘱予以抗生素，若出现感染，先行试穿抽出伤口脓液，或在波动处拆除缝线敞开引流，排出脓液，定期换药，保持敷料清洁、干燥。

（3）粘连性肠梗阻。多与局部炎性渗出、手术损伤、切口异物和术后长期卧床等因素有关。术后应鼓励患者早期下床活动；不完全性肠梗阻者行胃肠减压，完全性肠梗阻者，应协助医师进行术前准备。

（4）阑尾残株炎。阑尾切除时若残端保留过长超过 1cm，术后残株易复发炎症，症状表现同阑尾炎，X 线钡剂检查可明确诊断，症状较重者再行手术切除阑尾残株。

（5）肠瘘／粪瘘。较少见。多因残端结扎线脱落，盲肠原有结核、癌肿等病变，术中因盲肠组织水肿脆弱而损伤等所致。临床表现与阑尾周围脓肿类似，术后数日内可见肠内容物经切口或瘘口溢出。阑尾炎所致的粪瘘一般位置较低，对机体影响较小，通过保持引流通畅、创面清洁、加强营养支持等非手术治疗后，多可自行闭合，仅少数需手术治疗。

（三）健康教育

（1）预防指导。指导健康人群改变不良的生活习惯，如改变高脂肪、高糖、低膳食纤维的饮食，注意饮食卫生。积极治疗或控制消化性溃疡、慢性结肠炎等。

（2）知识指导。向患者介绍阑尾炎护理、治疗知识。告知手术准备及术后康复方面的相关知识及配合要点。

（3）复诊。指导出院后如出现腹痛、腹胀等不适及时就诊。阑尾周围脓肿未切除阑尾者，告知患者 3 个月后再行阑尾切除术。

第十五节　胆　囊　结　石

胆石症包括发生在胆囊和胆管内的结石，是胆道系统的常见病和多发病。

一、概念

胆囊结石指发生在胆囊内的结石，主要为胆固醇结石、混合性结石或黑色素结石，常与急性胆囊炎并存，为常见病和多发病。

二、护理评估

（一）健康史

了解是否发生过胆绞痛，有无上腹隐痛不适；有无反酸、嗳气、餐后饱胀等消化道症状；有无胆囊炎和黄疸病史；有无过敏史及其他腹部手术史。

（二）临床表现

1.症状

大多数患者可无症状，称为无症状胆囊结石。典型症状为胆绞痛，只有少数患者出现，其他常表现为急性或慢性胆囊炎。

（1）胆绞痛。右上腹或上腹部阵发性疼痛，或持续性疼痛阵发性加剧，可向右肩胛部或背部放射，可伴有恶心、呕吐。常发生于饱餐、进食油腻食物后或睡眠中体位改变时。

（2）上腹隐痛。多数患者仅在进食油腻食物、工作紧张或疲劳时感觉上腹部或右上腹隐痛，或有饱胀不适、嗳气、呃逆等，常被误诊为"胃病"。

（3）胆囊积液。胆囊结石长期嵌顿或阻塞胆囊管但未合并感染时，胆囊黏膜吸收胆汁中的胆色素并分泌黏液性物质导致胆囊积液。积液呈透明无色，称为白胆汁。

（4）Mirizzi 综合征。其是一种特殊类型的胆囊结石，由于胆囊管与肝总管伴行过长或胆囊管与肝总管汇合位置过低，持续嵌顿于胆囊颈部的结石或较大的胆囊管结石压迫肝总管，引起肝总管狭窄；炎症反复发作导致胆囊肝总管瘘，胆囊管消失、结石部分或全部堵塞肝总管，引起反复发作的胆囊炎、胆管炎以及明显的梗阻性黄疸。

2.体征

右上腹有时可触及肿大的胆囊。若合并感染，右上腹可有明显压痛、反跳痛或肌紧张。

（三）辅助检查

首选腹部超声检查，诊断胆囊结石的准确率接近 100%。CT、MRI 也可显示胆囊结石，但不作为常规检查。

三、常见护理诊断 / 问题及护理目标

（一）护理诊断

（1）急性疼痛。与胆囊结石突然嵌顿、胆汁排空受阻致胆囊强烈收缩有关。

（2）知识缺乏。缺乏胆囊结石和腹腔镜手术的相关知识。

（3）潜在并发症。出血、胆瘘、皮下气肿、高碳酸血症。

（二）护理目标

（1）患者疼痛缓解或消失。

（2）患者知晓胆囊结石、腹腔镜手术及术后康复的相关知识。

（3）患者未发生并发症，或并发症得到及时发现和处理。

四、护理措施

（一）术前护理

（1）控制疼痛。评估疼痛的程度，观察疼痛的部位、性质、程度、发作时间、诱因及缓解的相关因素；评估疼痛与饮食、体位、睡眠的关系，为进一步治疗和护理提供依据。对诊断明确且剧烈疼痛者，遵医嘱予消炎利胆、解痉镇痛药物，以缓解疼痛。

（2）合理饮食。进食低脂饮食，以防诱发急性胆囊炎影响手术治疗。

（3）皮肤准备。腹腔镜手术入路多在脐周，指导患者用肥皂水清洗脐部，脐部污垢可用松节油或液状石蜡清洁。

（4）呼吸道准备。患者术前应进行呼吸功能锻炼；避免感冒，戒烟，以减少呼吸道分泌物，利于术后早日康复。

（二）术后护理

1. 病情观察

观察并记录生命体征；观察腹部体征，了解有无腹痛、腹胀及腹膜刺激征等；有引流管者，观察并记录引流液的颜色、性状和量。

2. 体位

清醒且血压稳定者，改为半卧位，指导患者有节律地深呼吸，达到放松和减轻疼痛的效果。

3. 饮食护理

腹腔镜术后禁食 6h，术后 24h 内饮食以无脂流质、半流质为主，逐渐过渡至低脂饮食。

4. 并发症的护理

（1）出血。观察生命体征、腹部体征和伤口渗血情况；有腹腔引流管者，观察引流液的颜色、性状及量。如出现面色苍白、冷汗、脉搏细弱、血压下降，腹腔引流管引流出大量血性液体等情况，及时报告医师并做好抢救准备。

（2）胆瘘。①原因。术中胆道损伤、胆囊管残端破漏是胆囊切除术后发生胆瘘的主要原因。②表现。患者出现发热、腹胀、腹痛、腹膜刺激征等表现，或腹腔引流液呈黄绿色胆汁样，常提示发生胆汁渗漏。③护理。观察腹部体征及引流液情况，一旦发现异常，及时报告医师并协助处理。充分引流胆汁，取半卧位，安置腹腔引流管，保持引流通畅，将漏出的胆汁充分引流至体外是治疗胆瘘最重要的措施。维持水、电解质平衡，长期大量胆瘘者应补液并维持水、电解质平衡。防止胆汁刺激和损伤皮肤，及时更换引流管周围被胆汁浸湿的敷料，予氧化锌软膏或皮肤保护膜涂敷局部皮肤。

（三）健康教育

（1）合理饮食。少量多餐，进食低脂、高维生素、富含膳食纤维的饮食，忌辛辣刺激性食物，多食新鲜蔬菜和水果。

（2）疾病指导。告知患者胆囊切除后出现消化不良、脂肪性腹泻等情况的原因；出院后如出现腹痛、黄疸、陶土样大便等情况应及时就诊。

（3）复查指导。中年以上未行手术治疗的胆囊结石患者应定期复查或尽早手术治疗，以防结石及炎症的长期刺激诱发胆囊癌。

第四章

泌尿系统疾病护理常规

第一节　肾病综合征

一、概念

肾病综合征指由各种肾脏疾病所致的，以大量蛋白尿（尿蛋白 > 3.5g/d）、低蛋白血症（血浆清蛋白 < 30g/L）、水肿、高脂血症为临床表现的一组综合征。

二、护理评估

（一）健康史

主要询问疾病的起始时间、急缓和主要症状。肾病综合征患者最常见和突出的症状是水肿，应详细询问患者水肿的发生时间、部位、程度、特点、消长情况，以及有无胸闷、气促、腹胀等胸腔、腹腔、心包积液的表现。询问有无肉眼血尿、血压异常和尿量减少。有无发热、咳嗽、咳痰、皮肤感染和尿路刺激征等感染征象。

（二）临床表现

（1）一般状态。患者的精神状态、营养状况、生命体征和体重有无异常。

（2）水肿。水肿的范围、特点以及有无胸腔、腹腔、心包积液和阴囊水肿。

（三）辅助检查

1. 实验室检查

（1）尿液检查。尿蛋白定性一般为 +++ ～ ++++，24h 尿蛋白定量超过 3.5g。尿中可有红细胞、颗粒管型等。

（2）血液检查。血浆清蛋白低于 30g/L，血中胆固醇、三酰甘油、低密度脂蛋白及极低密度脂蛋白均可增高，血 IgG 可降低。

（3）肾功能检查。血清肌酐、尿素氮可正常或升高。

2. 其他检查

（1）肾脏 B 超检查。双侧肾脏可正常或缩小。

（2）肾活组织病理检查。可明确肾小球病变的病理类型。

三、常见护理诊断／问题及护理目标

（一）护理诊断

（1）体液过多。与低蛋白血症致血浆胶体渗透压下降等有关。

（2）营养失调。与大量蛋白尿、摄入减少及吸收障碍有关。

（3）有感染的危险。与机体抵抗力下降、应用激素和（或）免疫抑制剂有关。

（4）有皮肤完整性受损的危险。与水肿、营养不良有关。

（二）护理目标

（1）患者水肿程度减轻或消失。

（2）能正常进食，营养状况逐步改善。

（3）无感染发生，或能及时发现并控制感染。

（4）皮肤无损伤或发生感染。

四、护理措施

（一）体液过多

具体护理措施参见本章"肾源性水肿"的护理。

（二）营养失调

（1）饮食护理。一般给予正常量的优质蛋白 0.8 ～ 1.0g/（kg・d），但当肾功能不全时，应根据肾小球滤过率调整蛋白质的摄入量；供给足够的热量，每天每千克体重不少于 126 ～ 147kJ（30 ～ 35kcal）；少食富含饱和脂肪酸（动物油脂）的饮食，多食富含多聚不饱和脂肪酸（如植物油、鱼油）的饮食及富含可溶性纤维的食物（如燕麦、豆类等），以控制高脂血症；注意维生素及铁、钙等的补充；给予低盐饮食（＜3g/d）以减轻水肿。

（2）营养监测。记录进食情况，评估饮食结构是否合理，热量是否充足。定期测量血浆清蛋白、血红蛋白等指标，评估机体的营养状况。

（三）有感染的危险

1.预防感染

（1）保持病房环境清洁，定时开门窗通风换气，定期进行空气消毒，并用消毒药水拖地、擦桌椅，保持室内温度和湿度合适。尽量减少病区的探访人次，限制上呼吸道感染者探访。

（2）预防感染指导。告知患者预防感染的重要性；协助患者加强全身皮肤、口腔黏膜和会阴部护理，防止皮肤和黏膜损伤；指导其加强营养和休息，增强机体抵抗力；遇寒冷季节，注意保暖。

2.病情观察

监测生命体征，注意体温有无升高；观察有无咳嗽、咳痰、肺部干湿啰音、尿路刺激征、皮肤红肿等感染征象。

（四）有皮肤完整性受损的危险

具体护理措施参见本章"肾源性水肿"的护理。

（五）健康教育

（1）疾病知识指导。向患者及其家属介绍本病的特点，讲解常见的并发症以及预防方法，如避免受凉、注意个人卫生以预防感染等。注意休息，避免劳累，同时应适当活动，以免发生肢体血栓等并发症。告诉患者优质蛋白、高热量、低脂、高膳食纤维和低盐饮食的重要性，指导患者根据病情选择合适的食物，并合理安排每天饮食。

（2）用药指导与病情监测。告诉患者不可擅自减量或停用激素，介绍各类药物的使用方法、使用注意事项以及可能的不良反应。指导患者学会对疾病的自我监测，监测水肿、尿蛋白和肾功能的变化。定期随访。

第二节 尿 路 感 染

一、概念

尿路感染（UTI）是由于各种病原微生物感染所引起的尿路急、慢性炎症。多见于育龄期女性、老年人、免疫力低下及尿路畸形者。根据感染发生部位可分为上尿路感染和下尿路感染，前者系指肾盂肾炎，后者包括膀胱炎和尿道炎。根据有无尿路结构或功能的异常，又可分为复杂性尿路感染和非复杂性尿路感染。留置导尿管或拔除导尿管48h内发生的感染称为导管相关性尿路感染。

二、护理评估

（一）健康史

主要询问疾病的起始时间、急缓和主要症状。如患者排尿情况，包括每天排尿的次数、尿量，有无尿急、尿痛及其严重程度；询问尿频、尿急、尿痛的起始时间；询问尿痛的部位，有无发热、腰痛等伴随症状。询问患者是否在经期、妊娠期、绝经期和性生活后；有无导尿、尿路器械检查、劳累等明显诱因；询问是否存在机体免疫力低下的因素，如患有糖尿病、慢性肾脏疾病、慢性腹泻、长期卧床的重症慢性疾病或长期使用糖皮质激素等。

（二）临床表现

1. 膀胱炎

约占尿路感染的60%，患者主要表现为尿频、尿急、尿痛，伴排尿不适。一般无全身毒血症状。常有白细胞尿，30%有血尿，偶有肉眼血尿。

2. 急性肾盂肾炎

（1）全身表现：常有寒战、高热，伴有头痛、全身酸痛、无力、食欲减退。

（2）泌尿系统表现：常有尿频、尿急、尿痛，多伴有腰痛、肾区不适，肋脊角压痛和叩击痛阳性。可有脓尿和血尿。部分患者可无明显的膀胱刺激症状，而以全身症状为主或表现为血尿伴低热和腰痛。

3. 无症状细菌尿

又称隐匿型尿感，即有真性菌尿但无尿路感染的症状。多见于老年人，发病率为40%～50%。如不治疗，无症状菌尿也可在病程中出现急性尿路感染的症状。

（三）辅助检查

1. 实验室检查

（1）尿常规。尿液浑浊，可有异味。尿沉渣镜检白细胞＞5个/HP，出现白细胞尿、白细胞管型提示肾盂肾炎；红细胞也可增加，少数可有肉眼血尿；尿蛋白常为阴性或微量。

（2）尿细菌学检查。新鲜清洁中段尿细菌定量培养菌落计数≥10^5/ml，如能排除假阳性，称为真性菌尿。如临床上无尿感症状，则要求2次清洁中段尿定量培养均＞10^5/ml，且为同一菌种。此外，膀胱穿刺尿定性培养有细菌生长也提示真性菌尿。

（3）血生化。急性肾盂肾炎的血常规可有白细胞计数增多，中性粒细胞核左移。

2. 其他检查

对于尿路感染反复发作者，可行 B 超、X 线腹部平片、静脉肾盂造影等。

三、常见护理诊断／问题及护理目标

（一）护理诊断

（1）排尿障碍。尿频、尿急、尿痛，与尿路感染所致的膀胱激惹状态有关。

（2）体温过高。与急性肾盂肾炎有关。

（二）护理目标

（1）患者的尿频、尿急、尿痛有所减轻或消失。

（2）及时采取有效降温措施使体温恢复正常。

四、护理措施

（一）排尿障碍

（1）休息。急性发作期应注意卧床休息，宜取屈曲位，尽量勿站立。保持心情愉快，因过分紧张可加重尿频。指导患者从事一些感兴趣的活动，如听轻音乐、欣赏小说、看电视或聊天等，以分散患者注意力，减轻焦虑，缓解排尿障碍。

（2）增加水分的摄入。如无禁忌证，应尽量多饮水、勤排尿，以达到不断冲洗尿路、减少细菌在尿路停留的目的。尿路感染者每天摄水量不应低于 2 000ml，保证每天尿量在 1 500ml 以上，且每 2 ～ 3h 排尿 1 次。

（3）保持皮肤黏膜的清洁。加强个人卫生，增加会阴清洗次数，减少肠道细菌侵入尿路而引起感染的机会。女性月经期间尤需注意会阴部的清洁。

（4）缓解疼痛。指导患者进行膀胱区热敷或按摩，以缓解局部肌肉痉挛，减轻疼痛。

（5）用药护理。遵医嘱给予抗菌药物和口服碳酸氢钠，注意观察药物的疗效及不良反应。碳酸氢钠可碱化尿液，减轻尿路刺激征。

（二）体温过高

（1）饮食护理。给予清淡、营养丰富、易消化食物。高热者注意补充水分，同时做好口腔护理。

（2）休息和睡眠。增加休息与睡眠，为患者提供一个安静、舒适的休息环境，加强生活护理。

（3）病情观察。监测体温、尿液性状的变化，有无腰痛加剧。如高热持续不退或体温升高，且出现腰痛加剧等，应考虑可能出现肾周脓肿、肾乳头坏死等并发症，需及时通知医生。

（4）物理降温。高热患者可采用冰敷、酒精擦浴等措施进行物理降温。

（5）用药护理。遵医嘱给予抗菌药物，注意药物用法、剂量、疗程和注意事项，如口服复方磺胺甲噁唑期间要注意多饮水，并同时服用碳酸氢钠，以增强疗效、减少磺胺结晶的形成。

（三）健康教育

1. 疾病预防指导

（1）保持规律生活，避免劳累，坚持体育运动，增加机体免疫力

（2）多饮水、勤排尿是预防尿路感染最简便而有效的措施。每天应摄入足够水分，以保证足够的尿量和排尿次数。

（3）注意个人卫生，尤其女性，要注意会阴部及肛周皮肤的清洁，特别是月经期、妊娠期、产褥期。学会正确清洁外阴部的方法。

（4）与性生活有关的反复发作者，应注意性生活后立即排尿。

（5）膀胱－输尿管反流者，需要"二次排尿"，即每次排尿后数分钟再排尿1次。

2. 疾病知识指导

告知患者尿路感染的病因、疾病特点和治愈标准，使其理解多饮水、勤排尿以及注意会阴部、肛周皮肤清洁的重要性，确保其出院后仍能严格遵从。教会患者识别尿路感染的临床表现，一旦发生尽快诊治。

3. 用药指导

嘱患者按时、按量、按疗程服药，勿随意停药，并按医嘱定期随访。

第三节　急性肾损伤

一、概念

急性肾损伤（AKI）是由各种原因引起的短时间内肾功能急剧减退而出现的临床综合征，主要表现为含氮代谢废物潴留，水、电解质和酸碱平衡紊乱，甚至全身各系统并发症。

AKI 以往称为急性肾衰竭（ARF），AKI 概念的提出将关注的焦点由肾功能严重受损并需要肾脏替代治疗的阶段扩展至肾功能标志物轻微改变的早期阶段，体现了对疾病早期诊断及早期干预的重视。

急性肾损伤有广义和狭义之分，广义的 AKI 根据损伤最初发生的解剖部位可分为肾前性、肾性和肾后性 3 类。狭义的 AKI 指急性肾小管坏死（ATN），此为 AKI 最常见类型，占全部 AKI 的 75% ～ 80%。AKI 是肾脏病中的常见危重症，在重症监护室发生率为30% ～ 60%，危重患者死亡率高达 30% ～ 80%。

二、护理评估

（一）健康史

患者是否出现意识障碍、躁动、谵妄、抽搐、昏迷、食欲减退、恶心、呕吐、腹胀、呃逆、腹泻、呼吸困难、咳嗽、憋气、心悸等，也可出现出血倾向及轻度贫血，表现为皮肤、黏膜、牙龈出血，头晕、乏力等征象。

（二）临床表现

典型临床病程可分为 3 期：起始期、维持期、恢复期。

1. 起始期

此阶段可持续数小时至几天，患者无明显症状。若及时采取有效措施常可阻止病情进展。

2. 维持期

又称少尿期。典型者持续 7 ～ 14d，也可短至几天或长至 4 ～ 6 周。GFR 维持在低水平，患者常出现少尿或无尿。部分患者尿量可维持在 400ml/d 以上，称非少尿型 AKI，其病情大多较轻，预后好。

（1）AKI 的全身表现。①消化系统。食欲减退、恶心、呕吐、腹胀、呃逆、腹泻等，严重者可出现消化道出血。②呼吸系统。可出现呼吸困难、咳嗽、憋气等症状。③循环系统。出现高血压、心力衰竭和急性肺水肿，如呼吸困难、心悸等；可引发各种心律失常及心肌病变。④神经系统。可出现意识障碍、躁动、谵妄、抽搐、昏迷等尿毒症脑病症状。⑤血液系统。可出现出血倾向及轻度贫血，表现为皮肤、黏膜、牙龈出血，头晕、乏力等。⑥其他。感染是 AKI 常见且严重的并发症，也是主要的死亡原因。常见感染部位依次为肺部、泌尿道、伤口及全身。此外，在 AKI 同时或在疾病发展过程中可合并多脏器功能衰竭。

（2）水、电解质和酸碱平衡紊乱。①水过多。见于水摄入量未严格控制、大量输液时，表现为稀释性低钠血症、高血压、心力衰竭、急性肺水肿和脑水肿等。②代谢性酸中毒。③高钾血症。严重者发生房室传导阻滞、室内传导阻滞，心室颤动或心搏骤停等心律失常。④低钠血症。⑤其他。可有低钙、高磷、低氯血症等，但不如慢性肾衰竭时明显。

3. 恢复期

GFR 逐渐恢复至正常或接近正常范围。少尿型患者出现尿量进行性增加，每天尿量可达 3 ～ 5L，通常持续 1 ～ 3 周，继而逐渐恢复正常。尿量增加数天后血肌酐逐渐下降。部分患者最终遗留不同程度的肾脏结构和功能损伤。

（三）辅助检查

1. 实验室检查

（1）血液检查。可有轻度贫血，血尿素氮和肌酐进行性上升，高分解代谢者上升速度较快。血清钾浓度常高于 5.5mmol/L。PH 值常低于 7.35，碳酸氢根离子浓度低于 20mmol/L。血钠、血钙浓度降低，血清磷浓度升高。

（2）尿液检查。尿蛋白多为 + ～ ++，以小分子蛋白质为主，可见肾小管上皮细胞、上皮细胞管型、颗粒管型，少许红、白细胞等。尿比重降低且固定，多在 1.015 以下。尿钠增高。尿液指标检查必须在输液、使用利尿药和高渗药物之前，否则结果有偏差。

2. 影像学检查

尿路 B 超检查、CT、MRI 或放射性核素等。

3. 肾活组织检查

其是重要的诊断手段。

三、常见护理诊断／问题及护理目标

（一）护理诊断

（1）体液过多。与 GFR 下降致水钠潴留、水摄入控制不严引起的容量过多有关。

（2）潜在并发症。电解质、酸碱平衡失调。

（3）营养失调。与患者食欲减退、恶心、呕吐、限制蛋白质摄入、透析和原发疾病等因素有关。

（4）有感染的危险。与机体抵抗力降低及透析等侵入性操作有关。

（二）护理目标

（1）维持机体水、电解质、酸碱平衡。

（2）患者能保持足够的营养物质的摄入，身体营养状况有所改善。

（3）住院期间未发生感染，或能及时发现并控制感染。

四、护理措施

（一）体液过多

（1）休息与体位。应绝对卧床休息以减轻肾脏负担。下肢水肿者抬高下肢促进血液回流。昏迷者按昏迷患者护理常规进行护理。

（2）维持与监测水平衡。坚持"量出为入"的原则。严格记录24h出入液量，同时将出入量的记录方法、内容告诉患者，以便得到患者的充分配合。每天监测体重。具体参见本章中"肾源性水肿"的护理。

严密观察患者有无体液过多的表现：①皮肤、黏膜水肿；②体重每天增加 > 0.5kg；③无失盐基础上血清钠浓度偏低；④中心静脉压高于12cmH$_2$O（1.17kPa）；⑤胸部X线显示肺充血征象；⑥无感染征象基础上出现心率快、呼吸急促、血压增高、颈静脉怒张。

（二）潜在并发症

1. 监测并及时处理电解质、酸碱平衡失调

（1）监测血清钾、钠、钙等电解质的变化，如发现异常及时通知医生处理。

（2）密切观察有无高钾血症的征象，如脉律不齐、肌无力、感觉异常、恶心、腹泻、心电图改变（T波高尖、S-T段压低、PR间期延长、房室传导阻滞、QRS波宽大畸形、心室颤动甚至心搏骤停）等。血钾高者应限制钾的摄入，少用或忌用富含钾的食物，如紫菜、菠菜、苋菜、薯类、山药、坚果、香蕉、香菇、榨菜等。预防高钾血症的措施还包括积极预防和控制感染、及时纠正代谢性酸中毒、禁止输入库存血等。

（3）限制钠盐摄入。

（4）密切观察有无低钙血症的征象，如指（趾）、口唇麻木，肌肉痉挛、抽搐，心电图改变（Q-T间期延长、ST段延长）等。如发生低钙血症，可摄入含钙量较高的食物如牛奶，并可遵医嘱使用活性维生素D及钙剂等，急性低钙血症需静脉使用钙剂。

2. 观察治疗效果

密切观察患者临床症状、尿量、血清尿素氮和血清肌酐，如患者临床症状改善、尿量增加、血清尿素氮和血清肌酐逐渐下降，提示治疗有效。

（三）营养失调

（1）饮食护理。给予充足热量、优质蛋白饮食，控制水、钠、钾的摄入量。每天供给 35kcal/kg（1471kJ/kg）热量，其中 2/3 由碳水化合物提供，1/3 由脂类提供，以减少机体蛋白质分解；蛋白质的摄入量应限制为 0.8～1.0g/（kg·d），适量补充必需氨基酸和非必需氨基酸，高分解代谢、营养不良或接受透析的患者，蛋白质摄入量可适当放宽。优先经胃肠道提供营养支持，告知患者及家属保证营养摄入的重要性，少量多餐，以清淡流质或半流质食物为主，不能经口进食者可用鼻饲或肠外营养。

（2）监测营养状况。监测反映机体营养状况的指标是否改善，如血浆清蛋白等。

（四）有感染的危险

具体护理措施参见本章"慢性肾衰竭"。

（五）健康教育

（1）疾病预防指导。老年人、糖尿病、原有慢性肾脏病史及危重患者，应注意避免肾毒性药物、造影剂、肾血管收缩药物的应用，及时维持血流动力学稳定以避免肾脏低灌注。高危患者如必须造影检查需予水化疗法。加强劳动防护，避免接触重金属、工业毒物等。误服或误食毒物时，应立即进行洗胃或导泻，并采用有效解毒剂。

（2）疾病知识指导。恢复期患者应加强营养，增强体质，适当锻炼；注意个人清洁卫生，注意保暖，防止受凉；避免妊娠、手术、外伤。教会患者测量和记录尿量的方法。指导患者定期复查尿常规、肾功能及双肾 B 超，了解 AKI 是否转变为慢性肾脏病。

第四节　慢性肾衰竭

一、概念

慢性肾衰竭（CRF）简称慢性肾衰，指各种原发性或继发性慢性肾脏病进行性进展引起 GFR 下降和肾功能损害，出现以代谢产物潴留，水、电解质和酸碱平衡紊乱和全身各系统症状为主要表现的临床综合征。

美国肾脏病基金会（NKF）制定的肾脏病预后生存质量指导（K/DOQI）提出慢性肾脏病（CKD）的定义，指各种原因引起的慢性肾脏结构和功能异常（肾脏损伤 ≥ 3 个月），伴或不伴肾小球滤过率（GFR）下降，表现为肾脏病理学检查异常或肾脏损伤（血、尿成分异常或影像学检查异常）；或不明原因的 GFR 下降 [< 60ml/（min·1.73m^2）] 超过 3 个月。CKD 概念的提出强调了疾病早期识别和防治的重要性。

二、护理评估

（一）健康史

重点询问患病及治疗经过，慢性肾衰竭患者一般有多年的原发性或继发性慢性肾脏病史，应详细询问患者的患病经过，包括首次起病有无明显的诱因，疾病类型、病程长短、病程中出现的主要症状、特点，既往有无病情加重及其诱因，有无慢性肾炎、高血压、糖尿病、痛风等病史。了解既往治疗及用药情况，包括曾用药物的种类、用法、剂量、疗程、药物的疗效及不良反应等，有无长期服用非甾体类解热镇痛药或中草药史。有无高血压或肾脏疾病家族史。

（二）症状和体征

起病缓慢，早期（CKD1 ～ 3 期）常无明显临床症状或仅有乏力、夜尿增多等症状。当发展至残余肾单位无法代偿满足机体最低需求时，才出现明显症状。尿毒症时出现全身多个系统的功能紊乱。

1. 水、电解质和酸碱平衡紊乱

可出现水、钠潴留或脱水、低钠血症、高钾或低钾血症、高磷血症、低钙血症、高镁血症、代谢性酸中毒等。

2. 糖、脂肪、蛋白质代谢障碍

可表现为糖耐量降低、低血糖、高三酰甘油血症、高胆固醇血症，蛋白质合成减少、分解增加及负氮平衡。

3. 各系统症状体征

（1）消化系统。食欲不振是最常见和最早期表现，还可表现为恶心、呕吐、腹胀、腹泻。晚期患者呼出气体中有尿味，口腔炎、口腔黏膜溃疡、胃或十二指肠溃疡以及上消化道出血也较常见。

（2）心血管系统。①高血压和左心室肥大：多数患者存在不同程度的高血压，高血压可引起动脉硬化、左心室肥厚、心力衰竭并加重肾损害。②心力衰竭：是慢性肾衰竭常见死亡原因之一。常表现为心悸、气促、端坐呼吸、颈静脉怒张、肝大、水肿等，一般发绀不明显，严重者发生急性肺水肿。③尿毒症性心肌病：指尿毒症毒素所致的特异性心肌功能障碍。表现为左室肥厚和舒张功能下降、心脏扩大、充血性心力衰竭、持续性心动过速、心律失常等。④心包炎：包括尿毒症性心包炎和透析相关性心包炎。心包积液多为血性，其他临床表现与一般心包炎相似，轻者可无症状，典型者表现为胸痛，卧位、深呼吸时加重，可有心包积液体征，严重者可发生心脏压塞。⑤动脉粥样硬化：动脉粥样硬化常发展迅速，可引起冠状动脉、脑动脉和全身周围动脉粥样硬化和钙化。冠心病是患者主要死亡原因之一。

（3）呼吸系统。常表现为气促，合并代谢性酸中毒时可表现为呼吸深而长。体液过多、心功能不全时可发生肺水肿。

（4）血液系统。①贫血：称为肾性贫血。多数患者均有轻至中度贫血，且多为正细胞正色素性贫血。铁缺乏、叶酸不足、营养不良、失血等可加重贫血程度。②出血倾向：常表现为鼻出血、皮肤淤斑、牙龈出血、月经过多等，重者出现消化道出血、颅内出血等。

（5）皮肤变化。皮肤瘙痒是慢性肾衰竭最常见症状之一。皮肤干燥伴有脱屑。尿毒症患者因贫血出现面色苍白或色素沉着异常呈黄褐色，为尿毒症患者特征性面容。

（6）肾性骨营养不良。简称肾性骨病。典型者表现为骨痛、行走不便和自发性骨折。

（7）神经、肌肉系统。中枢神经系统异常称为尿毒症脑病，早期表现为疲乏、失眠、注意力不集中等，后期可出现性格改变、抑郁、记忆力下降，判断力、计算力和定向力障碍，幻觉甚至昏迷等。周围神经病变以肢端袜套样分布的感觉丧失最常见，也可出现肢体麻木、下肢疼痛，深反射减弱或消失。尿毒症时可出现肌肉震颤、痉挛，肌无力和肌萎缩等。

（8）内分泌失调。可出现性激素紊乱，女性患者常表现为闭经、不孕，男性患者表现为阳痿、不育等。部分患者甲状腺素水平降低，表现为基础代谢率下降。

（9）免疫系统。CKD患者常伴有感染，透析者可发生血管通路或腹膜入口感染、肝炎病毒感染。

（三）辅助检查

1. 实验室检查

（1）尿常规检查。常见蛋白尿，尿沉渣检查中可见红细胞、白细胞、颗粒管型和蜡样管型。尿比重或尿渗透压下降或等渗尿。

（2）血常规检查。红细胞计数下降，绝对网织红细胞计数减少，血红蛋白浓度降低，白细胞计数可升高或降低。

（3）肾功能检查。肾功能降低，血肌酐、尿素氮水平增高，肌酐清除率降低。

（4）血生化检查。血浆清蛋白降低；血钙降低，血磷增高，甲状旁腺激素水平升高；血钾和血钠可增高或降低；可有代谢性酸中毒。

（5）其他实验室检查。可有出凝血功能障碍，出血时间延长；缺铁时血清铁水平偏低，血清铁蛋白浓度＜200ng/ml，转铁蛋白饱和度＜20%。

2. 其他检查

肾脏影像学检查如肾脏 B 超、同位素 ECT；心电图、心脏超声检查等。

三、常见护理诊断／问题及护理目标

（一）护理诊断

（1）营养失调。与食欲减退、消化吸收功能紊乱、长期限制蛋白质摄入等因素有关。

（2）潜在并发症。水、电解质、酸碱平衡失调。

（3）有皮肤完整性受损的危险。与皮肤水肿、瘙痒，凝血机制异常、机体抵抗力下降有关。

（4）潜在并发症。贫血。

（5）有感染的危险。与机体免疫功能低下、白细胞功能异常、透析等有关。

（二）护理目标

（1）患者能保持足够的营养物质的摄入，身体营养状况有所改善。

（2）维持机体水、电解质、酸碱平衡。

（3）水肿减轻或消退，瘙痒缓解，皮肤清洁、完整。

（4）贫血情况能够被早期发现并得到纠正。

（5）住院期间未发生感染。

四、护理措施

（一）营养失调

1. 饮食护理

饮食治疗在慢性肾衰竭的治疗中具有重要意义，因为合理的营养膳食调配不仅能减少体内氮代谢产物的积聚及体内蛋白质的分解，维持氮平衡，还能在维持营养、增强机体抵抗力、延缓病情发展等方面发挥重要作用。饮食原则为：优质低蛋白、充足热量、低盐、低钾、低磷饮食。

（1）蛋白质。慢性肾衰竭患者应限制蛋白质的摄入，且饮食中 90% 以上的蛋白质为优质蛋白，如鸡蛋、牛奶、瘦肉、鱼等，由于植物蛋白中含非必需氨基酸多，应尽量减少摄入，如花生及豆制品。

（2）热量。供给患者足够的热量，以减少体内蛋白质的消耗。一般每天供应的热量为126～147kJ/kg（30～35kcal/kg），摄入热量的70%由碳水化合物供给。可选用热量高蛋白质含量低的食物，如麦淀粉、藕粉、薯类、粉丝等。对已开始透析的患者，应改为透析饮食。

（3）其他。钠，一般每天食盐摄入不超过6g，水肿、高血压、少尿者需限制食盐摄入量不超过5g。钾，每天尿量＜1 000ml时，需限制饮食中钾的摄入，蔬菜经沸水煮后沥出可有效减少钾的含量。磷，低磷饮食，每天磷摄入量应＜600mg。补充水溶性维生素，如维生素C、维生素B_6、叶酸。补充矿物质和微量元素，如铁、锌等。

2. 改善患者食欲

适当增加活动量，用餐前后清洁口腔，提供整洁、舒适的进食环境，提供色、香、味俱全的食物，烹调时可加用醋、番茄汁、柠檬汁等调料以增强患者食欲。少量多餐。

3. 用药护理

当患者蛋白质摄入低于0.6g/（kg·d），应补充必需氨基酸或α-酮酸。以8种必需氨基酸配合低蛋白高热量的饮食治疗尿毒症，可使患者达到正氮平衡，并改善症状。必需氨基酸有口服制剂和静滴剂。成人用量为每天0.1～0.2g/kg，能口服者以口服为宜。静脉输入时应注意输液速度。如有恶心、呕吐，及时减慢输液速度，同时可给予止吐药。切勿在氨基酸内加入其他药物，以免引起不良反应。高钙血症者慎用，需定期监测血钙浓度。

4. 监测肾功能和营养状况

定期监测患者的体重变化、血尿素氮、血肌酐、血清蛋白和血红蛋白水平等，以了解其营养状况。

（二）水、电解质、酸碱平衡失调

具体护理措施参见本章"急性肾损伤"。

（三）有皮肤完整性受损的危险

（1）评估皮肤情况。评估皮肤的颜色、弹性、温湿度及有无水肿、瘙痒，检查受压部位有无发红、水疱、感染、脱屑等。

（2）皮肤的一般护理。避免皮肤过于干燥，应以中性肥皂和沐浴液进行皮肤清洁，洗后涂上润肤剂，以避免皮肤瘙痒。指导患者修剪指甲，以防皮肤瘙痒时抓破皮肤，造成感染。必要时，按医嘱给予抗组胺类药物和止痒剂，如炉甘石洗剂等。

（3）水肿的护理。如患者有水肿，具体护理措施参见本章"肾源性水肿"的护理。

（四）贫血

（1）评估贫血情况。评估患者有无疲乏、心悸、气促、呼吸困难、心动过速、甲床或黏膜苍白、红细胞计数和血红蛋白浓度有无下降。

（2）寻找贫血的原因。评估患者有无消化道出血、月经过多等；有无叶酸、维生素缺乏；有无药物不良反应引起的贫血，如免疫抑制剂的应用；有无因体液过多引起红细胞、血红蛋白稀释效应；有无合并血液系统疾病或恶性肿瘤，如骨髓增生异常综合征、地中海贫血等。

（3）用药护理。积极纠正患者的贫血，遵医嘱应用促红细胞生成素（EPO），每次皮下注射应更换注射部位。因 EPO 可使血压增高、促进血栓形成引发卒中的风险，血红蛋白升高过快（2 周内升高幅度 > 10g/L）可引起心血管事件发生，故治疗期间需严格控制血压，Hb > 110g/L 时应减少 EPO 的使用剂量，观察有无高血压、头痛、血管通路栓塞、肌病或流感样症状、癫痫、高血压脑病等不良反应。每月定期监测血红蛋白和血细胞比容、血清铁、转铁蛋白饱和度、铁蛋白等。

（4）休息与活动。患者应卧床休息，避免过度劳累。能起床活动的患者，则应鼓励其适当活动，如室内散步、在力所能及的情况下自理生活等，但应避免劳累和受凉。活动时要有人陪伴，以不出现心慌、气喘、疲乏为宜。一旦有不适症状，应暂停活动，卧床休息。贫血严重时应卧床休息，并告诉患者坐起、下床时动作宜缓慢，以免发生头晕。有出血倾向者活动时应注意安全，避免皮肤黏膜受损。

（五）有感染的危险

（1）监测感染征象。监测患者有无体温升高。慢性肾衰竭患者基础代谢率较低，体温 > 37.5℃时即提示存在感染。注意有无寒战、疲乏无力、食欲下降、咳嗽、咳脓性痰、肺部湿啰音、尿路刺激征、白细胞计数增高等。准确留取各种标本如痰液、尿液、血液等送检。

（2）预防感染。采取切实可行的措施，预防感染的发生。①有条件时将患者安置在单人房间，病室定期通风并空气消毒。②各项检查治疗严格无菌操作，避免不必要的侵入性治疗与检查，特别注意有无留置静脉导管和留置尿管等部位的感染。③加强生活护理，尤其是口腔及会阴部皮肤的卫生。卧床患者应定期翻身，指导有效咳痰。④患者应尽量避免去人多聚集的公共场所。⑤接受血液透析的患者，其乙型和丙型肝炎的发生率明显高于正常人群，可进行乙肝疫苗的接种，并尽量减少输注血液制品。

（3）用药护理。遵医嘱合理使用对肾无毒性或毒性低的抗生素，并观察药物的疗效和不良反应。

（六）健康教育

1. 疾病预防指导

早期发现和积极治疗各种可能导致肾损害的疾病，如高血压、糖尿病等。老年、高血脂、肥胖、有肾脏疾病家族史是慢性肾脏病的高危因素，此类人群应定期检查肾功能。已有肾脏基础病变者，注意避免加速肾功能减退的各种因素，如血容量不足、肾毒性药物的使用、尿路梗阻等。

2. 疾病知识指导

向患者及家属讲解慢性肾衰竭的基本知识，使其理解本病虽然预后较差，但只要坚持积极治疗，消除或避免加重病情的各种因素，可以延缓病情进展，提高生存质量。指导患者根据病情和活动耐力进行适当的活动，以增强机体抵抗力，但需避免劳累，做好防寒保暖。注意个人卫生，注意室内空气清洁，经常开窗通风，但避免对流风。避免与呼吸道感染者接触，尽量避免去公共场所。指导家属关心、照料患者，给患者以情感支持，使患者保持稳定积极的心理状态。

3. 饮食指导

指导患者严格遵从慢性肾衰竭的饮食原则，强调合理饮食对治疗本病的重要性。教会患者在保证足够热量供给、限制蛋白质摄入的前提下，选择适合自己病情的食物品种及数量。指导患者在血压升高、水肿、少尿时，应严格限制水钠摄入。口渴时可采用漱口、含小冰块、嚼口香糖等方法缓解。有高钾血症时，应限制含钾量高的食物。

4. 病情监测指导

（1）指导患者准确记录每天的尿量和体重。

（2）指导患者掌握自我监测血压的方法，每天定时测量。CKD1～4期者确保用药期间血压控制目标为 < 130/80mmHg，CKD5 期者 < 140/90mmHg。

（3）合并糖尿病者定期监测血糖，控制目标为空腹血糖 5～7.2mmol/L，HbA_1C < 7%。

（4）监测体温变化。

（5）定期复查血常规、尿常规、肾功能、血清电解质等情况。

（6）一般每 1～3 个月返院随访 1 次，出现下列情况时需及时就医，体重迅速增加超过 2kg、水肿、血压显著增高、气促加剧或呼吸困难、发热、乏力或虚弱感加重、嗜睡或意识障碍。

5. 治疗指导

遵医嘱用药，避免使用肾毒性药物，不要自行用药。向患者解释有计划地使用血管以及尽量保护前臂、肘等部位的大静脉，对于日后进行血透治疗的重要性，使患者理解并配合治疗。已行血液透析者应指导其保护好动静脉瘘管，腹膜透析者保护好腹膜透析管道。

第五节　肾　损　伤

一、概念

肾脏深藏于肾窝，上被膈肌所罩，前有腹壁和腹腔内脏器，后有肋骨、脊柱和背部的肌肉，受到较好的保护。正常肾脏有 1 ～ 2cm 的活动度，通常不易受到损伤。肾损伤发生率为每年 5/10 万，72% 见于 16 ～ 44 岁男性青壮年，男女比例约为 3 : 1。以闭合性损伤多见，1/3 常合并有其他脏器损伤。当肾脏存在积水、结石、囊肿等病理改变时，损伤可能性更大。按病因可分为开放性损伤、闭合性损伤、自发性肾破裂（Wunde 综合征）、医源性肾损伤。按损伤程度可分为肾挫伤、肾部分裂伤、肾全层裂伤、肾蒂损伤等病理类型。

二、护理评估

（一）健康史

重点询问患者受伤史，了解外力的大小、作用的部位、受伤时间、伤后排尿情况、有无血尿、有无昏迷及恶心呕吐等情况，以便全面估计患者的伤情。如患者失血过多意识不清时，应在采取抢救措施的同时向患者家属或陪同者了解相关情况。

（二）临床表现

1. 症状

（1）休克。休克是肾损伤后很重要的表现,可为创伤性和（或）失血性休克。早期休克可能为剧烈疼痛所致,但其后与大量失血有关。若短时间内迅速发生休克或快速输血 400ml 后仍不能及时纠正休克市，常提示有严重的内出血，会危及生命，需要立即手术治疗。一般多见于开放性肾损伤。

（2）血尿。为肾损伤最常见、最重要的症状，90% 以上的患者可出现肉眼血尿。肾挫裂伤可出现少量血尿，严重肾裂伤则呈大量肉眼血尿，并有血块阻塞尿路。但血尿与损伤程度不成比例，肾挫伤或轻微肾裂伤会导致肉眼血尿，而严重的肾裂伤，如肾蒂损伤、肾动脉血栓形成等，也可仅有轻微血尿或无血尿。

（3）疼痛。患者患侧腰部、上腹部疼痛，可放射到同侧肩部、背部及下腹部。若腹膜破裂，大量尿液、血液流入腹腔，合并有腹腔脏器损伤时，可出现全腹压痛、肌紧张等腹膜刺激症状。当血块通过输尿管时可有剧烈的肾绞痛。

（4）发热。出血、尿外渗容易继发感染，甚至形成肾周脓肿或化脓性腹膜炎，患者出现发热、寒战等全身中毒症状。

2. 体征

肾破裂时，血液、尿液渗入肾周围组织使局部肿胀，形成肿块，有明显的触痛和肌强直。从肿块增长的大小可以推测肾损伤的严重程度。

（三）辅助检查

1. 实验室检查

（1）尿常规。可发现尿中含有大量红细胞，还可呈肉眼血色。若尿液颜色由浓变浅提示出血在减轻或趋于停止，反之若血尿颜色逐渐加深则提示有活动性出血，需要采取进一步治疗措施。

（2）血常规。肾损伤 24h 内需动态监测红细胞、血红蛋白与血细胞比容，若持续降低提示有活动性出血。白细胞计数增高提示有感染灶存在。

（3）血清碱性磷酸酶。肾创伤后 8h 血中碱性磷酸酶开始上升，16～24h 上升最明显，24h 后下降，对早期肾损伤的诊断有意义。

（4）肾功能。需反复测定肾功能，早期监测有无肾衰竭。

2. 影像学检查

（1）B 超。通过超声显示肾周有无液性无回声区域、肾影有无扩大、肾实质有无回声不均匀、集合系统有无移位、肾被膜有无中断等特征性改变，有助于对肾损伤的部位、程度、有无包膜下和肾周血肿及尿外渗情况的判断，还可显示肾蒂、对侧肾、邻近其他脏器的损伤情况。

（2）CT。可清晰显示肾皮质裂伤、尿外渗、肾周血肿范围等，还可了解肾周围脏器情况。可作为首选检查。

（3）排泄性尿路造影。可评价肾损伤的范围、程度和健侧肾功能。

（4）动脉造影。在排泄性尿路造影效果不佳时使用。选择性肾动脉造影显示肾动脉及肾实质损伤情况，针对存在肾动静脉瘘和创伤性动脉瘤者可针对损伤处进行超选择性血管栓塞，起到止血作用。因逆行肾盂造影易致感染，故不宜采用。

三、常见护理诊断／问题及护理目标

（一）护理诊断

（1）有体液不足的危险。与肾损伤或合并其他脏器出血有关。

（2）急性疼痛。与创伤、肾被膜肿胀有关。

（3）潜在并发症。感染。

（4）恐惧。与担心生命受到威胁或担心损失肾脏有关。

（二）护理目标

（1）生命体征平稳，休克得到控制。

（2）主诉疼痛得到控制或无疼痛。

（3）感染得到控制，体温开始下降或正常。

（4）恐惧减轻，配合治疗。

四、护理措施

（一）非手术治疗患者的护理

（1）维持组织灌注。肾创伤大出血合并休克，应迅速配合医生开展抢救工作。建立静脉通路。按照医嘱给予输血、补液、止血、镇静、止痛等措施。保持足够尿量，观察并记录每小时尿量及尿的性状，监测患者生命体征，同时做好急诊手术的术前准备。注意监测患者血压、脉搏、呼吸，观察有无精神不振、躁动、面色苍白、呼吸增快、血压下降、尿量减少等休克的症状和体征。即使患者生命体征平稳，也应加以注意，保证输血和输液通畅，必要时可加压输血以维持患者的有效循环血容量。

（2）休息与活动。绝对卧床2～4周，待患者病情稳定、血尿消失后方可离床活动。由于肾组织比较脆，若过早、过多离床活动可诱发再出血。肾挫伤需4～6周才趋于愈合，即使几天内尿色转清、局部症状减轻、尿液检查恢复正常，仍需继续卧床休息到规定时间。若到规定的时间后患者血尿仍未消失，则需延长绝对卧床的时间。护士应告诉患者绝对卧床的意义，使其认识到绝对卧床的治疗同药物与手术治疗同样重要，使其坚定信心、配合治疗，以取得较好的效果。

（3）尿液的观察。每4h留一份尿标本，按顺序比色动态观察尿液颜色变化的趋势，以判断病情进展情况。记录24h尿量，尿量减少时应立即通知医生。

（4）腰部肿块的观察。观察患者腰部肿块肿胀的程度，可画出肿块的界限以便观察其有无增大。

（5）疼痛观察与护理。观察患者疼痛的部位与性质，必要时可遵医嘱给予止痛和镇静药。单纯肾损伤如有腹膜刺激症状，需高度警惕腹内脏器损伤或肾损伤严重，应及时通知医生。

（6）感染的观察与预防。遵医嘱应用抗菌药物预防或控制感染，监测体温变化，超过38.5℃应采取降温措施。留置尿管的患者严格无菌操作，并按照护理常规进行尿管护理。

（7）心理护理。向患者讲解疾病相关知识，告诉患者绝对卧床的意义与重要性，解除思想顾虑，使其配合治疗。在患者治疗过程中及时了解其心理变化、及时针对患者的需求提供帮助。

（二）手术患者的护理

1. 手术的适应证

当闭合性肾损伤在以下情况时需手术治疗：①经积极抗休克治疗后生命体征仍未改善，提示有活动性出血；②血尿逐渐加重，血红蛋白与血细胞比容继续降低；③腰部肿块明显增大；④合并有腹腔其他脏器的损伤。手术方法根据肾脏损伤的程度行肾修补术或部分肾切除术、肾切除术、肾动脉栓塞术等。开放性肾损伤均需要手术。

2. 术前护理

（1）心理护理。患者受伤后情绪较焦虑，希望更多了解自己的病情，当医生通知其手术时更容易产生恐惧心理，因此护士应向患者耐心讲解病情与手术方式和必要性，做好术前的健康指导。

（2）术前准备。按照外科常规手术进行准备，同时注意密切观察生命体征，根据医嘱及时给予输血、补液的抗休克治疗，减少搬动危重患者，以免加重损伤。

3. 术后护理

（1）监测生命体征。闭合性肾损伤约40%合并休克，开放性肾损伤85%合并休克，加之手术创伤失血，患者更容易发生休克，因此术后应严密监测患者血压、脉搏、呼吸、意识的变化，如患者出现血压下降、脉搏增快、呼吸浅快、意识模糊，应立即通知医生采取有效措施维持患者生命体征的平稳，遵医嘱给予输血、补液、维持水电解质平衡治疗。

（2）活动。肾修补术患者术后需绝对卧床至少2周。肾切除术后生命体征平稳可给予半卧位，术后第一天开始逐渐增加活动，引流管拔除后可指导患者离床活动，活动以循序渐进、患者能耐受为准，切忌突然增加活动量或不活动。

（3）监测尿量。尿量是观察患者有无休克及判断肾功能是否受损的重要指标，应准确记录24h尿量，必要时监测每小时尿量，若患者尿量减少应及时通知医生采取措施。

（4）引流管的护理。观察引流的量、色及性状，并详细记录。有效固定，指导患者在翻身活动时加以注意，防止引流管脱落。保持引流通畅，每2h挤压引流管一次。防止引流管打折、受压和堵塞，禁止将引流管提到超过引流平面的位置，防止逆行感染。

（5）有效止痛。创伤及手术使患者感觉疼痛明显，遵医嘱应用止痛药或使用患者自控镇痛泵（PCA），注意评估止痛的效果，同时增加与患者的交流以转移其注意力、让患者听轻音乐等缓解疼痛的辅助方法，对加强止痛效果有一定的帮助。止痛药与PCA两种方法不可同时使用，除非有麻醉师的医嘱，否则会造成麻醉性止痛剂的副作用（呼吸抑制）增强，危及患者生命安全。

（6）观察患者术后有无感染的发生。注意监测患者体温的变化及引流液和尿液的情况，每天测4次体温，保持伤口敷料的清洁与干燥，有渗出及时更换。留置尿管期间每天2次会阴护理。保持引流管及尿管不可高于引流平面，否则会造成逆行感染。

（三）健康指导

指导患者注意休息，2～3个月不宜参加体力劳动或竞技运动，防止发生肾脏创伤面再度撕裂出血。多饮水，保持尿路通畅。注意观察尿液的颜色变化、伤侧腰部有无肿胀感觉，出现异常情况及时到医院诊治。肾切除患者注意保护健侧肾功能，减少对肾功能有损伤的药物。每年复查肾功能，及时发现并发症。

第六节 上尿路结石

一、概念

上尿路结石是指肾结石（renal calculi）和输尿管结石（ureteral calculi）。

二、护理评估

（一）健康史

（1）一般情况。包括患者的年龄、性别、职业、居住地、饮水习惯、饮食习惯（如肉类、奶制品的摄入）及排尿情况等。

（2）既往史。了解患者既往有无结石史，有无代谢和遗传性疾病，有无泌尿系统感染、梗阻性疾病，有无甲状旁腺功能亢进、痛风、肾小管酸中毒、长期卧床病史等。有无服用引起高尿钙尿、高草酸尿、高尿酸尿等代谢异常的药物。既往有无手术史，如肠管切除可引起腹泻，并引起高草酸尿和低枸橼酸尿。

（二）临床表现

评估疼痛的部位、性质、程度及伴随症状；血尿的程度及特点，如有无活动后血尿；是否有排除结石；是否伴有恶心、呕吐及膀胱刺激征；是否有感染性疾病症状。体格检查是否有肾区叩击痛。

（三）辅助检查

了解实验室检查（尿液分析、血液分析、结石成分分析）结果，判断有无肾功能损害及代谢异常；了解影像学检查结果，判断病变部位及程度，以及是否并发尿路感染、输尿管扩张和肾积水等。

三、常见护理诊断／问题及护理目标

（一）护理诊断

（1）疼痛。与结石刺激引起的炎症、损伤及平滑肌痉挛有关。

（2）潜在并发症。出血、感染、"石街"形成，双J管相关并发症、结石复发等。

（3）知识缺乏。缺乏预防尿石症的知识。

（二）护理目标

（1）患者自述疼痛减轻，舒适感增强。

（2）患者未发生并发症，或并发症得到及时发现或处理。

（3）患者知晓尿石症的预防知识。

四、护理措施

（一）非手术治疗患者的护理

（1）缓解疼痛。嘱患者卧床休息，局部热敷，指导患者做深呼吸、放松以减轻疼痛。遵医嘱应用解痉、镇痛及抗生素等药物，并观察疼痛的缓解情况及药物副作用。

（2）饮食、饮水与活动。对结石成分明确或部分因代谢性疾病引发结石的患者，给予对应的饮食指导；大量饮水可缓解尿液、预防结石复发、预防感染、促进排石。在病情允许的情况下，适当做一些运动，有助于排出结石。

（3）病情观察。观察体温、尿常规及早发现感染征象。观察结石排出情况，排出结石可做成分分析，以指导结石治疗与预防。

（二）手术患者的护理

1. 手术的适应证

体外冲击波碎石适用于直径 ≤ 2cm 的肾结石及输尿管上段结石；经皮肾镜碎石或取石术适用于直径 ≥ 2cm 的肾结石、有症状的肾盏结石、体外冲击波治疗失败的结石；输尿管镜取石或碎石术适用于中、下段输尿管结石，ESWL 失败的输尿管上段结石，X 线阴性的输尿管结石，停留时间长的嵌顿性结石；腹腔镜输尿管切口取石适用于直径 > 2cm 的输尿管结石，或经 ESWL、输尿管镜手术失败者。

2. 术前护理

（1）心理护理。向患者及家属解释 ESWL 的方法、碎石效果及配合要求，解除患者的顾虑；嘱患者术中配合做好体位固定，不能随意变换体位，以确保碎石定位的准确性。

（2）术前准备。术前 3d 忌食产气食物，术前 1d 口服缓泻药，术晨禁饮食；教患者练习手术配合体位、固定体位，以确保碎石定位的准确性；术晨行泌尿系统 X 线复查，了解结石是否移位或排出，复查后用平车接送患者，以免结石因活动再次移位。

3. 术后护理

（1）病情观察。观察患者生命体征、疼痛；关注患者血常规、肾功能、电解质等情况变化。

（2）引流管的护理。①肾造瘘管。经皮肾镜取石术后常规留置肾造瘘管，目的是引流尿液、血液及残余碎石。护理：妥善固定，搬运、翻身、活动时勿牵拉造瘘管，以防脱出或移位；防止逆流，引流管的位置不得高于肾造瘘口，以防引流液逆流引起感染。保持通畅，保持引流管位置低于肾造瘘口，勿压迫、冲洗、折叠导管；定期挤捏，防止堵塞；观察记录，观察引流液的颜色、性状和量，并做好记录。拔管，术后 3 ～ 5d 若引流尿液转清、体温正常，则可考虑拔管，拔管前先夹闭 24 ～ 48h，观察患者有无腰腹痛、发热及肾造瘘口渗液等不良反应，如无不适则可拔除，拔除时或拔除后观察是否有出血。②双 J 管。碎石术后于输尿管内放置双 J 管，可起到内引流、内支架的作用，还可扩张输尿管，有助于小结石的排出，防止输尿管内"石街"形成。术后指导患者尽早取半卧位，多饮水，勤排尿，勿使膀胱过度充盈而引起尿液反流。鼓励患者早期下床活动，但避免活动不当（如剧烈活动、过度弯腰、突然下蹲等）、咳嗽、便秘患者用力排便等使腹压增加的动作，以防引起双 J 管滑脱或上下移位。双 J 管一般留置 4～6 周，经复查腹部超声或 X 线确定无结石残留后，在膀胱镜下取出双 J 管。③肾周引流管。开放性手术后常留置肾周引流管，起引流渗血、渗液作用。妥善固定，保持引流通畅，观察、记录引流液颜色、形状与量。

（3）并发症的观察与护理。①出血。避免便秘，以免增加腹压导致出血。经皮肾镜取石或碎石术后早期，肾造瘘管引流出血性尿液，一般 1～3d 尿液颜色转清，不需特殊处理。若术后短时间内造瘘管引流出大量鲜红色血性液体，须警惕为出血。应安慰患者，嘱其卧床休息，并及时报告医师处理。除应用止血药、抗休克等处理外，根据不同的出血原因给予处理。对于肾脏内小静脉出血，可夹闭肾造瘘管 1～3h，造成肾盂内压力增高，达到压迫性止血的目的。若经止血处理后，患者生命体征平稳，再重新开放肾造瘘管。若为动脉出血、动静脉瘘出血、感染性 DIC、周围脏器损伤或者肾实质损伤等造成的出血，需尽早行肾动脉造影并选择性栓塞。②感染。术后应密切观察生命体征以及感染性休克的各项指标。遵医嘱应用抗生素，嘱患者多饮水；保持各引流管通畅，留置导尿管做好尿道口与会阴部的清洁。③输尿管或周围脏器损伤。术后观察有无漏尿、腹膜刺激征，一旦发现，及时处理。

（三）健康指导

指导患者大量饮水，以增加尿量，促进结石排出。根据结石成分、代谢状态调节饮食，如含钙结石者应合理摄入钙量；草酸盐结石者应限制钠盐、浓茶、菠菜、巧克力、草莓和各种坚果（松子、核桃、板栗等）以及动物蛋白质的过量摄入；尿酸结石者不宜食用含嘌呤高的食物，如动物内脏，限制各种肉类和鱼虾等高蛋白的食物。根据结石成分，应用药物预防结石发生。鼓励长期卧床者多活动，部分患者行碎石术后带双 J 管出院，指导患者做好自我护理。若出现排尿疼痛，指导其多饮水、减少活动和对症护理后均能缓解。嘱患者术后 4～6 周回院复查并拔除双 J 管。定期行 X 线或超声检查，观察有无残余结石或结石复发。若出现腰痛、血尿等症状，及时就诊。

第七节 下尿路结石

一、概念

下尿路结石包括膀胱结石（vesical calculi）和尿道结石（urethral calculi）。

二、护理评估

（一）健康史

了解患者的性别、年龄、家族史等，重点了解患者的饮食习惯，饮水习惯。了解患者既往有无泌尿系统梗阻及类似发病史，有无过敏史、糖尿病、高血压，既往是否长期服用药物如止痛药物、钙剂等。

（二）临床表现

评估患者有无排尿疼痛、排尿困难；评估患者排尿疼痛的诱因、性质，疼痛与排尿过程及体位的关系；评估患者有无血尿、尿频、尿急、尿痛等膀胱刺激症状，是否触及尿道硬结并有压痛；评估患者有无腹胀、腹痛等不适；有无体温升高、脉搏加速等感染征象。

（三）辅助检查

超声、X线检查有助于明确诊断。

三、常见护理诊断／问题及护理目标

（一）护理诊断

（1）排尿形态异常。与结石引起尿路梗阻有关。

（2）知识缺乏。与缺乏有关结石防治知识有关。

（3）潜在并发症。术后出血、感染。

（二）护理目标

（1）术后排尿情况得到明显改善。

（2）患者知晓结石防治的相关知识。

（3）患者未发生并发症，或并发症得到及时发现或处理。

四、护理措施

（一）手术患者的护理

1.手术的适应证

（1）经尿道膀胱镜取石或碎石术。大多数结石应用碎石钳机碎石，并将碎石取出，适用于结石直径＜3cm者。较大的结石需采用超声、液电、激光或气压弹道碎石。

（2）耻骨上膀胱切开取石术。为传统的开放手术方式。小儿及膀胱感染严重者，应做耻骨上膀胱造瘘，以加强尿液引流。

2.术前护理

（1）心理护理。解除思想顾虑，了解患者的饮食、饮水习惯及特殊爱好等，以取得患者的信任。特别是年老体弱、反复发作者，容易对治疗失去信心，意志消沉，情绪低落，护士要经常与患者沟通，指导其正确对待疾病，增强信心，以愉快的心情接受治疗。

（2）术前准备。术前1d沐浴，常规备皮，抗生素皮试，做好肠道准备。指导患者进行手术体位练习，完善术前常规检查，术前拍摄X线片定位，确定结石位置。

3.术后护理

（1）体位。嘱患者去枕平卧6h，禁食水。

（2）生命体征的观察。定时测量体温、呼吸、脉搏、血压、血氧饱和度，并进行记录。

（3）切口护理。观察切口或造瘘口渗血、渗液情况，如有异常，及时通知医师。保持切口或造瘘口清洁、干燥。

（4）留置导尿管的护理。①导尿管应持续开放，引流通畅，减轻膀胱内压力，减少膀胱尿液反流至肾盂的机会。②妥善固定，做好双固定，固定时应预留一定长度以防患者翻身时牵拉导管，引流袋的位置不得高于尿道口平面，防止逆行感染。③密切观察尿液的色、质、量。轻微的出血予以适当抗感染治疗，嘱患者多饮水即可。如出血未能缓解并持续加重，应立即通知医师，根据患者实际病情进行处理。④定期挤压导尿管，防止小血块堵塞。⑤做好尿道口护理。

（5）疼痛护理。疼痛时给予镇痛药物。

（6）饮食指导。非全麻及开放手术者，在麻醉期后恢复正常饮食；全麻及开放手术者应在肠道排气后开始进食，先给予流食，逐步恢复为半流食、普食。

（7）并发症的护理。①出血。定时观察患者术后病情变化及引流液的颜色、性质、量，如出现四肢湿冷、脉搏加快、血压下降、血性引流液增加等，及时通知医师给予处理。

②发热。术后常见并发症，给予对症处理，并嘱患者多饮水，监测体温变化。③漏尿。观察患者主诉及腹痛、压痛、板状腹等急腹症症状。

（二）健康指导

指导患者多饮水以稀释尿液，根据结石分析的结果，适当调整饮食结构以防结石复发。定期行尿液检查、X 线或 B 超检查，观察有无复发及残余结石情况，如有不适及时就诊。

第八节　良性前列腺增生

一、概念

良性前列腺增生也称前列腺增生症，是导致男性老年人排尿障碍最为常见的一种良性疾病。

二、护理评估

（一）健康史

（1）一般情况。了解患者的年龄、生活习惯、烟酒嗜好、饮食习惯、排尿习惯、睡眠情况等。

（2）既往史。了解既往有无发生尿潴留、尿失禁，有无并发腹股沟疝、内痔或脱肛。患者有无其他慢性病，如高血压、糖尿病、脑血管疾病等。既往手术史、外伤史。

（3）用药史。询问有无服用性激素类药物，有无使用治疗前列腺增生的药物等，目前或近期是否服用影响膀胱出口功能或导致下尿路症状的药物。

（二）临床表现

评估患者排尿困难的程度，排尿次数、时间、每次尿量、饮水量，有无血尿、膀胱刺激症状，是否有尿失禁，有无肾积水及程度，肾功能受损程度，有无其他合并症。

（三）辅助检查

（1）直肠指检。直肠指检是重要的检查方法。典型 BPH 可扪及腺体增大，边缘清楚，表面光滑，中央沟变浅或消失，质地柔韧而有弹性。

（2）超声检查。可经腹壁或直肠，测量前列腺体积、增生腺体是否突入膀胱，还可测定膀胱残余尿量。经直肠超声检查更为精确。

（3）尿流率检查。一般认为排尿量在 150 ～ 400ml 时，如最大尿流率＜ 15ml/s 表示排尿不畅；如＜ 10ml/s 则表示梗阻较为严重。如需进一步评估逼尿肌功能，应行尿流动力学检查。

（4）前列腺特异性抗原测定。前列腺有结节或质地较硬时，PSA 测定有助于排除前列腺癌。

三、常见护理诊断／问题及护理目标

（一）护理诊断

（1）排尿障碍。与膀胱出口梗阻有关。

（2）急性疼痛。与逼尿肌功能不稳定、导尿管刺激、膀胱痉挛有关。

（3）有感染的危险。与尿路梗阻和留置尿管有关。

（4）潜在并发症。TUR 综合征、出血、尿失禁。

（二）护理目标

（1）术后排尿障碍得到改善。

（2）主诉疼痛得到控制或无疼痛。

（3）感染得到控制，体温开始下降或正常。

（4）患者未发生并发症，或并发症得到及时发现或处理。

四、护理措施

（一）非手术治疗患者的护理

1.急性尿潴留的护理

（1）预防。避免急性尿潴留的诱发因素，如受凉、过度劳累、饮酒、便秘、久坐；指导患者适当限制饮水，可以缓解尿频症状，注意液体摄入时间，例如夜间和社交活动前限水，但每天的摄入不应少于 1 500ml；勤排尿、不憋尿，避免尿路感染；注意保暖，预防便秘。

（2）护理。当发生尿潴留时，首选置入导尿管，置入失败者可行耻骨上膀胱造瘘；一般留置导尿管 3 ～ 7d，如同时服用 α 受体阻滞剂 3 ～ 7d，可提高拔管成功率。拔管后再次发生尿潴留者，应评估后决定是否择期进行外科治疗。

2. 用药护理

（1）α₁ 受体阻滞剂。主要副作用为头痛、头晕、直立性低血压等，患者改变体位时应预防跌倒；睡前服用可有效预防副作用。

（2）5α 还原酶抑制剂：主要副作用为勃起功能障碍、性欲低下、男性乳房女性化等。必要时遵医嘱用药。

（二）手术患者的护理

1. 手术的适应证

（1）中至重度下尿路症状（LUTS），已明显影响生活质量，经正规药物治疗无效或拒绝药物治疗的患者。

（2）反复尿潴留（至少在一次拔导尿管后不能排尿或 2 次尿潴留）。

（3）反复血尿，5α 还原酶抑制剂无效。

（4）反复泌尿系感染。

（5）膀胱结石。

（6）继发性上尿路积水（伴有或不伴有肾功能损害）。

（7）良性前列腺增生合并膀胱大憩室、腹股沟疝、严重痔疮或脱肛，临床判断不解除下尿路梗阻难以达到治疗效果者，应当考虑外科治疗。

2. 术前护理

（1）心理护理。尿频尤其是夜尿不仅给患者带来生活上的不便，且将严重影响患者的休息与睡眠；排尿困难与尿潴留又给患者带来极大的身心痛苦。因此护士应理解患者的身心痛苦，帮助患者更好地适应前列腺增生给生活带来的不便。给患者解释前列腺增生的主要治疗方法，鼓励患者树立治疗疾病的信心。

（2）术前准备。①前列腺增生患者大多为老年人，常合并慢性病，术前应协助做好心、脑、肝、肺、肾等重要器官功能的检查，评估其对手术的耐受力。②慢性尿潴留者，应先留置尿管引流尿液，改善肾功能；尿路感染者，应用抗生素控制炎症。③术前指导患者有效咳嗽、排痰的方法；术前晚灌肠，防止术后便秘。

3. 术后护理

（1）病情观察。观察患者意识、生命体征、心功能、尿量、尿液颜色和性状。

（2）饮食。术后 6h 无恶心、呕吐者，即可进流食。患者宜进食易消化、富含营养与含纤维的食物，以防便秘。留置尿管期间鼓励患者多饮水，每天 2 000ml，可稀释尿液、冲洗尿路以预防泌尿系统感染。

（3）膀胱冲洗的护理。术后用生理盐水持续冲洗膀胱 1 ～ 3d，以防止血凝块形成致尿管堵塞。护理：①冲洗液温度。建议与体温接近，避免过冷或过热。②冲洗速度。可根据尿色而定，色深则快、色浅则慢。③确保通畅。若血凝块堵塞管道致引流不畅，可采取挤捏尿管、加快冲洗速度、调整导管位置等方法；如无效可用注射器吸取无菌生理盐水进行反复抽吸冲洗，直至引流通畅。④观察记录。准确记录尿量、冲洗量和排出量，尿量＝排出量－冲洗量，同时观察记录引流液的颜色和性状；术后可有不同程度肉眼血尿，随冲洗持续时间的延长，血尿颜色逐渐变浅，若尿液颜色逐渐加深，应警惕有活动性出血，及时通知医师处理。

（4）引流管的护理。术后利用导尿管的水囊压迫前列腺窝与膀胱颈，起到局部压迫止血的目的。

（5）导尿管护理。①妥善固定。②保持通畅。③保持会阴部清洁。

（6）并发症的护理。①膀胱痉挛。前列腺切除术后逼尿肌不稳定、导管刺激、血块堵塞冲洗管等，可引起膀胱痉挛。患者自觉尿道烧灼感、疼痛，强烈的便意或尿意不尽感，常伴有尿道血液或尿液渗出，引流液多为血性，持续膀胱冲洗液逆流。如不及时处理，可能加重前列腺窝出血。及时安慰患者，缓解其紧张焦虑情绪。保持膀胱冲洗液温度适宜，可用温热毛巾湿热敷会阴部，减少气囊 / 尿管囊内液体，保持尿管引流通畅，遵医嘱给予解痉镇痛，必要时给予镇静药。②经尿道切除术综合征。经尿道前列腺切除术者因术中大量的冲洗液被吸收，可致血容量急剧增加，出现低钠血症。患者出现烦躁不安、血压下降、脉搏缓慢等，严重者出现肺水肿、脑水肿、心力衰竭等症状，血清钠浓度低于正常水平。术后应加强病情观察，注意监测电解质变化。一旦出现，立即吸氧，遵医嘱给予利尿药、脱水剂，减慢输液速度；静脉滴注 3% ～ 5% 高渗氯化钠溶液纠正低钠；注意保护患者安全，避免坠床、意外拔管等。有脑水肿征象者遵医嘱行降低颅内压治疗。③尿失禁。与尿道括约肌功能受损、膀胱逼尿肌不稳定和膀胱出口梗阻等因素有关。拔导尿管后尿液不随意流出。术后尿失禁多为暂时性，一般无须药物治疗，可指导患者行盆底肌训练、膀胱功能训练，必要时行电刺激、生物反馈治疗。

（7）出血。术后保持排便通畅，避免用力排便时腹压增高引起出血；术后早期禁止灌肠或肛管排气，避免刺激前列腺窝引起出血。

（8）尿道狭窄。属远期并发症，与尿道瘢痕形成有关。定期监测残余尿量、尿流率，必要时行尿道扩张术或尿道狭窄切除术。

（三）健康指导

指导患者术后 1 ～ 2 个月避免久坐、提重物，避免剧烈活动，如跑步、骑自行车等，防止继发性出血。术后若尿线逐渐变细，甚至出现排尿困难者，应及时到医院检查和处理。附睾炎常在术后 1 ～ 4 周发生，故出院后若出现阴囊肿大、疼痛、发热等症状应及时去医院就诊。前列腺经尿道切除术后 1 个月、经膀胱切除术后 2 个月，原则上可恢复性生活。前列腺切除术后常会出现逆行射精，但不影响性交。少数患者可出现阳痿，可先采取心理治疗，同时查明原因，再进行针对性治疗。

第九节 膀 胱 癌

一、概念

膀胱癌（carcinoma of bladder）是泌尿系统最常见的肿瘤，绝大多数来自上皮组织，其中 90% 以上为尿路上皮癌。发病年龄大多数为 50 ～ 70 岁，男女之比约为 4∶1，城市居民发病率高于农村居民。

二、护理评估

（一）健康史

（1）一般情况。年龄、性别、吸烟史、职业、饮食习惯等。

（2）既往史。了解患者的完整病史，尤其是膀胱手术史，有无并发症；是否合并高血压、糖尿病等疾病。

（3）家族史。了解家庭中有无遗传性疾病、泌尿系统肿瘤及其他肿瘤患者。

（二）临床表现

评估有无血尿，血尿为间歇性或持续性；有无膀胱刺激征和 / 或排尿困难症状。

（三）辅助检查

有无尿液检查、肾功能、B 超、CT、磁共振、膀胱镜检查及其他有关手术耐受性检查（心电图、肺功能检查等）的异常发现。

三、常见护理诊断／问题及护理目标

（一）护理诊断

（1）焦虑与恐惧。与对疾病认知不足、担忧疾病预后有关。

（2）体像紊乱。与尿流改道术后留有造口，化疗导致脱发等有关。

（3）潜在并发症。膀胱穿孔、尿失禁、尿潴留、尿瘘、代谢异常、与造口相关的并发症。

（二）护理目标

（1）患者焦虑、恐惧缓解，情绪稳定。

（2）患者及家属能够接受形象改变。

（3）患者未发生并发症或并发症得到及时发现、处理。

四、护理措施

（一）手术患者的护理

1. 手术的适应证

以手术治疗为主。根据肿瘤的分化程度、临床分期并结合患者全身情况，选择合适的手术方式。非肌层浸润性膀胱癌采用经尿道膀胱肿瘤切除术，术后辅助腔内化疗或免疫治疗；肌层浸润性膀胱癌及膀胱非尿路上皮癌采用根治性膀胱切除术，必要时术后辅助化疗或放疗。

2. 术前护理

（1）心理护理。术前宣教与沟通，让患者及家庭成员充分认识可供选择的改道方式，不同术式相应的风险与受益，以及功能、生存质量的改变。

（2）肠道准备。根治性膀胱切除术须做肠道准备。传统肠道要求术前 3d 口服不经肠道吸收的抗生素，如甲硝唑、庆大霉素等，这可能导致菌群失调和维生素 K 缺乏，破坏肠道自身免疫功能，因此不建议常规使用。目前推荐行膀胱切除尿流改道患者在术前 1d 服用泻药，如甘露醇、复方聚乙二醇电解质，不行清洁灌肠，不适用肠道抗生素。但对于严重便秘的患者，建议术前给予充分的肠道准备，并联合口服抗生素。

3. 术后护理

（1）引流管护理。标记引流管，妥善固定，保持引流通畅，观察记录引流管、支架管、尿管、胃管、膀胱造瘘管引流液颜色、性状、量，发现异常及时报告医师，并协助处理。

（2）造口护理。回肠通道术后留置腹壁造口，患者需终身佩戴造口集尿袋。应检查记录造口颜色、形状、大小，注意有无缺血坏死、造口回缩、造口狭窄、造口周围皮肤是否异常等情况；注意对患者心理护理。

（3）膀胱灌注治疗护理。为消除非肌层浸润性膀胱癌术后残留肿瘤，预防或延长肿瘤复发以及肿瘤进展时间，防止肿瘤种植或原位癌的发生，因此，推荐所有非肌层浸润性膀胱癌患者术后进行膀胱灌注治疗。①膀胱灌注药物前避免大量饮水，灌注前排空膀胱，以便使膀胱内药液达到治疗药物浓度。②灌注时，保持病室温度适宜，充分润滑导尿管，以减少尿道黏膜损伤。③膀胱内药液保留 0.5 ～ 2h，协助患者每 15 ～ 30min 变换 1 次体位，分别取俯、仰、左、右侧卧位，使药液均匀地与膀胱壁接触。④灌注后，嘱患者大量饮水，稀释尿液以降低药物浓度，减少对尿道黏膜刺激。⑤如有化脓性膀胱炎、血尿等症状，遵医嘱延长灌注时间间隔、减少剂量、使用抗生素等，特别严重者暂停膀胱灌注。

（4）新膀胱冲洗。术后早期对新膀胱进行低压冲洗、灌流，可以有效预防膀胱内肠道黏液或血块堵塞。冲洗可通过尿管、膀胱造瘘管进行；常用冲洗液为生理盐水、碳酸氢钠；可以是持续低压，或是间断 6 ～ 8h1 次，或视冲洗液性状有所增减，直至冲洗液澄清为止；注意冲洗液温度与体温接近。

（5）并发症观察与护理。①膀胱穿孔。为经尿道膀胱肿瘤切除术后常见并发症，常因膀胱过度膨胀、膀胱壁变薄时切割和闭孔反射等因素引起；一般为腹膜外穿孔，经适当延长导尿管留置时间，大多可自行愈合。②尿瘘。由新膀胱与尿道吻合口瘘、新膀胱与输尿管吻合口瘘和（或）新膀胱自身裂开导致。原因：吻合口瘘可能原因包括缝合欠佳，吻合口血供不佳；新膀胱裂开多数由于新膀胱自身尿管、造瘘管引流不畅，内部压力升高引起。表现：当患者术后出现引流量明显增多，而尿管引流量明显减少时，应注意尿瘘可能。引流液肌酐测定可以明确其中是否有尿液成分，CT 尿路成像或膀胱造影有助于提示尿瘘部位。护理：应指导患者养成定时排尿、及时排尿习惯，避免长时间憋尿，以预防新膀胱自发破裂。若发生尿瘘，应加强引流，换用非负压持续引流管，保持引流通畅。③代谢异常。原因：与肠道黏膜对尿液成分的吸收和使用肠道替代后，肠道功能变化有关。表现：如水、电解质、酸碱平衡失调；营养失调；碱性尿液、持续合并感染可促进新膀胱结石形成。护理：定期行血气分析监测患者血 pH 值及电解质水平；注意患者有无疲劳、耐力下降等相应表现，遵医嘱补充维生素；术后规律排空膀胱、规律冲洗，以减少结石发生率。④尿失禁。是新膀胱术后不良后果之一，症状夜间较重。分类：根据患者主诉及尿流动力学情况，可将原位性膀胱尿失禁分为以下 5 类，膀胱源性尿失禁、尿道源性尿失禁、混合源性尿失禁、夜间尿失禁、充溢性尿失禁。护理：评估尿失禁类型，注意尿失禁发生时机、加重及缓解的因素、昼夜分布、夜尿次数等；指导患者通过排尿日记、尿垫监测尿失禁程度；盆底肌训练，锻炼尿道外括约肌和盆底肌肉，提高控尿能力，减少尿失禁发生，适用于因尿道外括约肌功能不全或盆底肌松弛所致的尿失禁；膀胱训练，根据患者尿失禁类型不同，可选择延时排尿和定时排尿两种训练模式。方法一：延时排尿。通过训练逐渐延长排尿间隔时间，力争达到 2～3h1 次的排尿间隔，以逐渐增加膀胱容量，减少尿失禁，适用于膀胱容量小，膀胱压力增加所致的尿失禁。方法二：定时排尿。每 2～3h 定时排尿 1 次，并控制每次排尿量在合理范围，在夜间可用闹钟唤醒排尿，以防止新膀胱被尿液过度充溢所导致的器官功能受损和尿失禁，适用于新膀胱感觉功能差、容量过大、充溢性尿失禁及夜间多尿者。

（二）健康指导

1. 原位新膀胱患者健康教育

应教会患者掌握有效排空新膀胱技巧，通过锻炼逐渐扩大新膀胱容量，增强排尿可控性，并充分理解及处理一些并发症。

（1）休息与活动。术后 6～12 周应避免久坐、重体力劳动、性生活等，多参与日常活动以及轻度、可耐受的锻炼。

（2）饮食护理。适当加强营养、多食用高纤维食物，必要时遵医嘱服用缓泻剂，以软化粪便，防止便秘影响膀胱功能。每天饮水 2 000～3 000ml，同时增加饮食中盐的摄取，以预防新膀胱引起的盐丢失综合征。

（3）定时排尿。白天约 2h 排尿 1 次，晚上设闹钟 3h 排尿 1 次。若血气分析结果显示机体代偿良好，可以逐渐延长排尿间隔，如每次延长 1h，最终达到每天自主排尿 4～6 次（每 3～4h），膀胱容积 400～500ml 的理想容量。

（4）排尿姿势。患者自行排尿早期可采用蹲位或者坐位排尿，如排尿通畅，试行站立排尿。注意排尿时主动舒张括约肌及盆底肌，同时采用 Valsalva 动作，即深吸气后紧闭声门，再用力做呼气动作来协助膀胱排空。

（5）并发症识别。由于肠道分泌黏液，新膀胱术后患者尿液中会有一定量絮状物，随着时间的延长黏液量会逐渐减少。

2. 腹壁造口患者健康教育

教会患者掌握更换造口袋、造口皮肤护理常识；进食清淡食物，减少葱、姜、蒜等刺激性食物摄入，适当多饮水；积极的修饰与装扮，树立健康自信的形象。

3. 定期复查

术后复查可以对患者进行正确指导，早期发现不良反应及疾病本身有无进展。复查内容包括血常规、尿常规、生化检查、膀胱镜、影像学检查等。

第十节 肾 癌

一、概念

肾癌（renal carcinoma）是指起源于肾实质泌尿小管上皮系统的恶性肿瘤，又称肾细胞癌（renal cell carcinoma，RCC），占肾恶性肿瘤的 80% ～ 90%。发病年龄可见于各年龄段，60 ～ 70 岁达发病高峰，男性发病率、死亡率明显高于女性，男女比例约为 2∶1，城市发病率高于农村。

二、护理评估

（一）健康史

了解家族中有无肾癌发病者，初步判断肾癌的发生时间。

（二）临床表现

了解患者有无血尿、血尿程度，有无排尿形态改变和经常性腰部疼痛。评估肿块位置、大小、数量，肿块有无触痛、活动度情况。评估全身重要脏器功能状况，有无转移灶的表现及恶病质。

（三）辅助检查

1. 影像学检查

能对肾癌患者进行临床诊断和临床分期。

（1）腹部超声。无创伤，价格便宜，可作为肾癌的常规筛查，典型的肾癌常表现为不均匀的中低回声实质肿块。

（2）CT。包括平扫和增强 CT，对肾癌的确诊率高，同时显示肿瘤部位、大小，有无累及邻近器官等，是目前诊断肾癌最可靠的影像学检查方法。

（3）MRI。MRI 检查对肾肿瘤分期判定的准确性略优于 CT，特别在静脉癌栓大小、范围及脑转移的判定方面 MRI 优于 CT。

2. 肾穿刺活检检查

影像检查诊断为肾癌且适于手术治疗者，不主张术前肾肿瘤穿刺活检。不宜手术治疗的肾癌患者或不能手术治疗的晚期肾癌患者，全身系统治疗前行穿刺活检明确病理诊断，有助于选择治疗用药。选择消融治疗的肾癌患者，消融前应行肾肿瘤穿刺活检获取病理诊断。

三、常见护理诊断／问题及护理目标

（一）护理诊断

（1）营养失调。与长期血尿、肿瘤消耗、手术创伤有关。

（2）恐惧与焦虑。与对疾病和手术的恐惧、担心疾病预后有关。

（3）潜在并发症。出血、感染。

（二）护理目标

（1）指导患者加强营养。

（2）患者焦虑、恐惧缓解，情绪稳定，向其讲解疾病的相关知识。

（3）患者未发生并发症或并发症得到及时发现、处理。

四、护理措施

（一）手术患者的护理

1. 手术的适应证

局限性肾癌是指肿瘤局限于肾筋膜内，包括临床分期为 T_1 和 T_2 期的肿瘤。外科手术是局限性肾癌的首选方式，主要术式有根治性肾切除术和保留肾单位手术。

2. 术前护理

（1）心理护理。消除患者紧张悲观心理，帮助树立治疗信心。

（2）术前准备。按照外科常规手术进行准备，注意患者尿液颜色的变化，同时注意密切观察生命体征，做好患者疼痛性质的观察，有无突然肾绞痛及腰部持续疼痛的发生。对贫血患者保证营养的摄入，给予输血等支持治疗。

3. 术后护理

（1）卧床与休息。行肾切除术者术后 6h，指导患者床上适当活动，术后第 1 天鼓励患者下床活动，注意循序渐进；行肾部分切除术者常需卧床休息 3～5d。具体需结合患者手术情况、术后身体状况等因素综合考虑。

（2）并发症的观察与护理。①出血。术中和术后出血是最主要的并发症。护理应密切注意患者生命体征的变化，若患者引流液较多、色鲜红且很快凝固，同时伴有血压下降、脉搏增快等失血性休克表现，常提示活动性出血，应及时通知医师，必要时行介入治疗栓塞出血动脉。②尿瘘。可能与术中误伤输尿管、破损的肾集合系统缝合欠佳或局部肾组织坏死等引起。护理应密切观察尿量变化；大多数肾囊肿可行经皮置管引流和（或）留置输尿管内支架管解决。

（二）健康指导

指导患者低脂饮食，戒烟减肥，坚持运动，避免感冒。定期复查，包括 B 超、CT、实验室检查等，及时发现病情变化。

第十一节　前 列 腺 癌

一、概念

前列腺癌（prostate cancer）是老年男性常见的恶性肿瘤，发病率具有明显的地理和种族差异。世界范围内，前列腺癌发病率在男性所有恶性肿瘤中位居第二。随着我国人口老龄化以及诊疗技术不断进步，前列腺癌发病率亦逐年增高。

二、护理评估

（一）健康史

了解患者家族中有无前列腺癌发病者，初步判断前列腺癌的发生时间。

（二）临床表现

了解患者有无排尿困难、尿潴留、刺激症状，有无骨痛、排便失禁；有无骨转移、肿瘤是否侵及周围器官；评估肿块位置、大小、是否局限在前列腺内。

（三）辅助检查

1. 直肠指检（DRE）

有助于前列腺癌的诊断和分期。典型的前列腺癌，患者前列腺坚硬如石头，边界不清、不规则结节、无压痛、活动度差，但是差异大，浸润广、高度恶性的癌灶可能相当软。

2. 实验室检查

前列腺特异性抗原（PSA）是一种由前列腺导管上皮细胞及腺泡细胞产生的特异性糖蛋白，存在于前列腺组织、前列腺液、血清及精液中。目前已成为诊断前列腺癌、评估各种治疗效果和预测预后的重要肿瘤标记物。健康男性血清 PSA 值一般为 0 ～ 4ng/ml。

3. 影像学检查

（1）经直肠超声（TRUS）。可帮助寻找可疑病灶，初步判断肿瘤大小；引导行穿刺活检。

（2）MRI、CT。MRI 可显示前列腺包膜的完整性、肿瘤是否侵犯前列腺周围组织及器官、盆腔淋巴结受侵犯情况及骨转移的病灶。CT 对早期前列腺癌的诊断敏感性明显低于 MRI，主要是协助进行肿瘤临床分期。

（3）全身核素骨显像检查（ECT）。可比常规 X 线片提前 3 ～ 6 个月发现骨转移灶。

4. 前列腺穿刺检查

经直肠超声引导前列腺穿刺活检可确诊前列腺癌。

三、常见护理诊断／问题及护理目标

（一）护理诊断

（1）营养失调。与肿瘤消耗、手术创伤有关。

（2）恐惧与焦虑。与对癌症的恐惧、害怕手术及手术引起性功能障碍等有关。

（3）潜在并发症。术后出血、感染、尿失禁、勃起功能障碍及内分泌治疗不良反应等。

（二）护理目标

（1）指导患者加强营养。

（2）患者焦虑、恐惧缓解，情绪稳定，向其讲解疾病的相关知识。

（3）患者未发生并发症或并发症得到及时发现、处理。

四、护理措施

（一）手术患者的护理

1. 手术的适应证

根治性前列腺切除术是治愈局限性前列腺癌最有效的方法之一。目前主要术式有腹腔镜前列腺癌根治术、机器人辅助腹腔镜前列腺癌根治术和开放式耻骨后前列腺癌根治术。

2. 术前护理

（1）心理护理。前列腺癌恶性程度属中等，多与患者沟通，解释病情，从而减轻患者的思想压力，缓解患者的焦虑与恐惧。

（2）肠道准备。为避免术中损伤直肠，需做肠道准备，术前 3d 进少渣半流质饮食，术前 1～2d 进无渣流质饮食，口服肠道不吸收抗生素，术前晚及术晨进行肠道清洁。

3. 术后护理

（1）引流管护理。标记引流管，妥善固定，保持引流通畅，观察记录引流管、支架管、尿管、胃管、膀胱造瘘管引流液颜色、性状、量，发现异常及时报告医师，并协助处理。

（2）手术治疗并发症的护理。①尿失禁。主要由括约肌功能不全、逼尿肌功能不稳定和顺应性下降引起，通常在术后 1 年内得到改善。应鼓励患者坚持盆底肌锻炼，配合电刺激和生物反馈治疗等措施进行改善。②勃起功能障碍。术中损伤血管、神经，继而诱发缺氧，导致勃起组织纤维化，出现勃起功能障碍。应注意对患者心理护理，遵医嘱行相应治疗。③预防感染。密切监测体温变化，保持切口清洁，敷料渗湿及时更换，保持引流管通畅。应用广谱抗生素预防感染。发现感染征象时及时报告医师处理。

（二）健康指导

指导患者保持良好的饮食习惯，适度的身体锻炼，避免肥胖，戒烟、限酒、多喝绿茶，高质量睡眠，良好的心态。定期复查 DRE 和 PSA 测定，最初每 3～6 个月复查 1 次，如患者有治愈可能，则复查间隔可缩短。年龄在 50 岁以上的男性，每年应做 1 次专科检查，包括直肠指检、PSA 和经直肠超声检查，对可疑者，行前列腺穿刺活检。

第五章

血液系统疾病护理常规

第一节　再生障碍性贫血

一、概念

再生障碍性贫血（AA），简称再障，是一种可能由不同病因和机制引起的骨髓造血功能衰竭症。临床主要表现为骨髓造血功能低下，可见进行性贫血、感染、出血和全血细胞减少。

二、护理评估

（一）症状

（1）贫血。苍白、乏力、头昏、心悸和气短等症状进行性加重。

（2）出血。皮肤可出现出血点、紫癜或大片瘀斑，口腔黏膜有血疱，并可出现眼结膜出血、鼻出血、牙龈出血等。深部脏器出血时可见呕血、咯血、便血、血尿、阴道出血、眼底出血和颅内出血，后者常危及患者的生命。

（3）感染。多数患者有发热，体温在39℃以上，个别患者自发病到死亡均处于难以控制的高热之中。

（二）实验室及其他检查

（1）血常规。血象全血细胞减少，但三系细胞减少的程度不同，少数病例淋巴细胞比例相对性增高；网织红细胞绝对值低于正常。

（2）骨髓象。为确诊再障的主要依据。骨髓涂片肉眼观察有较多脂肪滴。

三、常用护理诊断 / 问题及护理目标

（一）护理诊断

（1）有感染的危险。与粒细胞减少有关。

（2）潜在并发症。药物的不良反应。

（3）活动无耐力。与贫血所致机体组织的缺氧有关。

（4）有受伤的危险。与出血与血小板减少有关。

（5）体像紊乱。与雄激素的不良反应有关。

（6）悲伤。与治疗效果差、反复住院有关。

（7）知识缺乏。缺乏有关再障治疗及预防感染和出血的知识。

（二）护理目标

（1）感染得到控制，体温能得到有效控制，逐渐降至正常范围。各部位的出血能被及时发现并得到处理，出血逐渐得到控制。

（2）患者的缺氧症状得以减轻或消失，活动耐力恢复正常，生活自理。

（3）患者能积极配合，采取正确、有效的预防碰撞、跌倒等措施，减少或避免出血。

（4）患者能正确对待疾病，悲观情绪减轻或消除。

四、护理措施

（一）病情监测

密切观察患者体温。一旦出现发热，提示有感染存在时，应寻找常见感染灶，并配合医生做好实验室检查的标本采集工作，特别是血液、尿液、粪便与痰液的细菌培养及药敏试验。

（二）预防感染

（1）呼吸道感染的预防。保持病室内空气清新，物品清洁，定期使用消毒液擦拭地面，并用紫外线照射消毒，每周 2 ～ 3 次，每次 20 ～ 30min。限制探视，避免到人群聚集的地方，严格执行各项无菌操作。粒细胞绝对值 $\leq 0.5 \times 10^9/L$ 者，应给予保护性隔离。

（2）口腔感染的预防。加强口腔护理，督促患者进餐前、餐后、睡前、晨起用生理盐水等含漱。

（3）皮肤感染的预防。保持皮肤清洁、干燥，蚊虫蜇咬时应正确处理，避免抓伤皮肤。女患者尤其要注意会阴部的清洁卫生，适当增加对局部皮肤的清洗。

（4）肛周感染的预防。睡前、便后用 1：5 000 高锰酸钾溶液坐浴，每次 15 ～ 20min。保持大便通畅，避免用力排便诱发肛裂，增加局部感染的概率。

（5）血源性感染的预防。肌内、静脉内等各种穿刺时，要严格无菌操作。中心静脉置管应严格按照置管流程，并做好维护。

（三）加强营养支持

鼓励患者多进食高蛋白、高热量、富含维生素的清淡食物，鼓励其多饮水，必要时遵医嘱静脉补充营养素，以满足机体需要，提高患者的抗病能力。

（四）治疗配合与护理

遵医嘱正确应用抗生素，注意药物疗效及不良反应的观察。

（五）雄激素类药物

雄激素丙酸睾酮为油剂，不易吸收，局部注射常可形成硬块，故需采取深部、缓慢、分层肌注，注意注射部位的轮换，经常检查局部有无硬结，一旦发现须及时处理，如局部理疗等。长期应用雄激素类药物可对肝脏造成损害，用药期间应定期检查肝功能。

（六）休息与运动

指导患者合理休息与活动，减少机体的耗氧量。若出血仅局限于皮肤黏膜，无须太多限制；若血小板计数 < 50×10^9/L，应减少活动，增加卧床休息时间；严重出血或血小板计数 < 20×10^9/L 者，必须绝对卧床休息，协助做好各种生活护理，防止跌倒。

（七）给氧

严重贫血患者应予常规氧气吸入，以改善组织缺氧。

（八）出血

（1）病情观察。注意观察患者出血的发生部位，及时发现新的出血先兆。

（2）避免情绪激动。剧烈咳嗽和屏气用力，腹压骤增会诱发内脏出血，尤其颅内出血。

（3）皮肤出血的预防与护理。保持床单平整，衣着轻软、宽松；避免肢体的碰撞或外伤，高热患者禁用酒精（温水）拭浴降温，各项护理操作动作轻柔；尽可能减少注射次数；静脉穿刺时，应避免用力拍打及揉擦局部，止血带不宜过紧和时间过长；注射或穿刺部位拔针后需适当延长按压时间，必要时局部加压包扎。此外，注射或穿刺部位应交替使用，以防局部血肿形成。

（4）鼻出血的预防与护理。①防止鼻黏膜干燥而出血：保持室内相对湿度在

50%～60%。②避免人为诱发出血：指导患者勿用力抠鼻。③少量出血时，可用棉球或吸收性明胶海绵填塞，无效者可用0.1%肾上腺素棉球或凝血酶棉球填塞，出血严重时，尤其是后鼻腔出血，可用凡士林油纱条行后鼻腔填塞术。

（5）口腔、牙龈出血的预防与护理。指导患者用软毛牙刷刷牙，忌用牙签剔牙。

（6）内脏出血的护理。参见消化道出血的护理。

（7）眼底及颅内出血的预防与护理。若突发视野缺损或视力下降，常提示眼底出血。应尽量让患者卧床休息，减少活动，避免揉擦眼睛，以免加重出血。若患者突然出现头痛、视力模糊、呼吸急促、喷射性呕吐，甚至昏迷，则提示有颅内出血。一旦发生，应及时与医生联系，并积极配合抢救：①立即去枕平卧，头偏向一侧；②随时吸出呕吐物，保持呼吸道通畅；③吸氧；④迅速建立2条静脉通道，按医嘱快速静滴或静注20%甘露醇、50%葡萄糖液、地塞米松、呋塞米等，以降低颅内压，必要进行输血或成分输血；⑤留置尿管；⑥观察并记录患者的生命体征、意识状态以及瞳孔、尿量的变化，做好交接班。

（8）成分输血或输注血浆制品的护理。出血明显者，遵医嘱输血。输注前必须认真核对；血小板取回后，应尽快输入，输注过程要注意观察患者有无输血反应，如溶血反应、过敏反应等。

（九）心理护理

注意观察患者的情绪反应及行为表现，鼓励患者讲出自己所关注的问题并及时给予有效的心理疏导；向患者及家属解释雄激素类药物应用的目的、主要的不良反应，说明待病情缓解后，随着药物剂量的减少，不良反应会逐渐消失。

（十）健康指导

（1）疾病知识指导。避免服用对造血系统有害的药物，如氯霉素、磺胺、保泰松等。避免接触有毒、有害化学物质及放射性物质。

（2）用药指导。应叮嘱患者必须在医生指导下按时、按量、按疗程用药，不可自行更改或停用药物，定期复查血象。

（3）心理指导。患者常可出现焦虑、抑郁，甚至绝望等，指导患者学会自我调整，学会倾诉；家属要善于理解和支持患者，学会倾听；避免发生意外。

（4）病情监测指导。主要是贫血、出血、感染的症状体征和药物不良反应的自我监测。

第二节　特发性血小板减少性紫癜

一、概念

特发性血小板减少性紫癜（ITP）又称原发免疫性血小板减少症，是一种复杂的、多种机制共同参与的获得性自身免疫性疾病，为临床常见的血小板减少性疾病。

二、护理评估

（一）症状

（1）起病方式。成人 ITP 多起病隐匿。

（2）出血的表现。多数患者出血较轻且局限，但易反复发生。主要表现为皮肤、黏膜的出血，如瘀点、紫癜、瘀斑、外伤后不易止血和（或）牙龈出血、鼻出血等。

（3）乏力。ITP 患者可出现明显的乏力。

（4）其他。长期的月经量过多，可出现不同程度的贫血；出血量过多可引起血压降低或失血性休克；部分患者有血栓形成倾向。

（二）实验室及其他检查

（1）血象。血小板计数减少、血小板平均体积偏大。

（2）骨髓象。巨核细胞数量增加或正常，但巨核细胞体积变小，胞质内颗粒减少，幼稚巨核细胞增多，有血小板形成的巨核细胞显著减少（＜30%）。

（3）其他。束臂试验阳性、出血时间延长，少数患者可有自身免疫性溶血的证据。

三、常用护理诊断／问题及护理目标

（一）护理诊断

（1）有受伤的危险。与出血与血小板减少有关。

（2）有感染的危险。与糖皮质激素及免疫抑制剂治疗有关。

（3）恐惧。与血小板过低，随时有出血的危险有关。

（4）潜在并发症。颅内出血。

（二）护理目标

鼓励患者对本病及其治疗、护理计划提问，了解患者对疾病病因、治疗及护理的认识，帮助患者寻找并及时去除发病因素，控制病情的进展。

四、护理措施

（一）出血情况的监测

注意观察患者出血部位、范围和出血量，监测患者的自觉症状、情绪反应、生命体征、意识及血小板计数变化等，及时发现新发的皮肤黏膜出血或内脏出血。一旦发现患者的血小板计数 $< 20 \times 10^9/L$ 时，应严格卧床休息，避免外伤。对疑有严重而广泛的内脏出血或已发生颅内出血者，要迅速通知医生，配合救治。

（二）预防或避免加重出血

（三）用药护理

正确执行医嘱，密切观察药物不良反应。

（四）成分输血的护理

（五）健康指导

（1）疾病知识指导。做好解释工作，让患者及家属了解疾病的发病机制、主要表现及治疗方法，以主动配合治疗与护理。指导患者避免人为损伤而诱发或加重出血；避免服用可能引起血小板减少或抑制其功能的药物，特别是非甾体消炎药，如阿司匹林等。保持充足的睡眠、情绪稳定和大便通畅，有效控制高血压等均是避免颅内出血的有效措施，必要时可予以药物治疗，如镇静药、安眠药或缓泻药等。

（2）用药指导。服用糖皮质激素者，应告知必须按医嘱、按时、按剂量、按疗程用药，不可自行减量或停药，以免加重病情。为减轻药物的不良反应，应饭后服药，必要时可加用胃黏膜保护药或制酸药；注意预防各种感染。定期复查血象，以了解血小板数目的变化，指导疗效的判断和治疗方案的调整。

（3）病情监测指导。皮肤黏膜出血的情况，如瘀点、瘀斑、牙龈出血、鼻出血等；有无内脏出血的表现，如月经量明显增多、呕血或便血、咯血、血尿、头痛、视力改变等。一旦发现皮肤黏膜出血加重或内脏出血的表现，应及时就医。

第三节　慢性淋巴细胞白血病

一、概念

慢性淋巴细胞白血病（CLL），简称慢淋，是一种进展缓慢 B 淋巴细胞增殖性肿瘤，以外周血、骨髓、脾脏和淋巴结等淋巴组织中出现大量克隆性 B 淋巴细胞为特征。

二、护理评估

（一）症状

早期可出现疲乏、无力，随后出现食欲减退、消瘦、低热和盗汗等，晚期免疫功能减退，易发生贫血、出血、感染，尤其是呼吸道感染。淋巴结肿大常为就诊的首发症状，以颈部、腋下、腹股沟淋巴结为主。

（二）实验室及其他检查

（1）血常规。白细胞 $> 10 \times 10^9$/L，淋巴细胞占 50% 以上，晚期可达 90%，以小淋巴细胞为主。

（2）骨髓象。骨髓有核细胞增生明显活跃。

（3）免疫学检查。有助于临床诊断。

（4）细胞遗传学。有助于疗效及预后的临床判断。

三、常用护理诊断 / 问题及护理目标

（一）护理诊断

（1）有感染的危险。与低免疫球蛋白血症、正常粒细胞缺乏有关。

（2）活动无耐力。与贫血有关。

（3）有受伤的危险。出血与本病晚期血小板减少有关。

（4）营养失调。与纳差、发热及代谢亢进有关。

（5）知识缺乏。缺乏预防感染的知识。

（二）护理目标

（1）患者恐惧、焦虑减轻或得到控制。

（2）保证足够的营养摄入、患者体重和水、电解质平衡得以维持。

四、护理措施

（一）休息与活动

患者应注意休息，减少活动，同时要做好患者的心理疏导，保证身、心两方面得到充分的休息。

（二）饮食护理

纠正不良的饮食习惯，增加含铁丰富食物的摄取，促进食物铁的吸收。

（三）病情观察

了解患者治疗的依从性，观察治疗效果及药物的不良反应，关注患者的自觉症状和药物运用的状况。

（四）健康指导

（1）疾病知识指导。

（2）用药指导与病情监测。向患者说明遵医嘱坚持治疗的重要性，定期复查血常规，出现出血、发热或其他感染迹象应及时就诊。

第六章

内分泌系统疾病护理常规

第一节　甲状腺功能亢进症

一、概念

甲状腺毒症（thyrotoxicosis）指血液循环中甲状腺激素（TH）过多，引起以神经、循环、消化等系统兴奋性增高和代谢亢进为主要表现的一组临床综合征。引起甲状腺毒症的病因包括甲状腺功能亢进致合成分泌甲状腺激素增多和甲状腺破坏致甲状腺激素释放入血两种情况。根据甲状腺的功能状态，甲状腺毒症可分为甲状腺功能亢进型和非甲状腺功能亢进型。甲状腺功能亢进症（hyperthyroidism），简称甲亢，是甲状腺本身产生过多 TH 所致的甲状腺毒症。非甲状腺功能亢进症是指服用外源性 TH 或炎症破坏甲状腺滤泡致滤泡内储存的 TH 过量进入血液循环而引起的甲状腺毒症。各种病因所致的甲亢中，以 Graves 病（Graves disease，GD，又称弥散性毒性甲状腺肿）最多见。

二、护理评估

（一）健康史

（1）患病及治疗经过。详细询问患者患病的起始时间、主要症状及其特点，如有无疲乏无力、怕热、多汗、低热、多食、消瘦、急躁易怒、排便次数增多，有无心悸、胸闷、气短等。询问有无甲亢危象征兆，如高热、大汗、心动过速、烦躁不安、谵妄、呼吸急促、恶心、呕吐、腹泻等。询问有无感染、口服过量 TH 制剂、严重精神创伤等诱发因素。询问患病后检查和治疗经过，目前用药情况和病情控制情况等，对育龄妇女要询问患者的月经、生育情况。

（2）心理 – 精神 – 社会状况。评估患者患病后对日常生活的影响，是否有睡眠、活动量及活动耐力的改变。甲亢患者因神经过敏、急躁易怒、身体外形改变等，易与家人或同事发生争执，导致人际关系紧张。因此，注意评估患者有无焦虑、多疑等心理变化。注意患者及家属对疾病知识的了解程度，患者所在社区的医疗保健服务情况等。

（二）临床表现

（1）一般状态。①生命体征：观察有无体温升高、脉搏加快、脉压增大等表现；②意识精神状态：观察患者有无兴奋易怒、失眠不安等表现或意识淡漠、嗜睡、反应迟钝等；③营养状况：评估患者有无消瘦、体重下降、贫血等营养状况改变。

（2）皮肤黏膜。评估皮肤是否湿润、多汗，有无皮肤紫癜，胫骨前皮肤有无增厚、变粗及大小不等的红色斑块和结节。

（3）眼征观察和测量突眼度。评估有无眼球突出、眼裂增宽，有无视力疲劳、畏光、复视、视力减退、角膜溃疡等。

（4）甲状腺。了解甲状腺肿大程度，是否呈弥漫性、对称性，有无震颤和血管杂音。

（5）心脏、血管。有无心悸、心尖部收缩期杂音、心律失常等。有无周围血管征。

（6）消化系统。有无食欲亢进、稀便、排便次数增加等。

（7）骨骼肌肉。有无肌无力、肌萎缩等。

（三）实验室及其他检查

（1）血清甲状腺激素测定。

（2）促甲状腺激素（TSH）测定。

（3）促甲状腺激素释放激素（TRH）兴奋试验。

（4）甲状腺 ^{131}I 摄取率为诊断甲亢的传统方法，但不能反映病情严重程度与治疗中的病情变化，目前已被激素测定技术所替代。

（5）三碘甲状腺原氨酸（T3）抑制试验用于鉴别单纯性甲状腺肿和甲亢，甲亢患者在试验中甲状腺 ^{131}I 摄取率不能被抑制。也有学者提出本试验可作为抗甲状腺药物治疗甲亢的停药指标。

（6）TSH 受体抗体（TRAb）是鉴别甲亢病因、诊断 GD 的重要指标之一。新诊断的 GD 患者血中 TRAb 阳性检出率可达 75% ～ 96%，有早期诊断意义，可判断病情活动、复发，还可作为治疗停药的重要指标。但其仅能反映有 TSH 受体自身抗体的存在，不能反映这种抗体的功能。

（7）TSH 受体刺激抗体（TSAb）是鉴别甲亢病因、诊断 GD 的重要指标之一，未经治疗的 GD 患者血中 TSAb 阳性检出率可达 85% ～ 100%。与 TRAb 相比，TSAb 不仅反映了这种抗体与 TSH 受体结合，而且还反映了这种抗体对甲状腺细胞的刺激功能。

（8）影像学检查。B 超、放射性核素扫描、眼部 CT 和 MRI 等有助于甲状腺、异位甲状腺肿和球后病变性质的诊断，可根据需要选用。

三、常见护理诊断／问题及护理目标

（一）护理诊断

（1）营养失调。与基础代谢率增高导致代谢需求大于摄入有关。

（2）活动无耐力。与蛋白质分解增加、甲状腺毒症性心脏病、肌无力等有关。

（3）应对无效。与性格及情绪改变有关。

（4）组织完整性受损。与浸润性突眼有关。

（5）潜在并发症。甲状腺危象。

（6）知识缺乏。缺乏药物治疗及自我护理相关知识。

（7）体液不足。与多汗、呕吐、腹泻有关。

（8）体像紊乱。与突眼、甲状腺肿大有关。

（二）护理目标

（1）患者能恢复并保持正常体重。

（2）能逐步增加活动量，活动时无明显不适。

（3）能恢复并保持足够的应对能力。

（4）能切实执行保护眼睛的措施，无感染发生，角膜无损伤。

（5）能积极避免可诱发甲状腺危象的因素，发生甲状腺危象能得到及时救治。

四、护理措施

（一）监测体重

经常测量体重，根据患者体重变化调整饮食计划。

（二）饮食护理

因患者处于高代谢状况，能量消耗大，应给予高热量、高蛋白、高维生素及矿物质丰富的饮食。主食应足量，可以增加奶类、蛋类、瘦肉类等优质蛋白以纠正体内的负氮平衡，多摄取新鲜蔬菜和水果。鼓励患者多饮水，每天饮水 2 000 ～ 3 000ml 以补充出汗、腹泻、呼吸加快等所丢失的水分，但对并发心脏疾病者应避免大量饮水，以防止因血容量增加而加重水肿和心力衰竭。禁止摄入刺激性的食物及饮料，如浓茶、咖啡等，以免引起患者精神兴奋。减少食物中粗纤维的摄入，以减少排便次数。避免进食含碘丰富的食物，应食用无碘盐，忌食海带、海鱼、紫菜等，慎食卷心菜、甘蓝等易致甲状腺肿的食物。

（三）用药护理

护士应指导患者正确用药，不可自行减量或停药，并密切观察药物的不良反应，及时处理。抗甲状腺药物的常见不良反应及处理措施如下。

（1）粒细胞减少。多发生在用药后 2～3 个月，严重者可致粒细胞缺乏症，因此必须指导患者定期复查血常规，如患者伴有发热、咽痛、皮疹等症状，外周血白细胞低于 $3 \times 10^9/L$ 或中性粒细胞低于 $1.5 \times 10^9/L$ 应停药，并遵医嘱给予促进白细胞生成的药。

（2）药疹。较常见，可用抗组胺药控制，不必停药。如出现皮肤瘙痒、团块状严重皮疹等则应立即停药，以免发生剥脱性皮炎。

（3）其他。若发生中毒性肝炎、肝坏死、精神病、胆汁瘀滞综合征、狼疮样综合征、味觉丧失等，应立即停药。受体阻断药，如普萘洛尔对于支气管哮喘或喘息型支气管炎患者禁用。

（四）休息与活动

根据患者目前的活动量及日常生活习惯，与患者及家属共同制订个体化活动计划，活动不宜疲劳。适当增加休息时间，维持充足睡眠，防止病情加重。有心力衰竭或严重感染者应卧床休息。

（五）环境保持

环境安静，避免噪声和强光刺激，相对集中时间进行治疗、护理。甲亢患者因怕热多汗，应安排通风良好的环境，室温维持 20℃左右。

（六）生活护理

指导和协助患者完成日常的生活自理，如洗漱、进餐、如厕等。对大量出汗的患者应加强皮肤护理，及时更换衣服及床单。

（七）心理护理

护士应向患者及家属解释病情，提高他们对疾病的认知水平，让患者及其亲属了解其情绪、性格的改变是暂时的，可因治疗而得到改善。鼓励患者表达内心感受，理解和同情患者，建立互信关系。与患者共同探讨控制情绪和减轻压力的方法，指导和帮助患者正确处理生活中的突发事件。

（八）家庭和社会支持

为患者提供有利于改善情绪的环境。如保持居室安静和轻松的气氛；避免提供兴奋、刺激的消息，以减轻患者激动、易怒的精神症状。鼓励患者参加团体活动，以免因社交障碍产生焦虑；患者病情稳定转入社区后，社区护士继续给予心理指导，以保证甲亢患者情绪护理的延续性，促进患者康复。

（九）病情观察

观察患者精神状态和手指震颤情况，注意有无焦虑、烦躁、心悸等甲亢加重的表现，必要时使用镇静药。

（十）眼部护理

预防眼睛受到刺激和伤害。外出戴深色眼镜，减少光线、灰尘和异物的侵害。以眼药水湿润眼睛，避免干燥；睡前涂抗生素眼膏，眼睑不能闭合者用无菌纱布或眼罩覆盖双眼。指导患者当眼睛有异物感、刺痛或流泪时，勿用手直接揉眼睛，可用 0.3% 甲基纤维素或 0.5% 氢化可的松溶液滴眼，以减轻症状。睡眠或休息时抬高头部，以减轻球后水肿和眼睛胀痛。定期至眼科行角膜检查以防角膜溃疡造成失明，如有畏光、流泪、疼痛、视力改变等角膜炎、角膜溃疡先兆，应立即复诊。

（十一）用药护理

限制钠盐摄入，遵医嘱适量使用利尿药，以减轻组织充血、水肿。

（十二）甲状腺危象

1. 避免诱因

指导患者进行自我心理调整，避免感染、严重精神刺激、创伤等诱发因素。

2. 病情监测

观察生命体征和意识变化。若原有甲亢症状加重，并出现发热（体温 > 39℃）、严重乏力、烦躁、多汗、心悸、心率 > 140 次 /min、食欲减退、恶心、呕吐、腹泻、脱水等，应警惕甲状腺危象发生，立即报告医师并协助处理。

3. 紧急处理配合

（1）立即吸氧，绝对卧床休息，呼吸困难时取半卧位，立即给予吸氧。

（2）及时准确给药，迅速建立静脉通路。遵医嘱使用 PTU、复方碘溶液、β 受体阻断药、氢化可的松等药物。严格掌握碘剂的剂量，并观察中毒或过敏反应。准备好抢救药物，如镇静药、血管活性药物、强心药等。

（3）密切观察病情变化，定时测量生命体征，准确记录 24h 出入量，观察意识的变化。

4. 对症护理

体温过高者给予冰敷或酒精擦浴降温。躁动不安者使用床档保护患者安全。昏迷者加强皮肤、口腔护理，定时翻身，防止压疮、肺炎的发生。腹泻严重者应注意肛周护理，预防肛周感染。

（十三）健康指导

（1）疾病知识指导。告知患者有关甲亢的知识和保护眼睛的方法，教会其自我护理。指导患者注意加强自我保护，上衣领宜宽松，避免压迫甲状腺，严禁用手挤压甲状腺以免 TH 分泌过多加重病情。鼓励患者保持身心愉快，避免精神刺激或过度劳累，建立和谐的人际关系和良好的社会支持系统。

（2）用药指导与病情监测。指导患者坚持遵医嘱、按剂量、按疗程服药，不可随意减量和停药。服用抗甲状腺药物的最初 3 个月，每周查血象 1 次，每隔 1～2 个月做甲状腺功能测定，每天清晨起床前自测脉搏，定期测量体重。脉搏减慢、体重增加是治疗有效的标志。若出现高热、恶心、呕吐、不明原因腹泻、突眼加重等，警惕甲状腺危象的可能，应及时就诊。

（3）生育指导。对有生育需要的女性患者，应告知其妊娠可加重甲亢，宜治愈后再妊娠。对妊娠期甲亢患者，应指导其避免各种可能对母亲及胎儿造成影响的因素，宜选用抗甲状腺药物治疗，禁用也治疗，慎用普萘洛尔，加强胎儿监测。产后如需继续服药，则不宜哺乳。

（4）社区－家庭支持。指导患者出院后到所属社区卫生服务中心建档，充分利用社区卫生资源，接受社区延续性护理服务。社区护士应对甲亢患者定期进行家访，给予相应的健康指导。评估内容包括患者的日常生活方式、病情、服药依从性、情绪状态、人际关系等，鼓励家属主动关心患者并理解患者的情绪变化，促进患者与家属之间的良性互动，以促进患者的康复。

第二节 糖 尿 病

一、概念

糖尿病（diabetes mellitus，DM）是由遗传和环境因素共同作用而引起的一组以慢性高血糖为特征的代谢性疾病。胰岛素分泌和（或）作用缺陷会导致碳水化合物、蛋白质、脂肪、水和电解质等代谢紊乱。随着病程延长，可出现眼、肾、神经、心脏、血管等损害。重症或应激时还可发生酮症酸中毒、高渗高血糖综合征等急性代谢紊乱。我国目前采用WHO 1999年的病因学分型体系，将糖尿病分为以下四大类。

（1）1型糖尿病（T1DM）。胰岛B细胞破坏，导致胰岛素绝对缺乏。又分为免疫介导性和特发性（无自身免疫证据）。

（2）2型糖尿病（T2DM）。以胰岛素抵抗为主伴胰岛素进行性分泌不足和促胰岛素进行性分泌不足为主伴胰岛素抵抗。

（3）其他特殊类型糖尿病。病因学相对明确，如胰腺炎、库欣综合征、糖皮质激素、巨细胞病毒感染等引起的一些高血糖状态。

（4）妊娠糖尿病（gestational diabetes mellitus，GDM）。妊娠期间首次发生或发现的糖尿病或糖耐量降低，不包括孕前已诊断糖尿病的患者。

二、护理评估

（一）病史

（1）患病及治疗经过。详细询问患者患病的相关因素，如有无糖尿病家族史、病毒感染史等，询问患者起病时间、主要症状及其特点。对糖尿病原有症状加重，伴食欲减退、恶心、呕吐、头痛、嗜睡、烦躁者，应警惕酮症酸中毒的发生，注意询问有无相关诱发因素。对病程长者要注意询问患者有无心悸、胸闷及心前区不适感，有无肢体发凉、麻木或疼痛和间歇性跛行，有无视物模糊，有无经常发生尿频、尿急、尿痛、尿失禁、尿潴留及外阴瘙痒等情况。了解患者的生活方式、饮食习惯、食量、妊娠次数、新生儿出生体重、身高等。了解患者患病后的检查和治疗经过，目前用药情况和病情控制情况等。

（2）心理-社会状况。糖尿病为终身性疾病，漫长的病程、严格的饮食控制及多器官、多组织结构功能障碍易使患者产生焦虑、抑郁等心理反应，对治疗缺乏信心，不能有效地应对，治疗依从性较差。护士应详细评估患者对疾病知识的了解程度，患病后有无焦虑、恐惧等心理变化，家庭成员对本病的认识程度和态度，以及患者所在社区的医疗保健情况等。

（3）急性感染、创伤或其他应激情况下可出现血糖暂时升高，若没有明确的糖尿病病史，不能以此诊断糖尿病，应在应激消除后复查，对于复查结果未达到糖尿病诊断标准的，应注意随访。注意鉴别肾性尿糖、甲亢、胃空肠吻合术后及严重肝病出现的餐后 1/2 ～ 1h 血糖升高，以及使用激素后出现的一过性高血糖等。

（4）儿童糖尿病诊断标准与成人相同。对具有高危因素的孕妇（妊娠糖尿病个人史、肥胖、尿糖阳性或有糖尿病家族史者等），孕期首次产前检查时就应筛查糖尿病；初次检查结果正常或其他非高危孕妇，均应在孕 24 ～ 28 周行 75g OGTT，筛查有无妊娠糖尿病。妊娠糖尿病（GDM）的诊断标准为空腹 ≥ 5.1mmol/L，和（或）OGTT 试验后 1h 血糖 ≥ 10.0mmol/L，和（或）OGTT 试验后 2h 血糖 ≥ 8.5mmol/L。

（二）身体评估

（1）一般状况。评估患者生命体征、精神和意识状态。酮症酸中毒昏迷及高渗性昏迷者，应注意观察患者瞳孔、体温、血压、心率及心律，以及呼吸节律、频率、气味等。

（2）营养状况。有无消瘦或肥胖。

（3）皮肤和黏膜。有无皮肤湿度和温度的改变；有无足背动脉搏动减弱、足底胼胝形成；有无下肢痛觉、触觉、温觉的异常；有无局部皮肤发绀、缺血性溃疡、坏疽，或其他感染灶的表现；有无不易愈合的伤口，以及颜面、下肢的水肿等。

（4）眼部。有无白内障、视力减退、失明等。

（5）神经和肌肉系统。有无肌张力及肌力减弱、腱反射异常以及间歇性跛行等。实验室及其他检查血糖是否正常或维持在较好的水平；有无 HbA_1C 异常，三酰甘油、胆固醇升高，高密度脂蛋白胆固醇（HDL–C）降低，血肌酐、尿素氮升高，以及出现蛋白尿等；血钾、钠、氯、钙是否正常。

（三）临床表现

1 型糖尿病发病年龄通常小于 30 岁，起病迅速，有中度至重度的临床症状，体重明显减轻或体形消瘦，常有自发酮症。空腹或餐后血清 C 肽浓度明显降低或缺失，自身免疫抗体一般呈阳性。多数患者起病初期都需要胰岛素治疗。某些成年患者早期临床症状不明显，甚至可能不需要胰岛素治疗，称为成人隐匿性自身免疫性糖尿病（LADA）。

2 型糖尿病可发生在任何年龄，多见于 40 岁以上成人和老年人，但近年来发病趋向低龄化，尤其在发展中国家儿童发病率上升且多数起病隐匿，症状相对较轻，半数以上患者可长期无任何症状，常在体检时发现高血糖，随着病程进展，出现各种急、慢性并发症。通常还有肥胖、血脂异常、高血压等代谢综合征表现及家族史。

1. 代谢紊乱症候群

（1）多尿、多饮、多食和体重减轻。由于血糖升高引起渗透性利尿导致尿量增多；多尿导致失水，患者口渴而多饮；由于机体不能利用葡萄糖，且蛋白质和脂肪消耗增加，引起消瘦、疲乏、体重减轻；为补充糖分，维持机体活动，患者常易饥多食。故糖尿病的临床表现常被描述为"三多一少"（多尿、多饮、多食和体重减轻），常见于 1 型糖尿病患者。

（2）皮肤瘙痒。由于高血糖及末梢神经病变导致皮肤干燥和感觉异常，患者常有皮肤瘙痒。女性患者可因尿糖刺激局部皮肤，出现外阴瘙痒。

（3）其他症状。四肢酸痛、麻木，腰痛、性欲减退、阳痿不育、月经失调、便秘、视力模糊等。

2. 并发症

（1）糖尿病急性并发症。①糖尿病酮症酸中毒（DKA）。其是由于胰岛素不足和升糖激素不适当升高引起的糖、脂肪和蛋白质严重代谢紊乱综合征，临床以高血糖、高血酮和代谢性酸中毒为主要表现。糖尿病代谢紊乱加重时，脂肪动员和分解加速，脂肪酸在肝脏经 β 氧化产生大量乙酰乙酸、β–羟丁酸和丙酮，三者统称为酮体。当血清酮体积聚超过肝外组织的氧化能力时，出现血酮体升高，称酮血症；尿酮体排出增多称为酮尿，临床上统称为酮症。而乙酰乙酸和 β–羟丁酸均为较强的有机酸，大量消耗体内储备碱，若代谢紊乱进一步加剧，血酮体继续升高，超过机体的处理能力时，便发生代谢性酸中毒，称为糖尿病酮症酸中毒。出现意识障碍时则称为糖尿病酮症酸中毒昏迷，为内科急症之一。②高渗高血糖综合征（HHS）。临床以严重高血糖、高血浆渗透压、脱水为特点，无明显酮症酸中毒，常有不同程度的意识障碍和昏迷，发生率低于 DKA，但病死率高于 DKA，多见于老年 2 型糖尿病患者，起病比较隐匿，超过 2/3 的患者发病前无糖尿病病史或仅为轻症。③糖尿病乳酸酸中毒。主要是葡萄糖无氧酵解的产物乳酸在体内大量堆积，导致高乳酸血症，进一步出现血 pH 值降低和乳酸性酸中毒。发病率较低，但病死率很高。大多发生在伴有肝、肾功能不全或慢性心肺功能不全等缺氧性疾病的患者，也常见于服用苯乙双胍者。表现为疲乏无力、厌食、恶心或呕吐、呼吸深大、嗜睡等，酸中毒表现明显。血、尿酮体不升高，血乳酸水平升高。

（2）感染糖尿病患者代谢紊乱。导致机体各种防御功能缺陷，对入侵微生物的反应能力减弱，因而极易感染，且常较严重。同时，血糖过高和血糖控制不佳，有利于致病菌的繁殖，尤其是呼吸道、泌尿道、皮肤和女性患者外阴部。糖尿病并发的感染常导致难以控制的高血糖，而高血糖进一步加重感染，形成一个恶性循环。泌尿系统感染最常见，如肾盂肾炎和膀胱炎，尤其见于女性患者，常反复发作，可转变为慢性肾盂肾炎，严重者可发生肾及肾周脓肿、肾乳头坏死。真菌性阴道炎也常见于女性患者。糖尿病患者还是肺炎球菌感染的高风险人群，合并肺结核的发生率也显著增高。疖、痈等皮肤化脓性感染多见，可导致败血症或脓毒血症。足癣、体癣等皮肤真菌感染也较常见。牙周炎的发生率也增加，易导致牙齿松动。

（3）糖尿病慢性并发症。糖尿病慢性并发症的发生与很多因素相关，包括遗传、年龄、性别、血糖控制水平、糖尿病病程以及其他心血管危险因素等。常累及全身各重要器官，可单独或以不同组合同时或先后出现，也可在诊断糖尿病前就已存在，有些患者因并发症作为线索而发现糖尿病。与非糖尿病患者相比，糖尿病患者死亡率，心血管病、失明和下肢截肢风险均明显增高。①糖尿病大血管病变是糖尿病最严重和突出的并发症，患病率比非糖尿病患者高，发病年龄较轻，病情进展快。主要表现为动脉粥样硬化，侵犯主动脉、冠状动脉、脑动脉、下肢动脉等，引起冠心病、缺血性脑血管病、高血压、下肢血管病变等。糖尿病下肢血管病变主要是指下肢动脉病变，表现为下肢动脉的狭窄或闭塞，通常是下肢动脉粥样硬化病变（LEAD），较非糖尿病患者发病危险性增加 2 倍。大多数无症状，足部动脉搏动明显减弱或消失，后期部分患者可出现缺血性静息痛，间歇性跛行表现。病变除了导致下肢缺血性溃疡和截肢外，还对冠状动脉和脑血管疾病有提示价值。②糖尿病微血管病变是指微小动脉和微小静脉之间，直径在 $100\mu m$ 以下的毛细血管及微血管网，是糖尿病的特异性并发症。发病机制复杂，微循环障碍和微血管基膜增厚是其典型改变。主要危险因素包括糖尿病病程长、血糖控制不良、高血压、血脂异常、吸烟、胰岛素抵抗、遗传等。病变可累及全身各组织器官，主要表现在视网膜、肾脏。糖尿病肾病（diabetic nephropathy，DN）：糖尿病患者中有 40% ～ 60% 发生糖尿病肾病，是 1 型糖尿病的主要死因，在 2 型糖尿病中的严重性仅次于心、脑血管疾病。常见于糖尿病病史超过 10 年者。其病理改变有 3 种类型：结节性肾小球硬化型，弥漫性肾小球硬化型（最常见，对肾功能影响最大），渗出性病变。其发生发展分为 5 期。Ⅰ期：肾小球高滤过，肾脏体积增大；Ⅱ期：间断微量蛋白尿，肾小球基膜轻度增厚；Ⅲ期：早期糖尿病肾病期，以持续性微量蛋白尿为标志，肾小球基膜增厚明显，小动脉壁出现玻璃样变；Ⅳ期：临床糖尿病肾病期，显性白蛋白尿，部分肾小球硬化，可伴有水肿和高血压，肾功能逐渐减退，部分可表现为肾病综合征；Ⅴ期：

肾衰竭期,出现明显的尿毒症症状。糖尿病视网膜病变(diabetic retinopathy, DR):糖尿病视网膜病变是糖尿病高度特异性的微血管并发症。多见于糖尿病病程超过 10 年者,是糖尿病患者失明的主要原因之一。按国际标准分为 6 期、2 大类。Ⅰ 期:微血管瘤和小出血点;Ⅱ 期:黄白色硬性渗出和出血斑;Ⅲ 期:白色棉絮状软性渗出和出血斑;Ⅳ 期:眼底出现新生血管或有玻璃体积血;Ⅴ 期:眼底出现纤维血管增殖、玻璃体机化;Ⅵ 期:出现牵拉性视网膜脱离和失明。以上 Ⅰ~Ⅲ 期为非增殖期视网膜病变(NPDR),Ⅳ~Ⅵ 为增殖期视网膜病变(PDR)。除视网膜病变外,糖尿病还可引起黄斑病、白内障、青光眼、屈光改变、缺血性视神经病变等。其他:糖尿病心脏微血管病变和心肌代谢紊乱可引起心肌广泛坏死等,称糖尿病心肌病,可诱发心力衰竭、心律失常、心源性休克和猝死。③糖尿病神经病变(diabetic neuropathy)。病变可累及神经系统任何一部分,以周围神经病变最常见。病因复杂,可能涉及大血管和微血管病变、免疫机制以及生长因子不足等。糖尿病周围神经病变(DPN),最常见的类型是远端对称性多发性神经病变,典型表现呈手套或袜套式对称分布,下肢较上肢严重。患者常先出现肢端感觉异常(麻木、烧灼、针刺感或踩棉花感),有时伴痛觉过敏;随后有肢体疼痛,呈隐痛、刺痛,夜间及寒冷季节加重;后期感觉丧失,累及运动神经,可有手足小肌群萎缩,出现感觉性共济失调及神经性关节病(Charcot 关节)。腱反射早期亢进,后期减弱或消失,音叉震动感减弱或消失。糖尿病自主神经病变也较常见,可累及心血管、消化、呼吸、泌尿生殖等系统。临床表现为直立性低血压、晕厥、无痛性心肌梗死、心脏骤停或猝死,吞咽困难、呃逆、上腹饱胀、胃排空延迟(胃轻瘫)、腹泻或便秘等胃肠功能紊乱,以及尿潴留、尿失禁,阳痿、月经紊乱等,还可出现体温调节和出汗异常,对低血糖不能正常感知等。④糖尿病足(diabetic foot, DF)是指与下肢远端神经异常和不同程度的周围血管病变相关的足部感染、溃疡和(或)深层组织破坏,是糖尿病最严重和治疗费用最高的慢性并发症之一,重者可导致截肢。糖尿病患者下肢截肢的相对风险是非糖尿病患者的 40 倍。基本发病因素是神经病变、血管病变和感染。常见诱因有:搔抓趾间或足部皮肤而致皮肤溃破、水疱破裂、烫伤、碰撞伤、修脚损伤及新鞋磨破伤等。轻者主要临床表现为足部畸形、皮肤干燥和发凉、酸麻、疼痛等,重者可出现足部溃疡与坏疽。临床通常采用 Wagner 分级法对 DF 的严重程度进行分级:0 级为有发生足溃疡的危险因素,目前无溃疡;1 级为表面溃疡,临床上无感染;2 级为较深的溃疡,常有软组织炎,无脓肿或骨的感染;3 级为深度感染,伴有骨组织病变或脓肿;4 级为局限性坏疽;5 级为全足坏疽。

3. 低血糖症

非糖尿病患者低血糖的诊断标准为血糖低于 2.8mmol/L，而糖尿病患者只要血糖水平低于 3.9mmol/L 就属于低血糖范畴。出现低血糖的原因主要包括不适当的高胰岛素血症或胰岛素反应性释放过多。糖尿病患者常伴有自主神经功能障碍，影响机体对低血糖的反馈调节能力，增加发生严重低血糖的风险，尤其是老年糖尿病患者；同时，低血糖也可能诱发或加重患者自主神经功能障碍，形成恶性循环。

（1）诱因。使用外源性胰岛素或胰岛素促泌剂；未按时进食或进食过少；运动量增加；酒精摄入，尤其是空腹饮酒；胰岛素瘤等疾病；胃肠外营养治疗等。

（2）临床表现。低血糖临床表现呈发作性，发作时间、频率随病因不同而异，与血糖水平以及血糖下降速度有关。具体可分为两类。①交感神经兴奋。多有肌肉颤抖、心悸、出汗、饥饿感、软弱无力、紧张、焦虑、流涎、面色苍白、心率加快、四肢冰冷等。老年糖尿病患者由于常有自主神经功能紊乱而掩盖交感神经兴奋表现，导致症状不明显，特别应注意观察夜间低血糖症状的发生。②中枢神经症状。初期为精神不集中、思维和语言迟钝、头晕、嗜睡、视物不清、步态不稳，后可有幻觉、躁动、易怒、性格改变、认知障碍，严重时发生抽搐、昏迷。有些患者屡发低血糖后，可表现为无先兆症状的低血糖昏迷。持续 6h 以上的严重低血糖常导致永久性脑损伤。

（四）实验室及其他检查

（1）尿糖测定。尿糖阳性只提示血糖值超过肾糖阈（大约 10mmol/L），尿糖阴性不能排除糖尿病可能。如并发肾脏疾病时，肾糖阈升高，虽然血糖升高，但尿糖阴性；而妊娠期肾糖阈降低，虽然血糖正常，尿糖可阳性。

（2）血糖测定。血糖测定的方法有静脉血浆葡萄糖测定、毛细血管血葡萄糖测定和 24h 动态血糖测定 3 种。前者用于诊断糖尿病，后两种仅用于糖尿病的监测。24h 动态血糖测定是指通过葡萄糖感应器监测皮下组织间液的葡萄糖浓度而反映血糖水平的监测技术。可以提供全面、连续、可靠的全天血糖信息，了解血糖波动的趋势，发现不易被传统监测方法所测得的高血糖和低血糖。

（3）葡萄糖耐量试验。当血糖值高于正常范围而又未达到糖尿病诊断标准或疑有糖尿病倾向者，需进行口服葡萄糖耐量试验（OGTT）。方法及注意事项：试验当天晨，空腹将 75g 无水葡萄糖（儿童为 1.75g/kg，总量不超过 75g）溶于 300ml 水中，协助患者于 5min 内服下，从服糖第一口开始计时，于服糖前和服糖后 2h 分别在前臂采血测血糖。嘱患者试验前禁食 8～10h。试验过程中禁烟、酒、咖啡和茶，不做剧烈运动，无须绝对卧床。试验前 3 ～ 7d 停服利尿药、避孕药等药物，且前 3d 每天饮食需含碳水化合物至少 150g，试验当天晨禁止注射胰岛素。

（4）糖化血红蛋白（GHbA₁C 或 HbA₁C）测定。HbA₁C 可反映取血前 8 ～ 12 周血糖的平均水平，以补充一般血糖测定只反映瞬时血糖值的不足，成为糖尿病病情控制的监测指标之一。但其不能反映血糖波动情况，也不能确定是否发生过低血糖。

（5）胰岛 β 细胞功能检查。主要包括胰岛素释放试验和 C 肽释放试验。主要用于评价基础和葡萄糖介导的胰岛素释放功能。其中 C 肽不受血清中胰岛素抗体和外源性胰岛素影响。其他方法包括静脉注射葡萄糖 – 胰岛素释放试验和葡萄糖钳夹试验，可了解胰岛素释放第一时相；胰高血糖素 –C 肽刺激试验和精氨酸刺激试验可了解非葡萄糖介导的胰岛素分泌功能等。

（6）其他。①病情未控制的糖尿病患者，可有高三酰甘油、高胆固醇、低高密度脂蛋白胆固醇（HDL–C）。② DKA 时血酮体升高，出现尿酮；CO_2 结合力降低，CO_2 分压降低，血 pH 值＜ 7.35；血钾正常或偏低，血钠、血氯降低；血尿素氮和肌酐常偏高；血清淀粉酶和白细胞数也可升高。③糖尿病高渗状态时，血钠可在 155mmol/L，血浆渗透压显著升高达 330 ～ 460mmol/L，无或有轻度酮症，血尿素氮及肌酐升高，白细胞明显升高。④糖尿病足的 X 线检查可见足的畸形，下肢多普勒超声检查可见足背动脉搏动减弱或缺失。⑤谷氨酸脱羧酶抗体（GADA）、胰岛细胞抗体（ICA）检测，胰岛素敏感性检测，基因分析等有关病因和发病机制的检查。

三、常用护理诊断 / 问题及护理目标

（一）护理诊断

（1）营养失调。与胰岛素分泌或作用缺陷有关。

（2）有感染的危险。与血糖增高、脂代谢紊乱、营养不良、微循环障碍等因素有关。

（3）潜在并发症。糖尿病足、酮症酸中毒、高渗高血糖综合征、低血糖。

（4）活动无耐力。与严重代谢紊乱、蛋白质分解增加有关。

（5）自理缺陷。与视力障碍有关。

（6）知识缺乏。糖尿病的预防和自我管理知识缺乏。

（二）护理目标

（1）患者体重恢复正常并保持稳定，血糖、血脂正常或维持理想水平。

（2）未发生感染或发生时能被及时发现和处理。

（3）能采取有效措施预防糖尿病足的发生，未发生糖尿病足或发生糖尿病足时能得到有效处理。

（4）未发生糖尿病急性并发症和（或）低血糖，或发生时能被及时发现和处理。

四、护理措施

（一）饮食护理

1. 制订总热量

首先根据患者性别、年龄、理想体重 [理想体重（kg）= 身高（cm）–105]、工作性质、生活习惯计算每天所需总热量。成年人休息状态下每天每千克理想体重给予热量 25 ～ 30kcal，轻体力劳动 30 ～ 35kcal，中度体力劳动 35 ～ 40kcal，重体力劳动 40kcal 以上。儿童、孕妇、乳母、营养不良和消瘦、伴有消耗性疾病者每天每千克体重酌情增加 5kcal，肥胖者酌情减少 5kcal，使体重逐渐恢复至理想体重的 ±5% 左右。

2. 食物的组成和分配

（1）食物组成。总的原则是高碳水化合物、低脂肪、适量蛋白质和高纤维的膳食。其中：①碳水化合物占饮食总热量的 50% ～ 60%；②脂肪不超过 30%，且饱和脂肪酸不超过 7%；③肾功能正常的糖尿病患者蛋白质占 10% ～ 15%，其中优质蛋白超过 1/3。有显性蛋白尿的患者蛋白质摄入量应限制在每天每千克理想体重 0.8g，但从肾小球滤过率下降起，推荐蛋白质摄入量为每天每千克体重 0.6g。提倡低血糖指数食物。胆固醇摄入量应在每天 300mg 以下，多食富含膳食纤维的食物，每天饮食中膳食纤维含量 14g/kcal 为宜。

（2）主食的分配。应定时定量，根据患者生活习惯、病情和配合药物治疗安排。对病情稳定的糖尿病患者可按每天 3 餐 1/5、2/5、2/5 或各 1/3 分配；对注射胰岛素或口服降糖药且病情有波动的患者，可每天进食 5 ～ 6 餐，从 3 次正餐中匀出 25 ～ 50g 主食作为加餐用。

（3）其他注意事项。①超重者忌吃油炸、油煎食物，炒菜宜用植物油，少食动物内脏、蟹黄、虾子、鱼子等高胆固醇食物。②戒烟限酒，女性每天的酒精量不超过 15g，男性不超过 25g。每周不超过 2 次。③每天食盐限制在 6g 以下。④严格限制各种甜食，包括各种食用糖、糖果、甜点心、饼干及各种含糖饮料等。可使用非营养性甜味剂，如蛋白糖、木糖醇、甜菊片等。对于血糖控制接近正常范围者，可在两餐间或睡前加食水果，如苹果、橙子、梨等。⑤可根据营养评估结果适量补充维生素和微量营养素。⑥每周定期测量体重 1 次，如果体重增加 > 2kg，进一步减少饮食总热量；如消瘦患者体重有所恢复，也应适当调整饮食方案，避免体重继续增加。

（二）运动护理

（1）运动的方式。有氧运动为主，如快走、骑自行车、做广播操、练太极拳、打乒乓球等。最佳运动时间是餐后 1h（以进食开始计时）。如无禁忌证，每周最好进行 2 次抗阻运动。若有心、脑血管疾病或严重微血管病变者，应按具体情况选择运动方式。

（2）运动量的选择。合适的运动强度为活动时患者的心率达到个体 60% 的最大耗氧量（心率 =170- 年龄）。活动时间为每周至少 150min，每次 30 ～ 40min，包括运动前准备活动和运动结束整理活动时间，可根据患者具体情况逐渐延长。肥胖患者可适当增加活动次数。用胰岛素或口服降糖药者最好每天定时活动。

（3）注意事项：①运动前评估糖尿病的控制情况，根据患者具体情况决定运动方式、时间以及运动量。②运动中需注意补充水分。③在运动中若出现胸闷、胸痛、视力模糊等应立即停止运动，并及时处理。④运动后应做好运动日记，以便观察疗效和不良反应。⑤运动前后要加强血糖监测。当空腹血糖＞ 16.7mmol/L，应减少活动，增加休息。运动不宜在空腹时进行，防止低血糖发生。

第七章

神经系统疾病护理常规

第一节　急性炎症性脱髓鞘性多发性神经病

一、概念

急性炎症性脱髓鞘性多发性神经病又称吉兰－巴雷综合征，是一种自身免疫介导的周围神经病，主要损害多数脊神经根和周围神经，也常累及脑神经。

二、护理评估

（一）健康史

重点询问患者前 4 周内有无呼吸道或者消化道感染症状。

（二）临床表现

（1）起病形式。多为急性起病，症状常于 2 周左右达高峰。

（2）弛缓性瘫痪。首发症状常为四肢对称性迟缓性无力，可自远端向近端发展或相反，亦可远、近端同时受累，并可累及躯干，严重病例可因累及肋间肌及膈肌而致呼吸麻痹。

（3）感觉障碍。发病时多有肢体感觉异常，如烧灼感、麻木、刺痛和不适感，感觉缺失或减退呈手套袜子样分布，可先于或与运动症状同时出现。

（4）脑神经损害。以双侧周围性面瘫多见，尤其在成年人，部分患者以脑神经损害为首发症状就诊。延髓麻痹以儿童多见。偶见视盘水肿。

（5）自主神经症状。有多汗、皮肤潮红、手足肿胀及营养障碍。严重病例可有心动过速、直立性低血压。直肠和膀胱括约肌功能多无影响。

（三）辅助检查

（1）腰椎穿刺脑脊液检查和肌电图检查。典型的脑脊液改变为细胞计数正常，而蛋白

质含量明显增高（为神经根的广泛炎症反应所致），

（2）肌电图。早期可见 F 波或 H 反射延迟，提示神经近端或神经根损害。

三、常见护理诊断／问题及护理目标

（一）护理诊断

（1）低效型呼吸形态。与周围神经损害、呼吸肌麻痹有关。

（2）清理呼吸道低效或无效。与咳嗽无力有关。

（3）营养失衡。摄入量低于机体需要量。

（4）自理能力缺陷。与肢体瘫痪有关。

（5）躯体活动障碍。与四肢肌肉进行性瘫痪有关。

（6）潜在并发症。肺部感染、深静脉血栓形成、便秘、尿潴留等。

（7）焦虑、恐惧。与呼吸困难、濒死感，害怕气管切开、担心疾病的进展及预后相关。

（二）护理目标

（1）患者恢复正常的呼吸形态，患者无缺氧体征，血氧饱和度正常。

（2）保证有效清除呼吸道分泌物，保持呼吸道通畅。

（3）营养供给、保证疾病需求，营养指标符合要求。

（4）患者卧床期间感到清洁舒适，生活需要得到满足。

（5）能在外界帮助下活动，无压疮发生。

（6）并发症得到有效预防或及时妥当的处理。

（7）患者焦虑／恐惧程度减轻，配合治疗及护理。

四、护理措施

（一）护理

（1）饮食护理。指导进食高蛋白、高维生素、高热量且易消化的软食，多食水果、蔬菜，补充足够的水分。吞咽困难和气管切开、呼吸机辅助呼吸者应及时插胃管，给予鼻饲流质，以保证机体足够的营养供给，维持水、电解质平衡。

（2）预防并发症。重症 GBS 容易发生肺部感染、压疮、营养失调外，还可导致下肢静脉血栓形成、肢体挛缩和肌肉失用性萎缩、便秘、尿潴留等并发症。护士应指导和协助患者翻身、拍背、活动肢体、按摩腹部，必要时穿弹力长袜、灌肠、导尿等。

（3）用药护理。使用糖皮质激素治疗时可能出现应激性溃疡所致消化道出血，应观察有无胃部疼痛不适和柏油样大便等，留置鼻胃管的患者应定时回抽胃液，注意胃液的颜色、性质；使用免疫球蛋白治疗时常导致发热、面红，减慢输液速度可减轻症状；某些镇静安眠类药物可产生呼吸抑制，不能轻易使用，以免掩盖或加重病情。

（4）生活护理、安全护理及康复护理。措施见本章"运动障碍"的护理。

（5）给氧。持续低流量给氧，并保持输氧管道的通畅和氧气的湿化。当患者动脉血氧饱和度下降时应加大氧流量。

（6）保持呼吸道通畅。指导半坐卧位，鼓励患者深呼吸和有效咳嗽，协助翻身、拍背或体位引流，及时清除口、鼻腔和呼吸道分泌物，必要时吸痰。

（7）准备抢救用物。床头常规备吸引器、气管切开包及机械通气设备，以利随时抢救。

（8）病情监测。动态监测生命体征，观察吞咽情况、运动障碍和感觉障碍的程度和分布。询问患者有无胸闷、气短、呼吸费力等症状。当患者烦躁不安，出现呼吸费力、出汗、口唇发绀等缺氧症状时应立即报告医生。

（9）呼吸机的管理。

（10）心理支持。本病起病急，进展快，患者常因呼吸费力而紧张、恐惧，害怕呼吸停止、害怕气管切开及恐惧死亡，常表现为躁动不安及依赖心理。护士应及时了解患者的心理状况，主动关心患者，尽可能陪伴在患者身边，耐心倾听患者的感受，使其情绪稳定、安心和放心休息。同时还要告知本病经过积极治疗和康复锻炼大多预后良好，以增强患者治疗的信心，取得充分信任和合作。

（二）健康指导

（1）疾病知识指导。指导患者及家属保持情绪稳定和健康心态；加强营养，增强体质和机体抵抗力，避免淋雨、受凉、疲劳和创伤，防止复发。

（2）康复指导。加强肢体功能锻炼和日常生活活动训练，减少并发症，促进康复。肢体被动和主动运动均应保持关节的最大活动度；运动锻炼过程中应有家人陪同，防止跌倒、受伤。

（3）病情监测指导。教会患者及家属监测生命体征的变化，注意观察吞咽、运动及感觉方面的病情发展，当患者出现咳嗽、咳痰、发热、呼吸困难、烦躁、胃部不适、腹痛、柏油样大便、肢体肿胀疼痛等症状时，应及时就诊。

第二节 短暂性脑缺血发作

一、概念

短暂性脑缺血发作（transient ischemic attack，TIA）是指由于局部脑组织或视网膜缺血引起的短暂性神经功能缺损，临床症状一般不超过 1h，最长不超过 24h，且无责任病灶的证据。

二、护理评估

（一）健康史

仔细询问患者是否有高血压、动脉粥样硬化、糖尿病、高血脂和心脏病等脑血管疾病的高危因素。

（二）临床表现

1. 症状

50 ～ 70 岁中老年多见，男性多于女性；突发局灶性脑或视网膜功能障碍，持续时间短暂，多在 1h 内恢复，最多不超过 24h，不遗留神经功能缺损症状；可反复发作，且每次发作表现相似。

2. 体征

（1）颈内动脉系统 TIA。①常见症状：病灶对侧发作性肢体单瘫、偏瘫和面瘫、单肢或偏身麻木；②特征性症状：病变侧单眼一过性黑矇或失明，对侧偏瘫及感觉障碍，优势半球受累可有失语；③可能出现的症状：病灶对侧同向性偏盲。

（2）椎 – 基底动脉系统 TIA。①常见症状：眩晕、恶心和呕吐、平衡失调；②特征性症状：跌倒发作（drop attack）和短暂性全面遗忘症（TGA）；③可能出现的症状：吞咽障碍、构音不清、共济失调（小脑缺血）、交叉性瘫痪（脑干缺血）。

（三）辅助检查

1. 实验室检查

血常规、血流变、血脂、血糖和同型半胱氨酸等检查有助于发现病因。

2.影像学检查

（1）磁共振血管成像（MRA）。可见颅内动脉狭窄；数字减影血管造影（DSA）可明确颅内外动脉的狭窄程度；发作时弥散加权 MRI 和正电子发射体层显像（PET）可见片状缺血区。

（2）经颅多普勒超声（TCD）。可见动脉狭窄、粥样硬化斑等。

三、常见护理诊断／问题及护理目标

（一）护理诊断

（1）有跌倒的危险。与突发眩晕、平衡失调和一过性失明有关。

（2）潜在并发症。脑卒中。

（3）知识缺乏。缺乏疾病的防治知识。

（二）护理目标

（1）患者未发生跌倒。

（2）并发症得到有效预防或及时妥当的处理。

（3）患者及家属对疾病相关知识有较好的了解。

四、护理措施

（一）护理

（1）安全护理。指导患者发作时卧床休息，枕头不宜太高（以 15°～ 20°为宜），以免影响头部的血液供应。仰头或头部转动时应缓慢且转动幅度不宜太大。频繁发作者避免重体力劳动，沐浴和外出应有家人陪伴，以防发生跌倒和外伤。

（2）用药护理。指导患者遵医嘱正确服药，不可自行调整、更换或停用药物。阿司匹林、氯吡格雷或奥扎格雷等抗血小板药物主要不良反应有恶心、腹痛、腹泻等消化道症状和皮疹，用药期间定期检查凝血常规。肝素等抗凝药物可致出血，用药过程中应注意观察有无出血倾向、皮肤瘀点和瘀斑、牙龈出血、大便颜色等，有消化性溃疡和严重高血压者禁用。

（3）病情观察。对频繁发作的患者，应注意观察和记录每次发作的持续时间、间隔时间和伴随症状；观察患者肢体无力或麻木等症状有无减轻或加重，有无头痛、头晕或其他脑功能受损的表现，警惕完全性缺血性脑卒中的发生。

（二）健康指导

（1）疾病预防指导。指导患者选择低盐、低脂、足量蛋白质和丰富维生素饮食，如多食入谷类和鱼类、新鲜蔬菜、水果、豆类、坚果等，限制钠盐摄入量，每天不超过6g。少摄入糖类和甜食，忌食辛辣、油炸食物，避免暴饮暴食；戒烟、限酒。告知患者注意劳逸结合，保持心态平衡、情绪稳定，鼓励培养自己的兴趣爱好，多参加有益身心的社交活动。

（2）疾病知识指导。向患者和家属介绍疾病发生的基本病因、主要危险因素、早期症状和体征、及时就诊和治疗与预后的关系、防治知识、遵医嘱用药和自我护理的方法。定期门诊复查，出现肢体麻木、无力、眩晕、复视等症状时及时就医。积极治疗高血压、高血脂、糖尿病、脑动脉硬化等。

第三节　脑血栓形成

一、概念

脑血栓形成即动脉粥样硬化性血栓性脑梗死，是在脑动脉粥样硬化等动脉壁病变的基础上，脑动脉主干或分支管腔狭窄、闭塞或形成血栓，造成该动脉供血区局部脑组织血流中断而发生缺血、缺氧性坏死，引起偏瘫、失语等相应的神经症状和体征。

二、护理评估

（一）健康史

（1）病因和危险因素。了解患者有无颈动脉狭窄、高血压、糖尿病、高脂血症、TIA病史，有无脑血管疾病的家族史，有无长期高盐、高脂饮食和烟酒嗜好，是否进行体育锻炼等。

（2）起病情况和临床表现。了解患者发病的时间、急缓及发病时所处状态，有无头晕、肢体麻木等前驱症状。是否存在肢体瘫痪、失语、感觉和吞咽障碍等局灶定位症状和体征，有无剧烈头痛、喷射性呕吐、意识障碍等全脑症状和体征及其严重程度。

（二）临床表现

（1）生命体征。监测血压、脉搏、呼吸、体温。

（2）意识状态。有无意识障碍及其类型和严重程度。脑血栓形成患者多无意识障碍，如发病时或病后很快出现意识障碍,应考虑椎 – 基底动脉系统梗死或大脑半球大面积梗死。

（3）头颈部检查。双侧瞳孔大小、是否等大及对光反射是否正常；视野有无缺损；有无眼球震颤、运动受限及眼睑闭合障碍；有无面部表情异常、口角喎斜和鼻唇沟变浅；有无听力下降或耳鸣；有无饮水呛咳、吞咽困难或咀嚼无力；有无失语及其类型；颈动脉搏动强度、有无杂音。

（4）四肢脊柱检查。有无肢体运动和感觉障碍；有无步态不稳或不自主运动。

（三）辅助检查

1. 实验室检查

血液检查包括血常规、血流变、血糖、血脂、肾功能、凝血功能等。

2. 影像学检查

（1）头颅 CT。发病后尽快进行 CT 检查。

（2）MRI。与 CT 相比,此检查可以发现脑干、小脑梗死及小灶梗死。

（3）血管造影。DSA 和 MRA 可以发现血管狭窄、闭塞和其他血管病变,如动脉炎、动脉瘤和动静脉畸形等。

3. 经颅多普勒超声检查

对评估颅内外血管狭窄、闭塞、血管痉挛或侧支循环建立的程度有帮助。

三、常见护理诊断／问题及护理目标

（一）护理诊断

（1）躯体活动障碍。与运动中枢损害致肢体瘫痪有关。

（2）语言沟通障碍。与语言中枢损害有关。

（3）吞咽障碍。与意识障碍或延髓麻痹有关。

（4）有失用综合征的危险。与意识障碍、偏瘫所致长期卧床有关。

（5）焦虑、抑郁。与瘫痪、失语、缺少社会支持及担心疾病预后有关。

（6）知识缺乏。缺乏疾病治疗、护理、康复和预防复发的相关知识。

（二）护理目标

（1）患者能掌握肢体功能锻炼的方法并主动配合进行肢体功能的康复训练,躯体活动能力逐步增强。

（2）能采取有效的沟通方式表达自己的需求,能掌握语言功能训练的方法并主动配合康复活动，语言表达能力逐步增强。

（3）能掌握恰当的进食方法，并主动配合进行吞咽功能训练，营养需要得到满足，吞咽功能逐渐恢复。

（4）患者未发生失用综合征。

（5）患者有适当的社会交流，有应对焦虑的有效措施，情绪稳定。

（6）患者未发生并发症或者早发现、早处理、及早控制病情进展和变化。

四、护理措施

（一）护理

1. 躯体活动障碍

（1）生活、安全及康复护理。详见本章"运动障碍"的护理。

（2）心理护理。关心、尊重患者，鼓励其表达自己的感受、避免任何刺激和伤害患者的言行。多与患者和家属沟通。耐心解答患者和家属提出的问题，解除患者思想顾虑。鼓励患者和家属主动参与治疗、护理活动。

（3）用药护理。①溶栓和抗凝药物：应严格掌握药物剂量，监测出凝血时间和凝血酶原时间，观察有无黑便、牙龈出血、皮肤瘀点瘀斑等出血表现。密切观察症状和体征的变化。如患者原有症状和体征加重，或出现严重头痛、血压增高、脉搏减慢、恶心呕吐等，应考虑继发颅内出血，立即停用溶栓和抗凝药物。协助紧急进行头颅 CT 检查。观察有无栓子脱落所致其他部位栓塞的表现，如肠系膜上动脉栓塞引起的腹痛，下肢静脉栓塞所致皮肤肿胀、发红及肢体疼痛和功能障碍，发现异常应及时报告医生处理。②甘露醇：选择较粗大的静脉给药，以保证药物能快速静滴（125ml 在 15～30min 完成），注意观察用药后患者的尿量和尿液颜色，准确记录 24h 出入量；定时复查尿常规、血生化和肾功能，观察有无药物结晶阻塞肾小管所致少尿、血尿、蛋白尿及血尿素氮升高等急性肾损伤的表现；观察有无脱水速度过快所致头痛、呕吐、意识障碍等低颅压综合征的表现，并注意与高颅压进行鉴别。

2. 语言沟通障碍

详见本章"言语障碍"的护理。

3. 吞咽障碍

（1）病情评估。观察患者能否经口进食及进食类型（固体、流质、半流质）、进食量和进食速度，饮水时有呛咳；评估患者吞咽功能，有无营养障碍。

（2）饮食护理。①体位选择：能坐起的患者坐位下进食，头略前屈，不能坐起的患者取仰卧位，将床头摇起30°，头下垫枕使头部前屈。②食物的选择：选择患者喜爱的营养丰富易消化的食物，注意食物的色、香、味及温度，为防止误吸，便于食物在口腔内的移送和吞咽，食物应符合柔软，密度与性状均一；不易松散，有一定黏度；能够变形，利于顺利通过口腔和咽部；不易粘在黏膜上。③吞咽方法的选择：空吞咽和吞咽食物交叉进行；侧方吞咽：吞咽时头侧向健侧肩部，防止食物残留在患侧梨状隐窝内，尤其适合偏瘫的患者；点头样吞咽：吞咽时，配合头前屈、下颌内收如点头样的动作，加强对气道的保护，利于食物进入食管。④对不能吞咽的患者，应予鼻饲饮食，并教会照顾者鼻饲的方法及注意事项，加强留置胃管的护理。

（3）防止误吸、窒息。进食前应注意休息；应保持进餐环境的安静、舒适；告知患者进餐时不要讲话，减少进餐时环境中分散注意力的干扰因素，患者用杯子饮水时，保持水量在半杯以上，以防患者低头饮水的体位增加误吸的危险；床旁备吸引装置，如果患者呛咳、误吸或呕吐，应立即指导其取头侧位，及时清理口、鼻腔内分泌物和呕吐物，保持呼吸道通畅，预防窒息和吸入性肺炎。

（二）健康指导

（1）疾病预防指导。对有发病危险因素或病史者，指导其进食高蛋白、高维生素、低盐、低脂、低热量清淡饮食，多食新鲜蔬菜、水果、谷类、鱼类和豆类，保持能量供需平衡，戒烟、限酒；应遵医嘱规则用药，控制血压、血糖、血脂和抗血小板聚集；告知改变不良生活方式，坚持每天进行30min以上的慢跑、散步等运动。合理休息和娱乐，对有TIA发作史的患者，指导在改变体位时应缓慢，避免突然转动颈部，洗澡时间不宜过长，水温不宜过高，外出时有人陪伴，气候变化时注意保暖，防止感冒。

（2）疾病知识指导。告知患者和家属疾病的基本病因和主要危险因素、早期症状和及时就诊的指征；指导患者遵医嘱正确服用降压、降糖和降脂药物，定期复查。

（3）康复指导。告知患者和家属康复治疗的知识和功能锻炼的方法，如吞咽障碍，先进食糊状或胶冻状食物，少量多餐，逐步过渡到普通食物；进食时取坐位，颈部稍前屈（易引起咽反射）；软腭冰刺激；咽下食物练习呼气或咳嗽（预防误咽）；构音器官的运动训练（有助于改善吞咽功能）。

（4）鼓励生活自理。鼓励患者从事力所能及的家务劳动，做到坚持锻炼，循序渐进。

第四节　帕金森病

一、概念

帕金森病（Parkinson's disease，PD）又称震颤麻痹，是中老年常见的神经系统变性疾病，以静止性震颤、运动迟缓、肌强直和姿势平衡障碍为临床特征，主要病理改变是黑质多巴胺（DA）能神经元变性和路易小体形成。

二、护理评估

（一）健康史

重点询问患者有无帕金森的家族史，

（二）临床表现

（1）静止性震颤。多始于一侧上肢远端，呈现有规律的拇指对掌和手指屈曲的不自主震颤，类似"搓丸"样动作。具有静止时明显震颤，动作时减轻，入睡后消失等特征，故称为"静止性震颤"。

（2）肌强直。多从一侧的上肢或下肢近端开始，逐渐蔓延至远端、对侧和全身的肌肉。肌强直与锥体束受损时的肌张力增高不同，后者被动运动关节时，阻力在开始时较明显，随后迅速减弱，呈所谓折刀现象，故称"折刀样肌强直"，多伴有腱反射亢进和病理反射。本病患者的肌强直表现为屈肌和伸肌肌张力均增高，被动运动关节时始终保持阻力增高，类似弯曲软铅管的感觉，故称"铅管样肌强直"。多数患者因伴有震颤，检查时可感到均匀的阻力中出现断续停顿，如同转动齿轮感，称为"齿轮样肌强直"，这是由于肌强直与静止性震颤叠加所致。

（3）运动迟缓。随意动作减少、减慢，多表现为开始的动作困难和缓慢，如行走时起动和终止均有困难。面肌强直使面部表情呆板，双眼凝视和瞬目动作减少，笑容出现和消失减慢，造成"面具脸"。手指精细动作很难完成，系裤带、鞋带等很难进；有书写时字越写越小的倾向，称为"写字过小征"。

（4）姿势步态异常。早期走路时患侧上肢摆臂幅度减小或消失，下肢拖拽；随病情进展，步伐逐渐变小变慢，启动、转弯时步态障碍尤为明显；晚期有坐位、卧位起立困难，有时行走中全身僵住，不能动弹，称为"冻结"现象；有时迈步后碎步、往前冲，越走越快，不能及时止步，称为"慌张步态"。

（5）非运动症状。可有感觉障碍，早期出现嗅觉减退或睡眠障碍。常见自主神经功能障碍的表现，如便秘、多汗、流涎、性功能减退和脂溢性皮炎（脂肪）等。约半数患者伴有抑郁症，15%～30%的患者在疾病晚期出现智力障碍。

（三）辅助检查

本病的辅助检查无特异性。血、脑脊液常规检查均无异常，CT、MRI检查无特征性改变，功能性脑影像PTE或SPECT检查有辅助诊断的价值。

三、常见护理诊断／问题及护理目标

（一）护理诊断

（1）躯体移动障碍。与锥体外系功能障碍致肢体震颤、肌强直等有关。

（2）语言沟通障碍。与咽喉、面部肌肉强直有关。

（3）便秘。与长期卧床，活动量减少有关。

（4）自我形象紊乱。与身体形象改变、言语障碍、生活依赖他人有关。

（5）潜在并发症。感染、压疮、肢体挛缩、畸形、关节僵硬、外伤。

（二）护理目标

（1）患者能最大限度地保持运动功能，自主且安全地移动躯体。

（2）患者能表达自己的需要，建立有效的交流方式。

（3）患者不发生受伤、跌倒，患者及其家属能讲述潜在的危险因素。

（4）患者及其家属能理解病情、病程及预后，能够积极配合并主动参与治疗护理活动，能够叙述饮食、运动、用药等注意事项。

（5）患者及家属能配合采取预防并发症的措施。

四、护理措施

（一）内科护理

1.躯体活动障碍的护理

（1）生活护理。加强巡视，主动了解患者的需要，指导和鼓励患者自我护理，做自己力所能及的事情；协助患者洗漱、进食、沐浴、大小便料理和做好安全防护；增进患者的舒适，预防并发症。

（2）运动护理。告知患者运动锻炼的目的在于防止和推迟关节强直与肢体挛缩；有助于维持身体的灵活性，增加肺活量，防止便秘，保持并增强自我照顾能力。疾病早期：应指导患者维持和增加业余爱好、鼓励患者积极参与家居活动和参加社交活动，坚持适当运动锻炼。疾病中期：对于已出现某些功能障碍或起坐已感到困难的动作要有计划、有目的地锻炼。疾病晚期：患者出现显著的运动障碍而卧床不起，应帮助患者采取舒适体位，被动活动关节，按摩四肢肌肉，注意动作轻柔，勿造成患者疼痛和骨折。

（3）安全护理。措施见本章"运动障碍"的护理。

强调：①对于上肢震颤未能控制、日常生活动作笨拙的患者，避免拿热水、热汤，谨防烧伤、烫伤等。如避免患者自行使用液化气炉灶，尽量不让患者自己从开水瓶中倒水，为端碗持筷困难者准备带有大把手的餐具，选用不易打破的不锈钢饭碗、水杯和汤勺，避免玻璃和陶瓷制品等。②对有幻觉、错觉、欣快、抑郁、精神错乱、意识模糊或智能障碍的患者应特别强调专人陪护。护士应认真查对患者是否按时服药，有无错服或误服，药物代为保管，每次送服到口；严格交接班制度，禁止患者自行使用锐利器械和危险品；智力障碍的患者应安置在有严密监控的区域，避免自伤、坠床、坠楼、走失、伤人等意外发生。

2. 自尊低下的护理

（1）心理护理。护士鼓励患者表达并注意倾听他们的心理感受，鼓励患者尽量维持过去的兴趣与爱好，多与他人交往，指导家属关心体贴患者，多鼓励、少指责和念叨，为患者创造良好的亲情氛围，减轻他们的心理压力。

（2）自我修饰指导。督促进食后及时清洁口腔，随身携带纸擦拭口角溢出的分泌物、注意保持个人卫生和着装整洁等，以尽量维护自我形象。

3. 知识缺乏的护理

（1）疾病知识指导。早期主要是鼓励患者进行适当的活动与体育锻炼；当疾病影响到患者日常生活和工作能力时，应指导患者及家属了解本病的临床表现、病程进展和主要并发症，帮助患者和照顾者适应角色的转变，掌握自我护理知识，积极寻找和去除任何病情加重的原因。

（2）治疗指导。告知患者本病需要长期或终身服药治疗。让患者了解用药原则、常用药物种类与名称、剂型、用法、服药注意事项、疗效及不良反应的观察与处理。长期服药过程中可能会突然出现某些症状加重或疗效减退，应熟悉"开－关现象"、剂末恶化和"异动症"的表现形式以及应对方法。①用药原则。从小剂量开始，逐步缓慢加量直至有效维持；服药期间尽量避免使用维生素 B_6、氯氮䓬、利血平、氯丙嗪、奋乃静等药物，以免降低药物疗效或导致直立性低血压。②疗效观察。服药过程中要仔细观察震颤、肌强直和其他运动功能、语言功能的改善程度，观察患者起坐的速度、步行的姿态、讲话的音调与流利程度，写字、梳头、扣纽扣、系鞋带以及进食动作等，以确定药物疗效。"开–关现象"：指症状在突然缓解（开期，常伴异动症）与加重（关期）两种状态之间波动。一般"关期"表现为严重的帕金森症状。持续数秒或数分钟后突然转为开期。多见于病情严重者，一般与服药时间和剂量无关，不可预料，处理比较困难，适当加用多巴胺受体激动药，可以防止或减少发生。剂末恶化：又称疗效减退，指每次服药后药物作用时间逐渐缩短，表现为症状随血药浓度发生规律性波动。"异动症"：表现为舞蹈症或手足徐动样不自主运动、肌强直或肌阵挛，可累及头面部、四肢和躯干，有时表现为单调刻板的不自主动作或肌张力障碍。③药物不良反应及其处理。帕金森病常用药物的作用、可能出现的不良反应以及使用注意事项见表 7–1。

表 7–1　帕金森病常用药物的作用、可能出现的不良反应以及使用注意事项

药物	作用	不良反应	用药注意事项
多巴丝肼、卡左双多巴控释片（息宁）	补充黑质纹状体内多巴胺的不足	恶心、呕吐、便秘、眩晕、幻觉、异动症。开–关现象	需服药数天或数周才见效，避免嚼碎药片；出现开–关现象时最佳服药时间为饭前 30min 或饭后 1h；避免与高蛋白食物一起服用；避免突然停药
普拉克索、吡贝地尔	直接激动纹状体，使之产生和多巴胺作用相同的药物，减少和延缓左旋多巴的不良反应	恶心、呕吐、眩晕、疲倦、口干、直立性低血压、嗜睡、幻觉与精神障碍	首次服药后应卧床休息，如有口干舌燥，可嚼口香糖或多喝水；避免开车或操作机械；有轻微兴奋作用，尽量在上午服药，以免影响睡眠
恩他卡朋	抑制左旋多巴和多巴胺的分解，增加脑内多巴胺的含量	恶心、呕吐、意识混乱、不自主动作、尿黄	与多巴丝肼或卡左多巴控释片一起服用
司来吉兰	阻止脑内多巴胺释放，增加多巴胺浓度	恶心、呕吐、眩晕、疲倦、做梦、不自主动作	有轻微兴奋作用，尽量在上午服药，以免影响睡眠；溃疡患者慎用
苯海索	抗胆碱能药物，协助维持纹状体的递质平衡	恶心、呕吐、眩晕、疲倦、视力模糊、口干、便秘、小便困难	不可立即停药，需缓慢减量，以免症状恶化
盐酸金刚烷胺	促进神经末梢释放多巴胺并阻止其再吸收	恶心、呕吐、眩晕、失眠、水肿、惊厥、玫瑰斑	尽量在黄昏前服用，避免失眠，心脏病及肾衰竭患者禁用

4. 营养失调护理

（1）饮食指导。告知患者及家属导致营养低下的原因、饮食治疗的原则及目的，指导其合理选择饮食和正确进食。给予高热量、高维生素、高纤维素、低盐、低脂，适量优质

蛋白的易消化饮食。进食或饮水时抬高床头，保持坐位或半坐位。

（2）营养支持。根据病情需要给予鼻饲流质，遵医嘱给予静脉补充足够的营养，如葡萄糖、电解质、脂肪乳等。

（3）营养状况监测。评估患者饮食和营养状况。注意每天进食量和食品的组成；了解患者的精神状态与体重变化，评估患者的皮肤、尿量及实验室指标变化情况。

（二）健康指导

（1）皮肤护理指导。应勤洗勤换，保持皮肤卫生，防止局部皮肤受压，改善全身血液循环，预防压伤。

（2）活动与休息指导。鼓励患者维持和培养兴趣爱好，坚持适当的运动和体育锻炼，做力所能及的家务劳动等。

（3）安全指导。①指导患者避免登高和操作高速运转的机器，勿单独使用煤气、热水器及锐利器械、防止受伤等意外；②避免让患者进食带骨刺的食物和使用易碎的器皿；③直立性低血压患者睡眠时应抬高床头，可穿弹力袜，避免快速坐起或下床活动，防止跌倒；④外出时需人陪伴，尤其是精神智力障碍者，其衣服口袋内要放置写有患者姓名、住址和联系电话的"安全卡片"或佩戴手腕识别牌，以防走失。

（4）照顾者指导：①医护人员应关心照顾者及家属，倾听他们的感受，理解他们的处境，尽力帮他们解决困难、走出困境，以便给患者更好的家庭支持。②照顾者应关心体贴患者，协助进食、服药和日常生活的照顾。③督促患者遵医嘱正确服药，防止错服、漏服。④细心观察，积极预防并发症和及时识别病情变化。

第五节 癫 痫

一、概念

癫痫（epilepsy）是一组由不同病因导致的脑部神经元高度同步化异常放电的临床综合征，以发作性、短暂性、重复性及刻板性为临床特点。在癫痫发作中，一组具有相似症状和体征所组成的特定癫痫现象统称为癫痫综合征。

二、护理评估

（一）健康史

仔细询问患者有无遗传史，有无睡眠不足、疲劳、便秘、饮酒、情绪激动，有无内分泌失调、电解质紊乱，是否受到声光刺激。

（二）临床表现

1. 痫性发作

癫痫每次发作及每种发作的短暂过程称为痫性发作。依据发作时的临床表现和脑电图特征可将痫性发作分为不同临床类型。

（1）部分性发作。①单纯部分性：无意识障碍；②复杂部分性：有意识障碍；③部分性继发全身发作：部分性发作起始发展为全面性发作。

（2）全面性发作。①失神发作：典型失神发作、不典型失神发作；②强直性发作；③阵挛性发作；④强直阵挛性发作；⑤肌阵挛发作；⑥失张力发作。

（3）不能分类的发作。

2. 癫痫综合征

（三）辅助检查

（1）脑电图（EEG）。脑电图是诊断癫痫重要的辅助检查方法。

（2）神经影像学检查。包括 CT 和 MRI，可确定脑结构异常或者病变，对癫痫及癫痫综合征诊断和分类有帮助，可发现脑部器质性改变、占位性病变、脑萎缩等。功能影像学检查如 SPECT、PET 等能从不同角度反映脑局部代谢变化，辅助癫痫灶的定位。

（3）DSA 检查。了解是否有脑血管病变。

（4）视频 EEG（VEEG）。对癫痫诊断及痫性灶的定位最有价值。

三、常见护理诊断／问题及护理目标

（一）护理诊断

（1）受伤的危险。与突然意识丧失、抽搐、惊厥、癫痫持续状态，癫痫发作时跌倒、坠床或下颌关节抽动或保护措施不当等有关。

（2）窒息的危险。与喉头痉挛、舌根后坠、呼吸道分泌物滞留有关。

（3）清理呼吸道无效。与喉头痉挛、口腔或呼吸道分泌物增多、癫痫持续状态有关。

（4）知识缺乏。缺乏疾病、用药及防护等相关知识。

（5）自我形象紊乱。与癫痫发作及药物副作用有关。

（6）焦虑或恐惧。对预后不良的焦虑及癫痫发作的恐惧。

（二）护理目标

（1）癫痫发作时，患者及其家属能采取正确的防护措施，患者未发生受伤。

（2）患者未发生窒息、误吸及吸入性肺炎。

（3）患者呼吸道通畅。

（4）患者及家属能够了解癫痫发作、治疗与预后的关系，能够采取有关安全防护措施，患者能有效避免诱因，预防发作，主动配合治疗。

（5）患者能够正确对待疾病，重视自我形象。

（6）患者的焦虑或恐惧心理减轻或消除。

四、护理措施

（一）护理

（1）保持呼吸道通畅。置患者于头低侧卧位或平卧位头偏向一侧；松开领带和衣扣，解开腰带；取下活动性义齿，及时清除口腔和鼻腔分泌物；必要时备好床旁吸引器和气管插管或气管切开包。

（2）病情观察。密切观察生命体征及意识、瞳孔变化，注意发作过程中有无心率增快、血压升高、呼吸减慢或暂停、瞳孔散大、牙关紧闭、大小便失禁等；观察并记录发作的类型、发作频率与发作起始和持续时间；观察发作停止后患者意识完全恢复的时间，有无头痛、疲乏及行为异常。

（3）发作期安全护理。告知患者有前驱症状时立即平卧，采取保护措施，避免出现意外受伤；活动状态时发作，陪伴者应立即将患者缓慢置于平卧位，防止外伤，切忌用力按压患者抽搐肢体，以防骨折和脱臼；用棉垫或软垫对跌倒时易擦伤的关节加以保护；癫痫持续状态、极度躁动或发作停止后意识恢复过程中有短时躁动的患者，应由专人守护，加保护性床档，必要时用约束带适当予以保护性约束。遵医嘱缓慢静脉注射地西泮，快速静滴甘露醇，注意观察用药效果和有无出现呼吸抑制、肾脏损害等不良反应。

（4）发作间歇期安全护理。给患者创造安全、安静的休养环境，保持室内光线柔和、无刺激；床两侧均安装带床档套的床档；床旁桌上不放置热水瓶、玻璃杯等危险物品。对于有癫痫发作史并有外伤史的患者，在病室内显著位置放置"谨防跌倒、小心舌咬伤"的警示牌，随时提醒患者、家属及医护人员做好防止发生意外的准备。

（5）心理护理。护士应仔细观察患者的心理反应，关心、理解、尊重患者，鼓励患者表达自己的心理感受，指导患者面对现实，采取积极的应对方式，配合长期药物治疗。

（6）用药护理。向患者和家属强调遵医嘱长期甚至终身用药的重要性，向患者和家属介绍用药的原则、所用药物的常见不良反应和应注意的问题，在医护人员指导下增减剂量和停药。餐后服用，以减少胃肠道反应。用药前进行血、尿常规和肝、肾功能检查，用药期间监测血药浓度并定期复查相关项目，以及时发现肝损伤、神经系统损害、智力和行为改变等严重不良反应。常用抗癫痫药物的不良反应见表 7-2。

表 7-2　常用抗癫痫药物的不良反应表

药物	不良反应
苯妥英钠（PHT）	胃肠道症状、毛发增多、齿龈增生、小脑征、粒细胞减少、肝损害
卡马西平（CBZ）	胃肠道症状、小脑征、嗜睡、体重增加、骨髓与肝损害、皮疹
苯巴比妥（PB）	嗜睡、小脑征、复视、认知与行为异常
丙戊酸钠（VPA）	肥胖、毛发减少、嗜睡、震颤、骨髓与肝损害、胰腺炎
托吡酯（TPM）	震颤、头痛、头晕、小脑征、胃肠道症状、体重减轻、肾结石
拉莫三嗪（LTG）	头晕、嗜睡、恶心、皮疹
加巴喷丁	嗜睡、头晕、复视、健忘、感觉异常

（二）健康指导

（1）疾病知识指导。患者应充分休息，环境安静适宜，养成良好的生活习惯，注意劳逸结合。给予清淡饮食，少量多餐，避免辛辣刺激性食物，戒烟酒。告知患者避免劳累、睡眠不足、饥饿、饮酒、便秘、情绪激动、妊娠与分娩、强烈的声光刺激、惊吓、心算、阅读、书写、下棋、外耳道刺激、长时间看电视、洗浴等诱发因素。

（2）用药指导与病情监测。告知患者遵医嘱坚持长期、规律用药，切忌突然停药、减药、漏服药及自行换药，如药物减量后病情有反复或加重的迹象，应尽快就诊。告知患者坚持定期复查，

（3）安全与婚育告知。患者外出时随身携带写有姓名、年龄、所患疾病、住址、家人联系方式的信息卡。在病情未得到良好控制时，室外活动或外出就诊时应有家属陪伴，佩戴安全帽。患者不应从事攀高、游泳、驾驶等在发作时有可能危及自身和他人生命的工作。特发性癫痫且有家族史的女性患者，婚后不宜生育，双方均有癫痫，或一方有癫痫，另一方有家族史者不宜结婚。

第六节 偏 头 痛

一、概念

偏头痛（migraine）是临床常见的原发性头痛，其特征为多呈单侧分布、中重度、搏动样疼痛，可伴恶心、呕吐。声、光刺激或日常活动可使疼痛加重，安静环境和休息可使疼痛缓解。

二、护理评估

（一）健康史

仔细询问患者有无遗传因素，是否服用避孕药，是否情绪紧张、过度劳累、睡眠障碍。

（二）临床表现

（1）无先兆偏头痛。临床表现为反复发作的一侧或双侧额颞部搏动性疼痛，常伴恶心、呕吐、畏光、出汗等症状；无明确的视觉、感觉、运动先兆，疼痛持续时间较先兆偏头痛长（可达数日），程度较先兆偏头痛轻。

（2）有先兆偏头痛。表现为视觉、感觉和运动的缺损或刺激症状，如视物模糊或变形、闪光、暗点，一侧肢体和面部麻木、偏侧肢体感觉和运动障碍等。

（3）偏瘫性偏头痛。临床特点为头痛发作的同时或之后，出现同侧或对侧肢体不同程度的瘫痪，尤以上肢明显，并可在头痛消退后持续一段时间。

（4）基底动脉型偏头痛。先兆症状包括眩晕、耳鸣、构音障碍、听力下降、复视、共济失调和双侧肢体感觉异常等。

（5）慢性偏头痛。临床表现为每月头痛发作超过 15d，连续 3 个月或以上，并排除药物过量所致头痛。

（三）辅助检查

神经系统检查及头颅 CT 和 MRI 检查排除脑血管疾病、颅内动脉瘤等器质性疾病，可做出临床诊断。

三、常见护理诊断／问题及护理目标

（一）护理诊断

（1）疼痛。偏头痛与发作性神经－血管功能障碍有关。

（2）焦虑。与偏头痛长期、反复发作有关。

（二）护理目标

（1）教会患者和家属缓解疼痛的方法。

（2）做好心理护理，稳定患者的情绪。

四、护理措施

（一）护理

（1）评估病情。根据疼痛评分结果动态评估患者头痛的发作频率、诱发因素、发作前有无先兆表现和疼痛的部位、性质、程度、规律、伴随症状及对情绪、睡眠、职业工作的影响。

（2）缓解疼痛。教会并协助患者和家属采取缓解疼痛的非药物治疗方法，如缓慢深呼吸、听轻音乐、引导式想象、冷热敷、理疗、按摩和指压止痛等。

（3）用药护理。遵医嘱应用镇痛药物，告知患者和家属所用药物的常见不良反应及药物依赖性和成瘾性的特点，指导患者正确用药。

（4）心理护理。加强与患者和家属的沟通交流，及时了解患者的心理状态，关心体贴患者，鼓励患者表达自己的心理感受，消除精神紧张，减轻心理压抑，保持情绪稳定和心情舒畅。

（5）避免诱因。告知患者和家属避免可能诱发或加重头痛的因素，如焦虑、精神紧张、进食奶酪和腌制品等含酪胺和亚硝酸盐的食物、饮酒、禁食、月经来潮、用力性动作、强光刺激、避孕药、血管扩张药等。

（二）健康指导

（1）疾病知识指导。指导患者建立健康的生活方式，适度运动，劳逸结合，保持情绪稳定和充足睡眠。合理饮食，避免饮食过量或饥饿，忌摄入可诱发头痛发作的食物和药物；注意气候变化，避免闪电、强光、噪声等刺激。女性患者在月经前或月经期，应特别注意避免情绪紧张，以减少发作。

（2）用药指导与病情监测。告知患者和家属发作的先兆表现、可采取的自我护理方法、常用药物等的相关知识。出现黑矇、亮点等先兆症状时不要紧张，应卧床休息并保持安静；头痛严重者应及时就诊或遵医嘱服用止痛药物，向患者详细解释所用药物的名称、剂量和使用方法，强调不能自行加大药物剂量和长期用药，防止造成药物依赖。

第七节　重症肌无力

一、概念

重症肌无力（myasthenia gravis，MG）是一种神经 - 肌肉接头传递障碍的获得性自身免疫性疾病，主要由于神经 - 肌肉接头突触后膜上乙酰胆碱受体受损引起。

二、护理评估

（一）健康史

询问患者是否有感染、精神创伤、过度劳累、手术、妊娠和分娩等诱因。

（二）临床表现

1. 症状和体征

（1）肌无力分布。全身骨骼肌均可受累，以脑神经支配的肌肉更易受累。多数患者的首发症状为眼外肌麻痹，包括上睑下垂、斜视和复视、眼球活动受限甚至固定，但瞳孔不受影响。面部和口咽肌肉受累时出现表情淡漠、连续咀嚼无力、饮水呛咳和发音障碍。四肢肌受累以近端无力为主，表现为抬臂、上楼梯困难，腱反射不受影响，感觉功能正常。

（2）受累骨骼肌病态疲劳。多数表现为肌肉持续收缩后出现肌无力甚至瘫痪，休息后症状减轻或缓解；晨起肌力正常或肌无力症状较轻，下午或傍晚肌无力明显加重，称为"晨轻暮重"现象；首次采用抗胆碱酯酶药物治疗有明显效果，是 MG 重要的临床特征。

（3）重症肌无力危象。累及呼吸肌出现咳嗽无力和呼吸困难，称为 MG 危象，是本病死亡的主要原因。口咽肌和呼吸肌无力者易发生危象，可由感染、手术、精神紧张、全身疾病等所诱发，心肌偶可受累，可引起突然死亡。

2. 临床分型

（1）成年型（Osserman 分型）。

（2）儿童型。多数患者仅限于眼外肌麻痹，交替出现双眼睑下垂。约 1/4 可自然缓解，少数患者累及全身骨骼肌。

（3）少年型。14～18岁起病，多为单纯眼外肌麻痹，部分伴吞咽困难及四肢无力。

（三）辅助检查

（1）疲劳试验（Jolly 试验）。嘱患者用力眨眼 30 次后眼裂明显变小或两臂持续平举后出现上臂下垂，休息后恢复者为阳性。用于病情不严重，尤其是症状不明显者。

（2）新斯的明试验。新斯的明 0.5～1mg 肌内注射，10～20min 症状明显减轻为阳性。为防止新斯的明的毒蕈碱样作用，一般同时注射阿托品 0.5mg。

（3）重复神经电刺激。重复低频电刺激后动作电位波幅递减程度在 10%～15%，高频电刺激递减程度在 30% 以上为阳性，支持诊断。

（4）AChR-Ab 测定。对 MG 的诊断有特征性意义。80% 以上患者 AChR-Ab 滴度增高。但眼肌型患者的 AChR-Ab 升高不明显，且抗体滴度与临床症状的严重程度并不完全一致。

（5）胸腺 CT、MRI 检查。可发现胸腺增生或胸腺瘤。

三、常见护理诊断／问题及护理目标

（一）护理诊断

（1）生活自理缺陷。与眼外肌麻痹、上睑下垂或四肢无力、运动障碍有关。

（2）营养失调。与咀嚼无力、吞咽困难致摄入减少有关。

（3）潜在并发症。重症肌无力危象、呼吸衰竭、吸入性肺炎、皮肤完整性。

（4）恐惧。与呼吸肌无力、呼吸肌麻痹、濒死感或害怕气管切开有关。

（5）清理呼吸道无效。与咳嗽无力及气管分泌物增多有关。

（二）护理目标

（1）患者能进行自理活动。

（2）患者营养均衡。

（3）患者未出现重症肌无力危象。

（4）患者能进行有效交流。

（5）患者及家属能配合采取预防并发症的措施。

四、护理措施

（一）护理

1. 生活护理

指导患者充分休息，活动宜选择清晨、休息后或肌无力症状较轻时进行，并应自我调节活动量，以不感到疲劳为原则。鼓励患者做力所能及的事情，尽量生活自理。给予高维生素、高蛋白、高热量、富含营养的食物，必要时遵医嘱静脉营养。

2. 有效沟通

鼓励患者采取有效方式向医护人员和家属表达自己的需求，耐心倾听患者的表述。为存在构音障碍的患者提供纸、笔、画板等交流工具，指导患者采用文字形式和肢体语言表达自己的需求。

3. 病情观察

密切观察病情，注意呼吸频率、节律与深度的改变，观察有无呼吸困难加重、发绀、咳嗽无力、腹痛、瞳孔变化、出汗、唾液或喉头分泌物增多等现象；避免感染、外伤、疲劳和过度紧张等诱发肌无力危象的因素。

4. 症状护理

鼓励患者咳嗽和深呼吸，抬高床头，及时吸痰，清除口腔和鼻腔分泌物，遵医嘱给予氧气吸入。备好新斯的明、人工呼吸机等抢救药品和器材，尽快解除危象，必要时配合行气管插管、气管切开和人工辅助呼吸。

5. 用药护理

告知患者常用药物的服用方法、不良反应与用药注意事项，避免因用药不当而诱发肌无力危象和胆碱能危象。

（1）抗胆碱酯酶药物。从小剂量开始，应严格掌握用药剂量和时间，以防用药不足或用药过量导致的肌无力危象或胆碱能危象。如出现恶心、呕吐、腹痛、腹泻、出汗、流涎等不良反应时，可用阿托品拮抗。患者发生感染等应激情况时，需遵医嘱增加药物用量。

（2）糖皮质激素。多从大剂量开始。患者在用药早期（2周内）可能会出现病情加重，甚至发生危象，应严密观察呼吸变化，并做好气管切开和使用人工呼吸机的准备。长期服药者，要注意有无消化道出血、骨质疏松、股骨头坏死等并发症，可采取抗溃疡治疗、补充钙剂等，定期检测血压、血糖和电解质。

（3）免疫抑制剂。定期检查血象，并注意肝、肾功能的变化，若出现血白细胞减少、血小板减少、胃肠道反应、出血性膀胱炎等，患者应停药。加强对患者的保护性隔离，减少医源性感染。

（4）注意用药禁忌。避免应用可能使肌无力症状加重甚至诱发危象的药物，包括阻滞神经－肌肉传递的药物，如氨基糖苷类抗生素、奎宁、普鲁卡因胺、普萘洛尔、氯丙嗪和各种肌肉松弛药如氨酰胆碱、氯化琥珀胆碱及镇静药。

（二）健康指导

（1）疾病知识指导。帮助患者认识疾病，指导患者建立健康的生活方式，规律生活，保证充分休息和睡眠，避免精神创伤、外伤，保持情绪稳定，勿受凉感冒。育龄女性应避孕。

（2）用药指导与病情监测。向患者和家属说明本病的临床过程和治疗要求，教会患者和家属观察病情和护理的方法。介绍所用药物的名称、剂量、常见不良反应等，指导患者遵医嘱正确服用抗胆碱酯酶药物，避免漏服、自行停服和更改药量，防止因用药不足或过量导致危象发生或加重病情。

（3）饮食指导。应给予高蛋白、高热量、高维生素，富含钾、钙的饮食。告知患者和家属避免摄入干硬、粗糙食物；进餐时尽量取坐位；进餐前充分休息或在服药后 15 ～ 30min 产生药效时进餐。为患者安排充足的进餐时间，告知患者进餐时如感到咀嚼无力，应适当休息后再继续进食。

第八节　周期性瘫痪

一、概念

周期性瘫痪（periodic paralysis）是以反复发作的骨骼肌迟缓性瘫痪为特征的一组疾病，与血钾代谢异常有关。发作时肌无力可持续数小时或数日，发作间歇期完全正常。分为低钾型、高钾型和正常钾 3 类，以低钾型多见。

低钾型周期性瘫痪（hypokalemic periodic paralysis）为周期性瘫痪中最常见的类型，以发作性肌无力、血清钾降低、补钾后症状迅速缓解为特征。

二、护理评估

（一）健康史

询问患者是否有肢体疼痛和麻木、面色潮红、多汗、尿少、口渴、恶心、嗜睡、恐惧等前驱症状。

（二）临床表现

常于饱餐后夜间睡眠或清晨起床时出现对称性肢体无力或完全瘫痪，且下肢重于上肢、近端重于远端；少数患者可从下肢逐渐累及上肢，数小时至 1 ~ 2d 达高峰，可伴肢体酸胀或针刺感。发作一般经数小时至数日逐渐恢复，最先受累的肌肉最先恢复。发作频率不尽相同，一般数周或数月 1 次，频繁者每天均有发作，也有数年甚至终生仅发作 1 次者。

（三）辅助检查

（1）血液检查。发作期血清钾常低于 3.5mmol/L，间歇期正常。

（2）心电图。呈典型的低钾性改变，表现为 U 波出现、T 波低平或倒置、ST 段压低、P-R 间期和 Q-T 间期延长、QRS 波群增宽等。

（3）肌电图。运动电位时限短、波幅低；完全瘫痪时运动单位电位消失，电刺激无反应。膜静息电位低于正常。

三、常见护理诊断／问题

（1）活动无耐力。与钾代谢紊乱致肢体瘫痪有关。

（2）知识缺乏。缺乏与疾病发作和预防复发相关的知识。

（3）焦虑。与疾病反复发作和知识缺乏有关。

四、护理措施

（一）护理

（1）生活护理。为患者营造安全、舒适的休息环境，指导患者在发作期卧床休息，肌力恢复初期勿突然、剧烈活动；协助肢体乏力、限制活动或卧床休息的患者进行洗漱、服药和个人卫生等日常生活活动，防止发生跌倒和意外损伤。发作期间鼓励患者正常工作和生活，劳逸结合，适当运动。指导患者摄入高钾、低钠饮食，少量多餐。

（2）监测病情。密切观察患者运动障碍的程度、范围；注意呼吸频率、节律和深度的变化；观察有无呼吸肌麻痹和心律失常的表现；定时检测血清钾和评估肢体肌力改善情况。

（二）健康指导

（1）疾病知识指导。指导患者建立健康的生活方式，坚持适当运动。勿受凉和剧烈运动，避免感染和创伤。告知患者紧张、恐惧心理或焦虑、抑郁情绪均可诱发本病。向患者解释发作时病情和预后，使患者了解随着年龄增长，疾病发作的频率会逐渐减少，帮助患者解除心理压力，树立治疗信心，保持乐观的心态。

（2）饮食指导。告知患者日常生活中应避免摄入高糖和高碳水化合物，忌饮酒，限制钠盐摄入，适当增加富钾食物。

（3）用药指导与病情监测。告知患者和家属疾病发作前的先兆表现和发作期及间歇期常用治疗药物，出现口渴、出汗、肢体酸胀、疼痛、麻木感以及嗜睡、恐惧、恶心等前驱症状时应及时就医。告知患者应在医护人员指导下选择用药，勿自行购买和服用药物。

第九节　脑　疝

一、概念

当颅内压增高到一定程度时，尤其是局部占位性病变使颅内各分腔之间的压力不平衡，脑组织从高压力区向低压力区移位，导致脑组织、血管及脑神经等重要结构受压和移位，被挤入小脑幕裂孔、枕骨大孔、大脑镰下间隙等生理性或病理性间隙或孔道中，从而出现一系列严重的临床症状，称为脑疝。脑疝是颅内压增高的严重后果，如不及时救治常危及患者生命。根据移位的脑组织及其通过的硬脑膜间隙和孔道，可将脑疝分为以下常见的 3 类：颞叶钩回疝或小脑幕切迹疝；枕骨大孔疝或小脑扁桃体疝；大脑镰下疝或扣带回疝。临床以小脑幕切迹疝和枕骨大孔疝最多见。

二、护理评估

（一）健康史

重点询问患者有无头部受伤史、颅内肿瘤、脑出血、大面积脑梗死等情况。

（二）临床表现

1. 小脑幕切迹疝

常由一侧颞叶或大脑外侧的占位性病变引起（如硬脑膜外血肿），因疝入的脑组织压迫中脑的大脑脚，引起锥体束征和瞳孔变化。

（1）颅内压增高症状。剧烈头痛并进行性加重，伴烦躁不安、频繁的喷射性呕吐。

（2）瞳孔改变。早期由于患侧动眼神经受刺激导致患侧瞳孔变小，对光反射迟钝，随病情进展患侧动眼神经麻痹，患侧瞳孔逐渐散大，直接和间接对光反射均消失，并有患侧上睑下垂、眼球外斜。如果脑疝进行性恶化，影响脑干血供时，脑干内动眼神经核功能丧失可致双侧瞳孔散大，对光反射消失。

（3）运动障碍。表现为病变对侧肢体的肌力减弱或麻痹，病理征阳性。脑疝进展时可致双侧肢体自主活动消失，严重时可出现去大脑强直发作，这是脑干严重受损的信号。

（4）意识改变。由于脑干内网状上行激动系统受累，患者随脑疝进展可出现嗜睡、浅昏迷至深昏迷。

（5）生命体征紊乱。表现为心率减慢或不规则，血压忽高忽低，呼吸不规则、大汗淋漓或汗闭，面色潮红或苍白。体温可高达41°以上或体温不升。最终因呼吸循环衰竭而致呼吸停止、血压下降、心搏骤停。

2. 枕骨大孔疝

又称小脑扁桃体疝，常因幕下占位性病变，或行腰椎穿刺放出脑脊液过快过多引起。临床上缺乏特异性表现，容易被误诊，患者常剧烈头痛，以枕后部疼痛为甚，反复呕吐，颈项强直，生命体征改变出现较早，常迅速发生呼吸和循环障碍，瞳孔改变和意识障碍出现较晚。当延髓呼吸中枢受压时，患者可因呼吸停止而死亡。

三、常见护理诊断及护理目标

（一）护理诊断

（1）意识障碍。与头部损伤和颅内压增高有关。

（2）自理缺陷。与意识障碍有关。

（3）清理呼吸道低效。与意识不清有关。

（4）有受伤的危险。与意识障碍有关。

（5）潜在并发症。肺部感染、压疮、泌尿道感染等。

（二）护理目标

（1）生命体征平稳。

（2）患者呼吸道保持通畅，呼吸平稳，无误吸发生。

（3）感染得到控制，体温开始下降或正常。

（4）患者意识障碍无加重。

（5）患者未发生并发症，或并发症得到及时发现和处理。

四、护理措施

（一）非手术治疗患者的护理

（1）密切观察脑疝的前驱症状，及时早期发现颅内压增高。脑疝是颅内压增高所引起的一种危及患者生命的综合征。颅内高压的临床表现：头痛、呕吐、视盘水肿。一旦患者有剧烈头痛且呈进行性加重和频繁呕吐等颅内压增高症状，应警惕是脑疝前驱期。

（2）意识观察。评估 GLS 意识障碍指数及反应程度；意识变化是脑疝出现之前的重要表现。

（3）瞳孔的监测。根据脑疝的五期临床表现，一侧瞳孔散大，对光反射消失已属于脑疝中晚期。

（4）生命体征的观察。血压进行性升高，脉搏慢且洪大，呼吸深而慢，提示脑疝前驱期。若脑疝发展迅速，呼吸可突然停止，急性后颅内凹血肿时呼吸变慢有提示枕骨大孔疝的意义。

（二）手术患者的护理

1. 术前护理

按照外科常规手术进行准备，同时注意密切观察生命体征，术前 2h 内剃净头发，洗净头皮，待术中再次消毒。同时快速静脉滴注脱水药，并配以激素应用。有时可合用呋塞米以加强脱水作用。

2. 术后护理

（1）体位。术后 6h 内去枕平卧，头偏向健侧或半侧卧位将床头抬高 15°～30°，每 2h 更换体位 1 次。术后 72h 内，取头高位半坡卧位，头部保持中位，避免前屈、过伸、侧转，以免影响脑部静脉回流，尽量避免过度刺激和连续性护理操作。

（2）呼吸道管理。①保持呼吸道通畅，定时更换体位，拍背协助排痰，及时清除口、鼻腔及气道内异物。②昏迷患者头偏向一侧，以免舌根后坠及呕吐时误吸。③鼻饲者注食前抬高床头 15°，以防食物反流入气管引起肺部感染及窒息。④常规氧气吸入 3～5d，氧流量 2～4L/min。⑤人工气道管理：气管插管、气管切开护理 2 次 /d，口鼻腔及气道用无菌镊和吸痰管严格分开，防止感染。⑥气道湿化与促进排痰：予雾化吸入、气管内滴药等。⑦加强营养，提高机体抵抗力，减少探视，避免交叉感染。

（3）引流管护理。手术中常放置引流管，如脑室引流、创腔引流、硬脑膜下引流等，护理时严格注意无菌操作，预防颅内逆行感染，妥善固定，保持引流通畅，防止引流管受压，扭曲，折叠或阻塞，观察并记录引流液的颜色、性质和量。

（4）饮食护理。清醒患者术后第2天鼓励进食；吞咽困难和昏迷者术后第3天给予留置胃管，进行胃肠外与胃肠内联合营养，保证患者营养的需要。

（5）做好基础护理。病室定期通风换气，进行空气消毒；口腔护理2次/d，按时翻身叩背，及时吸痰，留置尿管患者按尿管常规护理；康复期协助指导患者进行功能锻炼。

（三）健康指导

限制探视人员，保持病房安静。指导患者提高安全意识；告知运动时的注意事项，保证安全防止外伤，告知患者疾病治疗过程中的注意事项；做好心理护理，保持患者情绪稳定；避免剧烈咳嗽及用力排便；进行饮食指导；指导患者或家属继续进行肢体功能锻炼；对出院患者若带有留置尿管、鼻饲管应给予相应的护理指导。

第十节 颅骨骨折

一、概念

颅骨骨折指颅骨受暴力作用致颅骨结构的改变。颅骨骨折按其部位分为颅盖骨折与颅底骨折；按骨折形态分为线形骨折和凹陷骨折，粉碎骨折多呈凹陷性，一般列入凹陷骨折；依骨折部位是否与外界相通分为闭合性骨折和开放性骨折。

二、护理评估

（一）健康史

重点询问患者受伤史，了解外力的大小、作用方向、致伤物与颅骨接触的面积等情况，以便全面估计患者的伤情。

（二）临床表现

1. 症状

（1）出血。凹陷性骨折可并发颅内血肿，并产生颅内压增高症状。凹陷骨折刺破静脉窦可引起致命的大出血。

（2）耳、鼻出血或脑脊液漏。颅前窝骨折多累及额骨水平部（眶顶）和筛骨。脑膜撕裂者，脑脊液可沿额窦或筛窦再经鼻流出形成脑脊液鼻漏。颅中窝骨折可累及蝶骨和颞骨。

血液和脑脊液经蝶窦流入上鼻道再经鼻孔流出形成鼻漏。若骨折线累及颞骨岩部，血液和脑脊液可经中耳和破裂的鼓膜由外耳道流出，形成耳漏；如鼓膜未破，则可沿耳咽管入鼻腔形成鼻漏。

（3）脑神经损伤。气体经额窦或筛窦进入颅内可引起颅内积气，常伴嗅神经损伤。颞骨岩部骨折常发生面神经和听神经损伤。如骨折线居内侧，亦可累及视神经、动眼神经、滑车神经、三叉神经和展神经。

（4）皮下或黏膜下瘀血斑。颅后窝骨折常累及岩骨和枕骨基底部。在乳突和枕下部可见皮下淤血（Battle 征），或在咽后壁发现黏膜下淤血。

2. 体征

颅前窝骨折出血可经鼻流出，或进入眶内在眼睑和球结膜下形成瘀血斑，俗称"熊猫眼"或"眼镜征"。靠外侧的颅中窝骨折可引起颞部肿胀。

（三）辅助检查

颅盖骨折依靠头颅正侧位 X 线检查确诊；颅底骨折的诊断主要依靠临床表现，CT 扫描对颅底骨折有诊断意义，通过对窗宽和窗距的调节（骨窗相）常能显示骨折部位，还能发现颅内积气。

三、常见护理诊断及护理目标

（一）护理诊断

（1）有感染的危险。与脑脊液外漏有关。

（2）潜在并发症。骨膜下血肿，癫痫，颅内压增高和脑疝，颅内低压综合征。

（3）知识缺乏。缺乏脑脊液外漏后的体位要求和预防感染相关方面的保健知识。

（4）焦虑。与担忧头痛、脑脊液外漏、脑神经损伤有关。

（二）护理目标

（1）生命体征平稳。

（2）主诉疼痛得到控制或无疼痛。

（3）脑脊液漏得到控制，未造成颅内感染。

（4）患者了解病情，恐惧减轻，配合治疗。

四、护理措施

（一）病情观察

密切观察患者是否出现头痛、呕吐、生命体征异常、意识障碍等颅内压增高症状。

（二）脑脊液漏的护理

（1）鉴别脑脊液。患者鼻腔、耳道流出淡红色液体，可怀疑为脑脊液漏；观察并询问患者是否经常有腥味液体流至咽部，以便发现脑脊液漏。

（2）体位。取半坐卧位，头偏向患侧，待脑脊液漏停止 3～5d 后改平卧位。如果脑脊液外漏多，取平卧位，头稍抬高，以防颅内压过低。

（3）局部清洁消毒。清洁、消毒鼻前庭或外耳道每天 2 次，避免棉球过湿导致液体逆流至颅内，在外耳道口或鼻前庭疏松放置干棉球，棉球渗湿及时更换，并记录 24h 浸湿的棉球数，以估计漏出液量。

（4）预防脑脊液逆流。禁忌堵塞、冲洗、滴药入鼻腔和耳道，脑脊液鼻漏者严禁经鼻腔置管（胃管、吸痰管、鼻导管），禁忌行腰椎穿刺。避免用力咳嗽、打喷嚏和流鼻涕；避免挖耳、抠鼻；避免屏气排便，以免鼻窦或乳突气房内的空气被压入颅内，引起气颅或颅内感染。

（5）用药护理。遵医嘱应用抗生素及 TAT 或破伤风类毒素。

（三）并发症的护理

（1）骨膜下血肿。注意观察出血量和血肿范围，遵医嘱给予止血、镇痛药。

（2）癫痫。凹陷骨折患者可因脑组织受损而出现癫痫，应及时遵医嘱使用抗癫痫药物，并注意观察病情和药物作用。

（3）颅内压增高和脑疝。给予脱水、降颅内压等治疗，预防脑疝发生。

（4）颅内低压综合征。患者出现直立性头痛，多位于额、枕部。一旦发生，应嘱其卧床休息，头低足高位，遵医嘱多饮水或静脉滴注生理盐水以大量补充水分。

（四）心理护理

向患者介绍病情、治疗方法及注意事项，取得配合，满足其心理、身体上的安全需要，消除紧张情绪。

（五）健康指导

颅骨缺损者应避免局部碰撞，以免损伤脑组织，嘱咐患者在伤后半年左右做颅骨成形术；告知患者和家属若出现剧烈头痛、频繁呕吐、发热、意识模糊等，应及时就诊；对于脑脊液漏者，应向其讲解预防脑脊液逆流颅内的注意事项。

第十一节　脑挫裂伤

一、概念

脑挫裂伤是常见的原发性脑损伤，既可发生于着力部位，也可在对冲部位。脑挫裂伤包括脑挫伤及脑裂伤，前者指脑组织遭受破坏较轻，软脑膜完整；后者指软脑膜、血管和脑组织同时有破裂，伴有外伤性蛛网膜下隙出血。两者常同时存在，合称为脑挫裂伤。

二、护理评估

（一）健康史

重点询问患者受伤时间、致伤原因、受伤时情况；患者伤后有无昏迷和近事遗忘、昏迷时间长短，有无中间好转或清醒期；受伤当时有无口、鼻、外耳道出血或脑脊液漏；有无呕吐及其次数，有无大小便失禁、肢体瘫痪等情况；了解受伤后患者接受过何种处理。

（二）临床表现

1. 症状

（1）意识障碍。意识障碍是脑挫裂伤最突出的症状之一。伤后立即发生，持续时间长短不一，绝大多数超过半小时，常持续数小时、数日不等，甚至发生迁延性昏迷，与脑损伤程度轻重相关。

（2）头痛、恶心、呕吐。其是脑挫裂伤常见的症状。

（3）生命体征变化。严重脑挫裂伤时由于脑水肿和颅内出血引起颅内压增高，出现血压升高、脉搏缓慢、呼吸深而慢，严重者呼吸、循环功能衰竭。伴有下丘脑损伤者，可出现持续高热。

2. 体征

脑皮质功能区受损时，伤后立即出现与脑挫裂伤部位相应的神经功能障碍症状或体征，如语言中枢损伤出现失语，运动区受损出现对侧瘫痪等。

（三）辅助检查

（1）影像学检查。CT 能清楚地显示脑挫裂伤的部位、范围和程度，是目前最常应用、最有价值的检查手段；MRI 检查一般很少用于急性颅脑损伤的诊断。但对较轻的脑挫伤灶的显示，MRI 优于 CT；X 线检查虽然不能显示脑挫裂伤，但可了解有无骨折，对着力部位、致伤机制、伤情判断有一定意义。

（2）腰椎穿刺。腰椎穿刺检查脑脊液是否含血，可与脑震荡鉴别。但对颅内压明显增高者，禁用腰椎穿刺。

三、常见护理诊断及护理目标

（一）护理诊断

（1）清理呼吸道无效。与脑损伤后意识障碍有关。

（2）意识障碍。与脑损伤、颅内压增高有关。

（3）营养失调。与脑损伤后高代谢、呕吐、高热等有关。

（4）躯体移动障碍。与脑损伤后意识和肢体功能障碍及长期卧床有关。

（5）潜在并发症。颅内压增高、脑疝、泌尿系感染、肺部感染。

（二）护理目标

（1）患者呼吸道保持通畅，呼吸平稳，无误吸发生。

（2）患者意识障碍无加重或意识清醒。

（3）患者营养状况维持良好。

（4）患者未发生肢体挛缩畸形及功能障碍。

（5）患者未发生并发症，或并发症得到及时发现和处理。

四、护理措施

（一）非手术治疗患者的护理

1. 保持呼吸道通畅

及时清除呼吸道异物、咽部的血块和呕吐物，并注意吸痰，如发生呕吐，及时将患者头转向一侧以免误吸，必要时开放气道，维持呼吸功能；加强呼吸道管理。

2. 体位

意识清醒者采取床头抬高 30°，以利于颅内静脉回流。昏迷患者或吞咽功能障碍者取侧卧位，避免呕吐物、分泌物误吸。

3. 营养支持

早期可采用肠外营养，经静脉输入 5% 或 10% 葡萄糖液、10% 或 20% 脂肪乳剂、复方氨基酸液、维生素等。一般经 3 ～ 4d，肠蠕动恢复后，即可经鼻胃管补充营养。

4. 降低体温

应采取降低室温、头部戴冰帽、采取冰毯等物理降温措施。

5. 躁动的护理

查明原因及时排除，慎用镇静剂，以免影响病情观察。应特别警惕躁动可能为脑疝发生前的表现。对躁动患者不可强加约束，避免因过分挣扎使颅内压进一步增高，加床栏保护并让其戴手套，以防坠床和抓伤，必要时由专人护理。

6. 病情观察

根据病情观察生命体征、意识状态、瞳孔、神经系统体征等情况，观察有无剧烈头痛、频繁呕吐等颅内压增高的症状。

7. 用药护理

（1）降低颅内压药物。如使用脱水剂、利尿药、肾上腺皮质激素等减轻脑水肿、降低颅内压力。

（2）保护脑组织和促进脑苏醒药物。巴比妥类（戊巴比妥或硫喷妥钠）有清除自由基、降低脑代谢率的作用，可改善脑缺血缺氧，有益于重型脑损伤的治疗。此类药物大剂量应用时应密切观察患者呼吸情况。胞磷胆碱、醋谷胺等药物，有助于患者苏醒和功能恢复。此类药物宜缓慢静脉滴注。

（3）镇静镇痛药物。疼痛时给予镇静镇痛药，但禁用吗啡等麻醉镇痛剂，以免抑制呼吸中枢。

8. 并发症的护理

（1）压疮。加强皮肤护理，保持皮肤清洁干燥，定时翻身预防压疮，尤其注意骶尾部、足跟、耳郭等骨隆突部位。

（2）呼吸道感染。保持室内适宜的温度和湿度，保持口腔清洁，定时翻身、叩背和吸痰，呕吐时防止误吸，保持呼吸道通畅，预防呼吸道感染。

（3）失用综合征。四肢关节保持功能位，每天做四肢被动活动和肌肉按摩，以防关节僵硬和肌肉挛缩。

（4）泌尿系统感染。导尿过程中严格遵守无菌操作，每天定时消毒尿道口。

（5）便秘。若患者发生便秘，可用缓泻剂，必要时戴手套抠出干硬粪便，勿用大量高压灌肠，以免加重颅内压增高而诱发脑疝。

（6）暴露性角膜炎。眼睑闭合不全者，角膜涂眼药膏保护；无须随时观察瞳孔时，可用纱布遮盖上眼睑，甚至行眼睑缝合术。

（7）外伤性癫痫。预防癫痫发作可用苯妥英钠100mg，每天3次。癫痫发作者给予地西泮10～20mg，静脉缓慢注射，直至抽搐停止，并坚持服用抗癫痫药物控制发作。保证患者睡眠，避免情绪激动，预防意外受伤。

（8）颅内压增高及脑疝。详见第一节颅内压增高患者的护理及第二节脑疝患者的护理。

（二）手术患者的护理

1.术前护理

（1）心理护理。患者受伤后情绪较焦虑，应向患者耐心讲解病情与手术方式和必要性，做好手术前的健康指导，减轻焦虑。

（2）术前准备。按照外科常规手术进行准备，同时注意密切观察生命体征，手术前2h备皮。

2.术后护理

（1）体位。小脑幕上开颅术后，取健侧或仰卧位，避免切口受压；小脑幕下开颅术后，应取侧卧或侧俯卧位。

（2）病情观察。严密观察意识、生命体征、瞳孔、肢体活动等情况，及时发现术后颅内出血、感染、癫痫以及应激性溃疡等并发症。

（3）引流管护理。护理时严格注意无菌操作，预防颅内逆行感染，妥善固定，保持引流通畅，防止引流管受压，扭曲，折叠或阻塞，观察并记录引流液的颜色、性质和量。

（4）搬运患者时动作轻稳，防止头部转动或受震荡，搬动患者前后应观察呼吸、脉搏和血压的变化。

（三）健康指导

（1）康复训练。对患者耐心指导，制定合适目标，帮助患者努力完成，一旦康复有进步，患者会产生成功感，树立起坚持锻炼和重新生活的信心。

（2）控制癫痫。有外伤性癫痫者，应按时服药控制症状发作，在医师指导下逐渐减量直至停药，不可突然中断服药。癫痫患者不宜单独外出或做有危险的活动（游泳等），以防发生意外。

（3）生活指导。重度残障者的各种后遗症应采取适当的治疗，鼓励患者树立正确的人生观，指导其部分生活自理；并指导家属生活护理方法及注意事项。去骨瓣减压者，外出时需戴安全帽，以防意外事故挤压减压窗。

（4）出院指导。出院后继续鼻饲者，要教会家属鼻饲饮食的方法和注意事项。

第十二节　颅内血肿

一、概念

颅内血肿是颅脑损伤中最常见、最严重、可逆性的继发病变，发生率占闭合性颅脑损伤的 10% 和重型颅脑损伤的 40% ～ 50%。颅内血肿按症状出现的时间分类分为急性血肿（3d 内出现症状）、亚急性血肿（伤后 3d 至 3 周出现症状）、慢性血肿（伤后 3 周以上才出现症状）；按血肿所在部位分类分为硬脑膜外血肿、硬脑膜下血肿和脑内血肿。

二、护理评估

（一）健康史

重点询问患者受伤史，了解外力的大小、作用的部位、受伤时间、有无昏迷及恶心呕吐等情况，以便全面估计患者的伤情。

（二）临床表现

1. 硬脑膜外血肿

（1）意识障碍。进行性意识障碍为颅内血肿的主要症状，主要有 3 种类型：①原发脑损伤轻，伤后无原发昏迷，待血肿形成后开始出现意识障碍（清醒 - 昏迷）；②原发脑损伤略重，伤后一度昏迷，随后完全清醒或好转，经过一段时间因颅内血肿形成，颅内压增高使患者再度出现昏迷，并进行性加重（昏迷 - 中间清醒或好转 - 昏迷），即存在"中间清醒期"；③原发脑损伤较重，伤后昏迷进行性加重或持续昏迷。因为硬脑膜外血肿患者的原发脑损伤一般较轻，所以大多表现为前两种情况。

（2）颅内压增高。患者在昏迷前或中间清醒期常有头痛、呕吐等颅内压增高症状，伴有血压升高，呼吸和脉搏变慢等生命体征改变。

（3）瞳孔改变。早期因动眼神经受刺激，患侧瞳孔缩小，随即由于动眼神经受压，患侧瞳孔散大，对侧肢体偏瘫进行性加重。若脑疝继续发展，脑干严重受压，中脑动眼神经核受损，则双侧瞳孔散大。

（4）神经系统体征。伤后立即出现的局灶症状和体征，多为原发脑损伤的表现。单纯硬脑膜外血肿，除非血肿压迫脑功能区，否则早期较少出现体征。但当血肿增大引起小脑幕切迹疝时，则可出现对侧锥体束征。脑疝发展，脑干受压严重时导致去大脑强直。

2. 硬脑膜下血肿

（1）急性或亚急性硬脑膜下血肿。因多数与脑挫裂伤和脑水肿同时存在，故表现为伤后持续昏迷或昏迷进行性加重，少有"中间清醒期"，较早出现颅内压增高和脑疝症状。

（2）慢性硬脑膜下血肿。临床表现差异很大，主要表现为3种类型：①慢性颅内压增高症状；②偏瘫、失语、局限性癫痫等局灶症状；③头昏、记忆力减退、精神失常等智力障碍和精神症状。

（3）脑内血肿。常与硬脑膜下血肿同时存在，临床表现与脑挫裂伤和急性硬脑膜下血肿的症状很相似，以进行性加重的意识障碍为主。

（三）辅助检查

CT 检查有助于明确诊断。

三、常见护理诊断及护理目标

（一）护理诊断

（1）自理缺陷。与患者发生意识障碍有关。

（2）躯体移动障碍。与脑损伤后意识和肢体功能障碍及长期卧床有关。

（3）营养失调。低于机体需要。

（4）知识缺乏。缺乏疾病相关知识。

（5）潜在并发症。颅内压增高、泌尿系感染、肺部感染等。

（二）护理目标

（1）患者意识障碍无加重或意识清醒。

（2）患者营养状况维持良好。

（3）患者未发生肢体挛缩畸形。

（4）患者未发生并发症，或并发症得到及时发现和处理。

四、护理措施

（一）非手术治疗患者的护理

1. 体位

床头抬高 15°～ 30°，以利于颅内静脉回流。

2. 病情观察

颅内血肿患者多数可因血肿逐渐形成、增大而导致颅内压进行性增高。在护理中，应严密观察患者意识状态、生命体征、瞳孔变化、神经系统体征等，一旦发现颅内压增高迹象，立即采取降颅内压措施，同时做好术前准备。

3. 并发症的护理

（1）压疮。加强皮肤护理，保持皮肤清洁干燥，定时翻身预防压疮，尤其注意骶尾部、足跟、耳郭等骨隆突部位。

（2）肺部感染。保持室内适宜的温度和湿度，保持口腔清洁，定时翻身、叩背和吸痰，保持呼吸道通畅，呕吐时防止误吸，预防肺部感染。

（3）泌尿系统感染。导尿过程中严格遵守无菌操作，每天定时消毒尿道口。

（4）便秘。若患者发生便秘，可用缓泻剂，必要时戴手套抠出干硬粪便，勿用大量高压灌肠，以免颅内压增高。

（5）颅内压增高。保持病室安静、舒适；抬高床头 15°～ 30°，以利于颅内静脉回流，减轻脑水肿；注意头颈不要过伸或过屈，以免影响颈静脉回流；持续或间断吸氧，使脑血管收缩，减少脑血流量，降低颅内压。

（二）手术患者的护理

1. 术前护理

（1）心理护理。患者情绪较焦虑，应向患者耐心讲解病情与手术方式和必要性，做好手术前的健康指导。

（2）术前准备。按照外科常规手术进行准备，同时注意密切观察生命体征，术前 2h 备皮。

2. 术后护理

（1）病情观察。严密观察意识、生命体征、瞳孔、肢体活动等情况，及时发现术后颅内出血、感染、癫痫以及应激性溃疡等并发症。

（2）引流管的护理。留置引流管者应加强引流管的护理。①患者取平卧位或头低足高患侧卧位，以利引流；②保持引流通畅，引流袋应低于创腔 30cm；③保持无菌，预防逆行感染；④观察引流液的颜色、性状和量；⑤尽早拔管，术后 3d 左右行 CT 检查，血肿消失后可拔管。

（三）健康指导

指导患者注意休息，保证充足睡眠；适当进行户外活动，外出时注意保护头部，最好戴头巾；保持良好心态，坚持肢体功能锻炼，必要时可行一些辅助治疗；遵医嘱口服降压药，不得擅自停药，定时监测血压，定期复诊。

第十三节　开放性颅脑损伤

一、概念

头颅损伤后脑组织与外界相通称为开放性脑损伤。按照致伤物不同分为非火器性和火器性开放性脑损伤。两种损伤皆可伴有头皮裂伤、颅骨骨折、硬脑膜破裂和脑脊液漏，可导致失血性休克、颅内感染。

二、护理评估

（一）健康史

重点询问患者受伤史，了解致伤物的性状、速度、大小、作用的部位、受伤时间、有无昏迷及恶心呕吐等情况，以便全面估计患者的伤情。

（二）临床表现

（1）头部伤口。非火器性开放性脑损伤可见脑脊液和脑组织从伤口溢出；火器性开放性脑损伤可见弹片或弹头所形成的伤道。

（2）意识障碍。钝器所致的非火器性开放性脑损伤以及高速致伤物导致的火器性开放性脑损伤，容易造成脑的弥散性损害，所以多数患者伤后立即出现意识障碍。

（3）生命体征变化。损伤若伤及脑干或下丘脑等重要结构时，生命体征可有明显改变，甚至迅速出现中枢性呼吸、循环衰竭。

（4）瞳孔变化及局灶症状。伤后发生脑疝，可出现瞳孔改变；若伤及皮质功能区或其邻近部位时，局灶症状和体征明显，如瘫痪、感觉障碍、失语、偏盲等；外伤性癫痫发生率较高。

（5）颅内感染症状。表现为头痛、恶心、呕吐、体温升高、心率快、颈项强直、血象升高等。

（三）辅助检查

（1）X线检查。可以了解颅骨骨折的类型和范围，颅内是否有骨碎片。

（2）CT检查。可以确定脑损伤的部位和范围及是否继发颅内血肿、脑水肿或脑肿胀，对存留的骨折片或异物做出精确的定位。

三、常见护理诊断及护理目标

（一）护理诊断

（1）颅内感染的危险。与颅脑术后伤口有关。

（2）体温过高。与感染有关。

（3）有受伤和皮肤完整性受损的危险。与烦躁和长期卧床有关。

（4）低于机体需要量。与营养失调有关。

（5）潜在并发症。肺部感染、颅内再出血。

（二）护理目标

（1）生命体征平稳。

（2）患者无颅内感染。

（3）感染得到控制，体温开始下降或正常。

（4）患者未发生并发症，或并发症得到及时发现和处理。

四、护理措施

（一）急救护理

（1）现场急救。首先抢救心搏骤停、窒息、开放性气胸、大出血等危及患者生命的伤情。有明显大出血者应补充血容量，无外出血表现而有休克征象者，应查明有无头部以外部位损伤，如合并腹腔内脏破裂等。

（2）保持呼吸道通畅。及时清除口、鼻、气管内的血液、呕吐物或分泌物，必要时行气管插管，以确保呼吸道通畅。

（3）保护伤口。有脑组织从伤口膨出时，外露的脑组织周围用消毒纱布卷保护，再用纱布架空包扎，避免脑组织受压。对插入颅腔的致伤物不可贸然晃动或拔出，以免引起颅内大出血。遵医嘱使用抗生素和 TAT。

（二）手术患者的护理

1. 术前护理

（1）止血及补充血容量。创伤部位出血过多易造成失血性休克，应迅速控制出血，补充血容量。

（2）病情观察。严密观察患者意识状态、生命体征、瞳孔、神经系统病症等，结合其他临床表现评估颅内血肿或脑水肿的进展情况。

（3）完善术前准备。除按闭合性脑挫裂伤患者护理外，还应做好紧急手术准备。

2. 术后护理

（1）病情观察。严密观察意识、生命体征、瞳孔、肢体活动等情况，及时发现术后颅内出血、感染、癫痫以及应激性溃疡等并发症。

（2）保持呼吸道通畅。及时清除呼吸道异物，咽部的血块和呕吐物，并注意吸痰，如发生呕吐，及时将患者头转向一侧以免误吸。

（3）继续实施降低颅内压的措施。

（4）做好创口和引流管的护理。

（5）注意有无颅内再出血和感染迹象。

（6）加强基础护理。

（三）健康指导

（1）饮食与康复指导。加强营养，进食高热量、高蛋白、富含纤维素、维生素的饮食，发热时多饮水。神经功能缺损者应继续坚持功能锻炼，进行辅助治疗。避免搔抓伤口，可用 75% 乙醇或络合碘消毒伤口周围，待伤口痊愈后方可洗头。

（2）复诊指导。3～6个月门诊复查，一般术后半年可行颅骨修补。

第十四节　脑　卒　中

一、概念

脑卒中（stroke）是各种原因引起的脑血管疾病急性发作，造成脑的供应动脉狭窄或闭塞及非外伤性的脑实质性出血，并出现相应临床症状及体征。包括缺血性脑卒中及出血性脑卒中，前者发病率高于后者。部分脑卒中患者需要外科治疗。

二、护理评估

（一）术前评估

1.健康史

（1）一般情况。评估患者的年龄、性别和职业，本次发病的特点和经过。

（2）既往史。评估患者有无高血压、颅内动静脉畸形、颅内动脉瘤、动脉粥样硬化、创伤等病史。

（3）家族史。评估有无高血压、脑血管疾病家族史。

2.临床表现

（1）症状与体征。评估患者的生命体征、意识状态、瞳孔、肌力及肌张力、感觉功能、深浅反射及病理反射等；评估患者有无进行性颅内压增高及脑疝症状；有无神经系统功能障碍，是否影响患者自理能力，有无发生意外伤害的危险；是否有水、电解质及酸碱平衡失调；营养状况及重要脏器功能。

（2）心理–社会状况。了解患者及家属有无焦虑、恐惧不安等情绪。评估患者及家属对手术治疗有无思想准备及对手术治疗方法、目的和预后有无充分了解。

（二）术后评估

评估手术方式、麻醉方式及术中情况；了解引流管放置的位置、目的及引流情况；观察有无并发症的迹象。

三、常见护理诊断及目标

（一）护理诊断

（1）躯体移动障碍。与脑组织缺血或脑出血有关。

（2）急性疼痛。与开颅手术、血性脑脊液对脑膜的刺激以及颅内压增高有关。

（3）潜在并发症。脑脊液漏、颅内压增高及脑疝、颅内出血、感染、中枢性高热、癫痫发作等。

（二）护理目标

（1）患者肢体活动能力逐渐恢复。

（2）患者自述疼痛减轻，舒适感增强。

（3）患者未发生并发症，或并发症得到及时发现与处理。

四、护理措施

（一）术前护理

除常规护理外，遵医嘱采取控制血压、减轻脑水肿、降低颅内压、促进脑功能恢复的措施；在溶栓、抗凝治疗期间，注意观察药物效果及不良反应。

（二）术后护理

1. 一般护理

（1）饮食。鼓励患者进食，有吞咽障碍者应鼻饲流质；防止进食时误吸，导致窒息或肺部感染。

（2）防止意外损伤。肢体无力或偏瘫者，防止坠床、跌倒。

（3）促进沟通。对语言、视力、听力障碍者，采取不同的沟通方法，及时了解患者需求，给予满足。

（4）促进肢体功能恢复。患者卧床休息期间，定时翻身，保持肢体处于功能位，并在病情稳定后及早进行肢体被动或主动功能锻炼。

（5）体位。床头抬高 30°。

2. 缓解疼痛

（1）镇痛。切口疼痛多发生于术后 24h 内，给予一般镇痛药物可缓解，禁用吗啡。

（2）降低颅内压。颅内压增高所引起的头痛，多发生在术后 2～4d 脑水肿高峰期，注意鉴别术后切口疼痛与颅内压增高引起的头痛，后者需脱水剂、激素治疗，头痛方能缓解。

（3）腰椎穿刺。若系术后血性脑脊液刺激脑膜引起的头痛，应早期行腰椎穿刺引流出血性脑脊液，既可以减轻脑膜刺激症状，还可降低颅内压。但颅内压增高显著者禁忌使用。

3. 并发症的护理

（1）切口脑脊液漏。注意观察切口敷料及引流情况。

（2）颅内压增高、脑疝。应适当控制输液量和输液速度；观察生命体征、意识状态、瞳孔、肢体活动状况；监测颅内压变化；及时处理咳嗽、便秘、躁动等使颅内压升高的因素，避免诱发脑疝。

（3）颅内出血。其是术后最危险的并发症，多发生在术后 24 ～ 48h。术后应严密观察，避免颅内压增高的因素。一旦发现患者有颅内出血征象，应及时报告医师，并做好再次手术止血的准备。

（4）感染。常见的感染有切口感染、肺部感染及脑膜脑炎。重在预防，如严格无菌操作、加强营养及基础护理。

（5）中枢性高热。以高热多见，偶有体温过低。中枢性高热多出现于术后 12 ～ 48h，体温达 40°C 以上，常伴有意识障碍、瞳孔缩小、脉搏快速、呼吸急促等自主神经功能紊乱症状。一般物理降温效果差，需及时采用亚低温冬眠治疗。

（6）癫痫发作。多发生在术后 2 ～ 4d 脑水肿高峰期，癫痫发作时，应及时给予抗癫痫药物控制；患者卧床休息，给氧，保证睡眠，避免情绪激动；注意保护患者，避免意外受伤，观察发作时的表现并详细记录。

（三）健康教育

（1）加强功能锻炼。术后 24h 内不宜进行活动，24h 后病情稳定的患者进行活动；康复训练应在病情稳定后早期开始，包括肢体的被动及主动运动、语言能力及记忆力；教会患者自我护理方法，如翻身、起坐、穿衣、行走及上下轮椅等，尽早、最大限度恢复其生活自理及工作能力，早日回归社会。

（2）避免再出血。出血性脑卒中患者避免导致再出血的诱发因素；控制血压，一旦发现异常应及时就诊。

第十五节 颅内动脉瘤

一、概念

颅内动脉瘤（intracranial aneurysm）是颅内动脉局限性异常扩大造成动脉壁的囊性膨出，占蛛网膜下隙出血的 75% ～ 80%。本病好发于 40 ～ 60 岁中老年人。

二、护理评估

（一）健康史

（1）详细询问患者健康史及相关因素，了解发病前有无情绪激动等诱因，了解患者既往健康状况。

（2）患者有无出现剧烈头痛、呕吐、意识障碍等。

（3）有无眼睑下垂、瞳孔散大，内收、上、下视不能，直接、间接对光反射消失。

（二）临床表现

（1）局灶症状。如动眼神经麻痹，表现为病侧眼睑下垂、瞳孔散大、眼球内收和上、下视不能，直接和间接对光反射消失。大脑中动脉瘤出血形成血肿压迫，可出现偏瘫（或）失语；巨型动脉瘤压迫视路，患者有视力、视野障碍。

（2）动脉瘤破裂出血症状。患者可出现剧烈头痛、呕吐、意识障碍、脑膜刺激征等，严重者可因急性颅内压增高而引发枕骨大孔疝，导致呼吸骤停。

（3）脑血管痉挛。蛛网膜下隙内的血液可诱发脑血管痉挛，多发生在出血后 3 ～ 15d。患者出现意识障碍、偏瘫、失语甚至死亡。

（三）辅助检查

（1）数字减影血管造影（DSA）。其是确诊本病的必须手段。

（2）头部 CT 及 MRI。出血急性期头部 CT 确诊动脉瘤破裂出血，阳性率极高；MRI 扫描优于 CT，磁共振血管成像（MRA）可提示动脉瘤部位，用于颅内动脉瘤筛选。

三、常见护理诊断及护理目标

（一）护理诊断

（1）头痛。颅内压增高致出血、刺激引起头痛。

（2）恐惧。缺乏有关颅内动脉瘤破裂诱因及表现的知识，担心再出血或者手术、介入治疗风险。

（3）潜在并发症。颅内出血、颅内压增高。

（二）护理目标

（1）患者自述疼痛减轻，舒适感增强。

（2）患者了解颅内动脉瘤的相关知识，树立战胜疾病的信心。

（3）患者未发生并发症，或并发症得到及时发现与处理。

四、护理措施

（一）术前护理

1.预防出血或再次出血

（1）卧床休息。抬高床头 15°～30°，减少不必要的活动。保持病房安静，稳定患者情绪，保证充足睡眠，预防再出血。

（2）控制颅内压。颅内压波动可诱发再出血。①预防颅内压骤降：应用脱水剂时，控制输注速度，不能加压输入；行脑脊液引流者，引流速度要慢；脑室引流者，引流瓶位置不能过低；②避免颅内压增高的诱因：如便秘、咳嗽、癫痫发作等。

（3）控制血压。密切观察病情，注意血压的变化，避免血压偏低造成脑缺血。

2.术前准备

除按术前常规准备外，介入栓塞治疗者还应双侧腹股沟区备皮。动脉瘤位于 Willis 环前部的患者，应在术前进行颈动脉压迫试验及练习，以建立侧支循环。实施颈动脉压迫试验，可用特制的颈动脉压迫装置或手指按压患侧颈总动脉，直到同侧额浅动脉搏动消失。开始每次压迫 5min，以后逐渐延长压迫时间，直至持续压迫 20～30min 患者仍能耐受，不出现头昏、眼黑、对侧肢体无力和发麻等表现时，方可实施手术。

（二）术后护理

（1）体位。待意识清醒后抬高床头 30°，以利于颅内静脉回流。避免压迫手术伤口。搬动患者或翻身时，应扶持头部，使头颈部成一直线，防止头颈部过度扭曲或震动。

（2）病情观察。密切监测生命体征，其中血压的监测尤为重要。注意观察患者的意识、神经功能状态、肢体活动、伤口及引流液等变化，观察有无颅内压增高或再出血迹象。介入手术患者应观察穿刺部位有无血肿，触摸穿刺侧足背动脉搏动及皮温是否正常。

（3）一般护理。①保持呼吸道通畅，给氧；②术后当日禁食，次日给予流质或半流质饮食，昏迷患者经鼻饲提供营养；③遵医嘱使用抗癫痫药物，根据术中情况适当脱水，可给予激素、扩血管药物等；④保持大便通畅，必要时给予缓泻剂；⑤加强皮肤护理，定时翻身，避免发生压疮。

（三）并发症的护理

（1）脑血管痉挛。早期发现及时处理，可避免脑缺血缺氧造成不可逆的神经功能障碍；使用尼莫地平可以改善微循环，给药期间观察有无胸闷、面色潮红、血压下降、心率减慢等不良反应。

（2）脑梗死。嘱患者绝对卧床休息，保持平卧姿势，遵医嘱予扩血管、扩容、溶栓治疗。若术后患者处于高凝状态，常应用肝素预防脑梗死。

（3）穿刺点局部血肿。常发生于介入栓塞治疗术后 6h 内。介入栓塞治疗术后穿刺点加压包扎，患者卧床休息 24h，术侧髋关节制动 6h。

（四）健康教育

（1）疾病预防。①指导患者注意休息，避免情绪激动和剧烈运动；②合理饮食，多食蔬菜、水果，保持大便通畅；③遵医嘱按时、按量服用降压药物、抗癫痫药物，不可随意减量或停药；④注意安全，不要单独外出或锁门洗澡，以免发生意外时影响抢救。

（2）疾病相关知识。动脉瘤栓塞术后，定期复查脑血管造影；如出现头痛、呕吐、意识障碍和偏瘫时，及时诊治。

第十六节　自发性蛛网膜下腔出血

一、概念

蛛网膜下腔出血（SAH）是由各种病因引起颅内和椎管内血管突然破裂，血液流至蛛网膜下腔出现的一组症状，分为自发性和外伤性两类。本节仅述自发性蛛网膜下腔出血，约占急性脑血管意外 15%。

二、护理评估

（一）健康史

（1）详细询问患者健康史及相关因素，了解有无先天性颅内动脉瘤、动静脉畸形、高血压、脑动脉粥样硬化、血液疾病等引起本病的病因。了解发病前有无情绪激动、饮酒、突然用力等诱因。

（2）患者有无出现剧烈头痛、呕吐、意识障碍等。

（3）有无癫痫发生和肢体功能障碍。

（二）临床表现

（1）突发剧烈头痛，并伴恶心、呕吐、面色苍白、全身冷汗、眩晕、项背痛或下肢疼痛。

（2）出血症状。动脉瘤破裂后，如患者未得到及时治疗，部分可能会在首次出血后1～2周再次出血，约1/3患者死于再出血。

（3）神经功能损害。颈内动脉–后交通动脉或大脑后动脉瘤可造成同侧动眼神经麻痹。

（4）癫痫。约3%患者出血急性期发生癫痫，5%患者手术后近期出现癫痫，5年内癫痫发生率约为10.5%。

（5）视力、视野障碍。出血量过多时血液浸入玻璃体内，引起视力障碍。巨大动脉瘤压迫视神经或视放射时，患者出现双额偏盲或同向偏盲。

（6）其他。部分蛛网膜下隙出血发病后数日可有低热。患者也可能表现为猝死。

（三）辅助检查

（1）影像学检查。头部 CT 是目前诊断蛛网膜下腔出血的首选检查；CTA 是诊断动脉瘤和血管畸形的首选无创检查；DSA 是确定蛛网膜下腔出血病因的必要手段，应尽早实施，可确定动脉瘤大小、部位、单发或多发，有无血管痉挛，动静脉畸形的供应动脉和引流静脉，以及侧支循环情况。

（2）腰椎穿刺检查。对于疑诊 SAH 但 CT 结果阴性的患者，需进一步行腰椎穿刺检查。

三、常见护理诊断及护理目标

（一）护理诊断

（1）头痛。与颅内压增高及血液刺激脑膜有关。

（2）呕吐。与颅内压增高有关。

（3）营养失调。与呕吐、食欲减退、家属营养知识缺乏有关。

（4）恐惧。与缺乏疾病相关知识有关。

（二）护理目标

（1）患者自述疼痛减轻，舒适感增强。

（2）患者了解蛛网膜下腔出血的相关知识，树立战胜疾病的信心。

（3）患者未发生电解质紊乱和营养失调。

（4）患者未发生并发症，或并发症得到及时发现与处理。

四、护理措施

（一）病情观察

密切观察意识、瞳孔、生命体征；观察肢体运动、感觉变化；有无再出血征象，如剧烈头痛、意识障碍出现或加深。

（二）体位

绝对卧床休息 4～6 周，避免搬动和过早离床，床头抬高 15°～30°，保持安静、舒适和暗光，限制探视，加强心理护理，避免引起血压和颅内压增高的诱因，如用力排便、咳嗽、打喷嚏、情绪激动、疼痛及恐惧等。躁动者使用床挡保护，必要时遵医嘱使用保护性约束。

（三）一般护理

（1）保持呼吸道通畅，给氧。

（2）给予流质或半流质饮食，昏迷患者经鼻饲提供营养。

（3）遵医嘱给予镇静、镇痛及抗癫痫药物，伴颅内压增高应用甘露醇脱水治疗。

（4）保持大便通畅，必要时给予缓泻剂。

（5）加强皮肤护理，定时翻身，避免发生压疮。

（四）健康指导

（1）保持心情愉快，情绪稳定，避免精神紧张。

（2）生活起居规律，改变不良方式，养成良好的排便习惯，保持大便通畅，继续功能锻炼，活动量不宜过大，循序渐进。

（3）进食高热量、高蛋白、富含纤维素、维生素丰富、低脂肪、低胆固醇饮食，少食动物内脏、腌制品，限制烟酒、浓茶。

（4）按医嘱正确服药，积极治疗原发病。服药期间注意有无肝、肾功能的异常。

（5）恢复期不宜从事体力劳动，女性患者 1～2 年避免妊娠。

第八章

妇科疾病护理常规

第一节　乳　腺　癌

一、概念

乳腺癌是一种可以单中心起源、多中心起源和双侧乳腺发生的疾病,多起源于乳腺各级导管及腺泡上皮,由腺上皮增生、不典型增生而逐渐发展为原位癌、早期浸润癌至浸润癌。

二、护理评估

(一)症状

对于放化疗的患者,要多巡视、多观察、多询问患者的治疗后情况,如出现恶心、呕吐、食欲下降等,要及时给予对症处理。鼓励其化疗间歇期加强营养,保证治疗的顺利完成。

(二)实验室及其他检查

(1)X线诊断。乳腺X线检查可降低首检人群乳腺癌死亡率。

(2)乳腺超声检查。对乳腺组织致密者以及丰满型乳腺的深部病变应用超声检查,可以作为乳腺X线检查的联合检查措施。

(3)乳腺磁共振成像检查(MRI)。乳腺MRI诊断进展迅速,能发现钼靶、B超及临床检查阴性的乳腺癌。

三、常用护理诊断/问题及护理目标

(一)护理诊断

潜在并发症:上肢水肿,与患侧腋窝淋巴回流不畅导致回流障碍有关。

（二）护理目标

帮助患者正确认识乳腺癌，减轻焦虑情绪，积极治疗，提高生活质量。

四、护理措施

（一）休息与活动

（1）向患者及家属讲解患肢功能锻炼的必要性和重要意义。

（2）锻炼时患侧上肢不能过久下垂，不能提握重物，肩不可负重。

（3）根据个体情况，制订具体锻炼计划，循序渐进的坚持。

（4）肩部活动强度以不产生明显疼痛为限，康复训练以患者自主功能锻炼为主。①第一步深呼吸运动：深吸气，缓慢呼气。②第二步肩部运动：旋肩运动，耸肩运动。③第三步手臂运动：摆臂运动，抬臂运动，双肩背伸运动。④第四步外展运动：转体运动，后扩运动，护枕展翅运动，举臂运动。⑤第五步伸展运动：背手运动，爬墙运动。⑥保持适宜的生活环境，定期开窗通风。治疗期间减少外出和人员探视，预防感染。

（二）饮食护理

宜选用高热量、高蛋白、高维生素、富含粗纤维素、低脂饮食，禁止食用辛辣刺激性食品。多食用新鲜蔬菜及水果，每天可多饮水，约 2 500ml，有利于毒素排出体外。

（三）药物治疗及护理

（1）乳腺癌的化疗护理。化疗期间要选择健侧肢体输液，建议采用 PICC。严密观察患者化疗毒副反应及并发症，若白细胞低于 $1.0 \times 10^9/L$ 的患者需给予保护性隔离，防止感染的发生。

（2）乳腺癌的放疗护理。放疗期间，应每周查血常规 1 次，同时，放疗期间应给予维生素 C、维生素 B、利血生或鳖肝醇等口服，以预防白细胞降低。

（四）对症处理

（1）胃肠道反应。其是患者自述的最严重且最忧虑的化疗副作用，创造良好的治疗环境，消除房间异味，饮食宜少量多餐，化疗期间不宜食过饱及过油腻的食物。保持大便通畅，必要时可给缓泻剂，化疗中出现恶心、呕吐应及时处理，呕吐严重者，应给予静脉营养。

（2）脱发。化疗所致的"化疗特殊形象"是影响患者自尊的严重问题，因此，化疗前应把这一可能发生的问题告诉患者，使其有充分的思想准备。可在化疗过程中佩以冰帽或在发际下用橡皮条扎紧头皮予以预防。

（3）皮肤护理。乳腺癌的患者，放疗部位皮肤组织较薄，术后患者的皮肤弹性差，特别容易产生皮肤反应，适宜穿清洁、柔软、宽松棉质内衣。照射野区域不可涂抹化学油膏、粘贴胶布。应遵医嘱用药，有效地控制皮肤反应，减轻患者的痛苦和精神负担。

（4）定期检查血常规。如发现白细胞降低、机体的免疫力下降、有发生感染的危险，应暂停放化疗。

（五）预防并发症

（1）全身反应。全身反应表现为食欲不振、恶心等消化道症状以及头昏、乏力、全身不适等体力下降症状。

（2）乳腺纤维化。保留乳房术后行根治性放疗的患者，当全乳照射剂量＞60Gy 时，乳房纤维化几乎不可避免，只是程度不同而已，一旦发生，则无有效的补救及治疗办法。

（六）心理护理

多了解和关心患者，加强心理疏导，向患者和家属解释放化疗的必要性、重要性以及可能发生的毒副作用，消除患者对癌症的恐惧，坦诚回答患者的疑问，鼓励其树立战胜疾病的信心，以良好的心态面对疾病和治疗。

（七）健康指导

（1）创面愈合后，可清洗局部，以柔软毛巾轻轻吸干，粗暴动作易损伤新愈合的组织；可用护肤品涂于皮肤表面，以防干燥，促进皮肤较快地恢复外观。

（2）不宜在患侧上肢测量血压、静脉穿刺，避免皮肤破损，减少感染及肢体肿胀。

（3）告知患肢注意事项，禁止提重物，禁止用力甩动上肢。

（4）术后 5 年内需避孕，因妊娠常促发乳癌复发。

第二节　急性乳腺炎

一、概念

急性乳腺炎（acute mastitis）是乳腺的急性化脓性感染，多见于产后哺乳期妇女，尤以初产妇多见，往往发生在产后 3 ～ 4 周。

二、护理评估

（一）健康史

询问患者是否为初产妇，有无乳腺炎病史，既往乳房发育情况如何，有无乳房肿块、乳头异常溢液病史。观察哺乳方法是否正确，了解婴儿的口腔卫生状况。

（二）临床表现

检查乳头有无破损，是否有乳汁淤积，观察乳房局部炎症进展状况，脓肿是否形成，了解发热、出汗程度、疼痛及止痛效果等。

（三）辅助检查

（1）实验室检查。血常规可见白细胞计数及中性粒细胞比值升高，或 C 反应蛋白升高。

（2）诊断性穿刺。在乳房肿块压痛最明显的区域或在超声定位下穿刺，若抽出脓液可确定脓肿形成，脓液应做细菌培养及药物敏感试验。

三、常见护理诊断／问题及护理目标

（一）护理诊断

（1）体温过高。与炎症反应有关。

（2）疼痛。与乳汁淤积、炎性肿胀有关。

（3）知识缺乏。缺乏哺乳期乳房保健知识。

（二）护理目标

（1）患者体温恢复正常。

（2）患者自述疼痛减轻或消失。

（3）患者能够说出预防急性乳腺炎的方法，并采取相应行动。

四、护理措施

（一）非手术治疗患者的护理

（1）一般护理。保证充分休息，避免过度紧张和劳累。摄入充足的食物、液体和维生素 C。对发热者给予物理或药物降温。

（2）排空乳汁。①鼓励哺乳者继续用双侧乳房哺乳。若婴儿无法顺利吸出乳汁或医嘱建议暂停哺乳，则用手挤出或用吸奶器吸出乳汁。②在哺乳前温敷乳房，但在局部明显红肿的情况下不推荐局部热敷。③在婴儿吸吮间期，用手指从阻塞部位腺管上方向乳头方向轻柔按摩，以帮助解除阻塞。④变换不同的哺乳姿势或托起一侧乳房哺乳，以促进乳汁排出。

（3）配合治疗。遵医嘱局部用药，口服抗生素或中药以控制感染，必要时服用药物终止哺乳。因某些药物可从乳汁分泌，用药后应遵医嘱决定是否暂停哺乳。

（4）缓解疼痛。①局部托起：用宽松胸罩托起患乳，以减轻疼痛和肿胀。②热敷、药物外敷或理疗：以促进局部血液循环和炎症消散。③使用药物：遵医嘱服用对乙酰氨基酚或布洛芬镇痛。

（二）手术患者的护理

1. 手术的适应证

脓肿形成后，及时在超声引导下穿刺抽吸脓液，必要时可切开引流。

2. 术前护理

（1）按摩。急性乳腺炎早期患者可以通过按摩的方法来进行缓解，对于急性乳腺炎的治疗是有很大帮助的。

（2）中药外敷。患有急性乳腺炎的患者还可以通过中药外敷的方法来进行日常护理，但是患者一定要特别注意，要在医生的指导下进行。另外，敷药的部位要尽量在侧乳房局部，这样可以减轻乳房的疼痛感。

（3）保持乳头清洁。处于哺乳期的女性若发生了急性乳腺炎，应该特别注意保持乳头的清洁，平时常用温水进行清洗乳头，另外每次在哺乳以后要尽量将乳汁排空以免引起乳汁滞留，乳汁滞留可以导致病情加重。

（4）饮食。急性乳腺炎患者在日常饮食方面也应该格外注意，尽量进食清淡、易消化的食物，这样能使营养物质更好地被身体吸收，另外要谨记不能吃辛辣刺激性的食物。

3. 术后护理

脓肿切开引流后保持引流通畅，密切观察引流液颜色、性状、质量及气味的变化，定时更换切口敷料。

（三）健康指导

（1）保持婴儿口腔卫生，及时治疗口腔炎症。

（2）保持乳头清洁。每天清水擦洗乳房 1～2 次，避免过多清洗和用肥皂清洗。

（3）养成良好哺乳习惯。产后尽早开始哺乳，按需哺乳。哺乳时避免手指压住腺管，以免影响乳汁排出，每次哺乳时将乳汁吸净。

（4）纠正乳头内陷。乳头内陷者在妊娠期和哺乳期每天挤捏、提拉乳头，矫正内陷。

（5）预防和处理乳头破损。①预防。让婴儿用正确姿势含接乳头和乳晕，防止乳头皲裂；不让婴儿含着乳头睡觉；哺乳后涂抹乳汁或天然羊毛脂乳头修护霜以保护乳头皮肤，哺乳前不需擦掉，让婴儿直接吸吮；使用亲密接触型乳头护罩贴覆盖乳头后再行哺乳，避免乳头反复受损。②处理。适当缩短每次哺乳的时间，增加哺乳频率；戴乳头保护罩，以减少衣物摩擦影响创面愈合；乳头、乳晕破损或皲裂者，暂停哺乳，改用吸乳器吸出乳汁哺育婴儿；局部用温水清洗后涂抗生素软膏，待愈合后再哺乳；症状严重时应及时诊治。

第三节 异 位 妊 娠

一、概念

受精卵在子宫体腔以外着床称为异位妊娠，习惯称宫外孕。异位妊娠以输卵管妊娠为最常见（占95%），少见的还有卵巢妊娠、腹腔妊娠、宫颈妊娠、阔韧带妊娠。此外，剖宫产瘢痕部位妊娠近年在国内明显增多；子宫残角妊娠因其临床表现与异位妊娠类似，故也附于本章内简述。

异位妊娠是妇产科常见的急腹症，发病率2%～3%，是早期妊娠孕妇死亡的主要原因。近年来，由于异位妊娠得到更早的诊断和处理，患者的存活率和生育保留能力明显提高。

二、护理评估

（一）健康史

应仔细询问月经史，以准确推断停经时间。注意不要将不规则阴道流血误认为末次月经，或由于月经仅过期几天，不认为是停经。此外，对不孕、放置宫内节育器、绝育术、输卵管复通术、盆腔炎等与发病相关的高危因素予以高度重视。

（二）临床表现

输卵管妊娠未发生流产或破裂前，症状及体征不明显。当患者腹腔内出血较多时呈贫血貌，严重者可出现面色苍白，四肢湿冷，脉快、弱、细，血压下降等休克症状。体温一般正常，出现休克时体温略低，腹腔内血液吸收时体温略升高，但不超过38℃。

1. 症状

典型症状为停经腹痛与阴道流血，即异位妊娠三联征。

（1）停经。多有 6～8 周停经史，但输卵管间质部妊娠停经时间较长。还有 20%～30% 患者无停经史，把异位妊娠的不规则阴道流血误认为月经，或由于月经过期仅数日而不认为是停经。

（2）腹痛。输卵管妊娠患者的主要症状，占 95%。输卵管妊娠发生流产或破裂之前，由于胚胎在输卵管内逐渐增大，常表现为一侧下腹部隐痛或酸胀感。当发生输卵管妊娠流产或破裂时，突感一侧下腹部撕裂样疼痛，常伴有恶心、呕吐。若血液局限于病变区，主要表现为下腹部疼痛，当血液积聚于直肠子宫凹陷时，可出现肛门坠胀感。随着血液由下腹部流向全腹，疼痛可由下腹部向全腹扩散，血液刺激膈肌，可引起肩胛部放射性疼痛及胸部疼痛。

（3）阴道流血。阴道流血占 60%～80%。胚胎死亡后，常有不规则阴道流血，色暗红或深褐，量少呈点滴状，一般不超过月经量，少数患者阴道流血量较多，类似月经。阴道流血可伴有蜕膜管型或蜕膜碎片排出，是子宫蜕膜剥离所致。阴道流血常常在病灶去除后或绒毛滋养细胞完全坏死吸收后方能停止。

（4）晕厥与休克。由于腹腔内出血及剧烈腹痛，轻者出现晕厥，严重者出现失血性休克。出血量越多越快，症状出现越迅速越严重，但与阴道流血量不成正比。

（5）腹部包块。输卵管妊娠流产或破裂时所形成的血肿时间较久者，由于血液凝固并与周围组织或器官（如子宫、输卵管、卵巢、肠管或大网膜等）发生粘连形成包块，包块较大或位置较高者，腹部可扪及。

2. 体征

（1）一般情况。当腹腔出血不多时，血压可代偿性轻度升高；当腹腔出血较多时，可出现面色苍、脉搏快而细弱、心率增快和血压下降等休克表现。通常体温正常，休克时体温略低，腹腔内血液吸收时体温略升高，但不超过 38℃。

（2）腹部检查。下腹有明显压痛及反跳痛，尤以患侧为主，但腹肌紧张轻微。出血较多时，叩诊有移动性浊音。有些患者下腹可触及包块，若反复出血并积聚，包块可不断增大变硬。

（3）妇科检查。阴道内常有来自宫腔的少许血液。输卵管妊娠未发生流产或破裂者，除子宫略大较软外，仔细检查可触及胀大的输卵管及轻度压痛。输卵管妊娠流产或破裂者，阴道后穹隆饱满，有触痛。将宫颈轻轻上抬或向左右摆动时引起剧烈疼痛，称为宫颈举痛或摇摆痛，此为输卵管妊娠的主要体征之一，是因加重对腹膜的刺激所致。内出血多时，检查子宫有漂浮感。子宫一侧或其后方可触及肿块，其大小、形状、质地常有变化，边界多不清楚，触痛明显。病变持续较久时，肿块机化变硬，边界亦渐清楚。输卵管间质部妊娠者，子宫大小与停经月份基本符合，但子宫不对称，一侧角部突出，破裂所致的征象与子宫破裂极相似。

（三）辅助检查

（1）阴道后穹隆穿刺。其是一种简单可靠的诊断方法，适用于疑有腹腔内出血的患者。由于胸腔内血液易积聚于子宫直肠凹陷，即使出血量不多，也能经阴道后穹隆穿刺抽出。用长针头自阴道后穹隆刺入子宫直肠凹陷，抽出暗红色不凝血为阳性；如抽出血液较红，放置 10min 内凝固，表明误入血管。无内出血、内出血量少、血肿位置较高或子宫直肠凹陷有粘连时，可能抽不出液，因而穿刺阴性不能排除输卵管妊娠存在。如有移动性浊音，可做腹腔穿刺。

（2）妊娠试验。放射免疫法测血中 hCG，尤其动态观察血 β-hCG 的变化对诊断异位妊娠尤为重要。虽然此方法灵敏度高，测出异位妊娠的阳性率一般可达 80% ～ 90%，但 β-hCG 阴性者仍不能完全排除异位妊娠。

（3）超声检查。B 型超声显像有助于诊断异位妊娠。阴道 B 型超声检查较腹部 B 型超声检查准确性高。诊断早期异位妊娠，单凭 B 型超声显像有时可能误诊。若能结合临床表现及 β-hCG 测定等，对诊断的帮助很大。

（4）腹腔镜检查。适用于输卵管妊娠尚未流产或破裂的早期患者和诊断有困难的患者，腹腔内大量出血或伴有休克者，禁做腹腔镜检查。早期异位妊娠患者，腹腔镜可见一侧输卵管肿大，表面紫蓝色，腹腔内无出血或有少量出血。

（5）子宫内膜病理检查。目前此方法的应用明显减少，主要适用于阴道流血量较多的患者，目的在于排除同时合并宫内妊娠流产。将宫腔排出物或刮出物做病理检查，切片中见到绒毛，可诊断为宫内妊娠，仅见蜕膜未见绒毛者有助于诊断异位妊娠。

三、常见护理诊断／问题及护理目标

（一）护理诊断

（1）有休克的危险。与出血有关。

（2）恐惧。与担心手术失败有关。

（二）护理目标

（1）患者休克症状得以及时发现并缓解。

（2）患者能以正常心态接受此次妊娠失败的现实。

四、护理措施

（一）接受手术治疗患者的护理

（1）积极做好术前准备。腹腔镜是近年治疗异位妊娠的主要方法，多数输卵管妊娠可在腹腔镜直视下穿刺输卵管的妊娠囊吸出部分囊液或切开输卵管吸出胚胎并注入药物；也可以行输卵管切除术。护士在严密监测患者生命体征的同时，配合医师积极纠正患者休克症状，做好术前准备。对于严重内出血并发现休克的患者，护士应立即开放静脉，交叉配血，做好输血输液的准备，以便配合医师积极纠正休克、补充血容量，并按急诊手术要求迅速做好术前准备。

（2）提供心理支持。护士于术前简洁明了地向患者及家属讲明手术的必要性，并以亲切的态度和切实的行动赢得患者及家属的信任，保持周围环境安静、有序，减少和消除患者的紧张、恐惧心理，协助患者接受手术治疗方案。术后，护士应帮助患者以正常的心态接受此次妊娠失败的现实，向她们讲述异位妊娠的有关知识，一方面，可以减少因害怕再次发生异位妊娠而抵触妊娠的不良情绪，另一方面，也可以增强和提高患者的自我保健意识。

（二）接受非手术患者的护理

对于接受非手术治疗方案的患者，护士应从以下几方面加强护理。

（1）严密观察病情。护士需密切观察患者的一般情况、生命体征，并重视患者的主诉，尤应注意阴道流血量与腹腔内出血量不成比例，当阴道流血量不多时，不要误以为腹腔内出血量亦很少。护士应告诉患者病情发展的一些指征，如出血增多、腹痛加剧、肛门坠胀感明显等，以便当患者病情发展时，医患均能及时发现，给予相应处理。

（2）加强化学药物治疗的护理。化疗一般采用全身用药，也可采用局部用药。在用药期间，应用 B 型超声和 β-hCG 进行严密监护，并注意患者的病情变化及药物毒副反应。常用药物有氨甲蝶呤。其治疗的机制是抑制滋养细胞增生、破坏绒毛，使胚胎组织坏死、脱落、吸收。不良反应较小，常表现为消化道反应，骨髓抑制以白细胞下降为主，有时可出现轻微肝功能异常、药物性皮疹、脱发等，大部分反应是可逆的。

（3）指导患者休息与饮食。患者应卧床休息，避免腹部压力增大，从而减少异位妊娠破裂的机会。在患者卧床期间，护士需提供相应的生活护理。此外护士还应指导患者摄取足够的营养物质，尤其是富含铁蛋白的食物，如动物肝脏、鱼肉、豆类、绿叶蔬菜以及黑木耳等，以促进血红蛋白的增加，增强患者的抵抗力。

（4）监测治疗效果。护士应协助正确留取血标本，以监测治疗效果。

（三）健康教育

输卵管妊娠的预后在于防止输卵管的损伤和感染，因此护士应做好妇女的健康指导工作，防止发生盆腔感染。教育患者保持良好的卫生习惯，勤洗浴、勤换衣，性伴侣稳定。发生盆腔炎后须立即彻底治疗，以免延误病情。另外，由于输卵管妊娠者中约有 10% 的再发生率和 50% ～ 60% 的不孕率，因此，护士需告诫患者，下次妊娠时要及时就医，并且不宜轻易终止妊娠。

第四节　排卵障碍性异常子宫出血

一、概念

正常月经的周期为 21 ～ 35d，经期持续 2 ～ 8d，平均失血量为 20 ～ 60ml。凡不符合上述标准的均属异常子宫出血。引起排卵障碍性异常子宫出血（AUB）的病因很多，可由全身或生殖器官器质性病变所致，如血液系统疾病、黏膜下子宫肌瘤等，也可由生殖内分泌轴功能紊乱致，后者也称为功能失调性子宫出血，还可由多种病因综合所致。本节主要叙述临床上最常见的排卵障碍性异常子宫出血。

二、护理评估

（一）健康史

询问患者年龄、月经史、婚育史、避孕措施、既往有无慢性疾病（如肝病、血液病、高血压、代谢性疾病等）。了解患者发病前有无精神紧张、情绪打击、过度劳累及环境改变等引起月经紊乱的诱发因素。回顾发病经过如发病时间、目前阴道流血情况、流血前有无停经史及诊治经历，包括所用激素名称、剂量和效果、诊断的病理结果。询问有无贫血和感染征象。

（二）临床表现

观察患者的精神和营养状态，有无肥胖、贫血貌、出血点、紫癜、黄疸和其他病态。进行全身体格检查，了解淋巴结、甲状腺、乳房发育情况。妇科检查常无异常发现。随着病程延长并发感染或止血效果不佳引起大量出血，患者易产生焦虑和恐惧，影响身心健康和工作学习。绝经过渡期者常常担心疾病严重程度，疑有肿瘤而不安。黄体功能不足常可引起不孕、妊娠早期流产，患者常感焦虑。

（三）辅助检查

1. 实验室检查

（1）凝血功能检查。排除凝血和出血功能障碍性疾病。可检查凝血酶原时间、部分促凝血酶原激酶时间、血小板计数、出凝血时间等。

（2）全血细胞计数。确定有无贫血及血小板减少。

（3）尿妊娠试验或血 hCG 检测。有性生活史者，应排除妊娠及妊娠相关疾病。

（4）血清激素测定。可在下次月经前 7d 测定血清黄体酮水平，了解黄体功能，确定有无排卵，但因出血频繁，常难以选择测定黄体酮的时间。可于早卵泡期测定血清 E、FSH、LH、T、PRL 及 TSH 等，以排除其他内分泌疾病。

（5）宫颈黏液结晶检查。经前检查出现宫颈黏液羊齿植物叶状结晶提示无排卵。

2. 影像学检查

盆腔超声检查了解子宫内膜厚度及回声，以明确有无宫腔占位病变及其他生殖道器质性病变。

3. 其他检查

基础体温测定、诊断性刮宫、宫腔镜检查。

三、常见护理诊断／问题及护理目标

（一）护理诊断

（1）疲乏。与子宫异常出血导致的贫血有关。

（2）有感染的危险。与子宫不规则出血、出血量多导致贫血，机体抵抗力下降有关。

（二）护理目标

（1）患者的异常阴道出血停止，疲乏的感觉减弱或消失。

（2）患者无感染发生。

四、护理措施

（一）补充营养

患者机体抵抗力较低，应加强营养，改善全身情况，可补充铁剂、维生素 C 和蛋白质。成人体内大约每 100ml 血中含 50mg 铁，经量多者应额外补铁。行经期妇女每天从食物中吸收铁 0.7 ～ 2.0mg，应向患者推荐含铁较多的食物，如猪肝、豆角、蛋黄、胡萝卜、葡萄干等。按照患者的饮食习惯，为患者制订适合个人的饮食计划，保证患者获得足够的营养。

（二）诊疗配合

1. 无排卵性异常子宫出血

需根据出血量选择合适的制剂和使用方法。对少量出血患者，使用最低有效量激素，减少药物副作用。对大量出血患者，要求性激素治疗 8h 内见效，24 ～ 48h 出血基本停止，若 96h 以上仍不止血，应考虑有器质性病变存在的可能。

2. 性激素

3. 刮宫术

适用于急性大出血、存在子宫内膜癌高危因素、病程长的生育期患者和绝经过渡期患者。

4. 辅助治疗

（1）调整月经周期。

（2）手术治疗。

（三）遵医嘱使用抗生素

（四）维持正常血容量

观察并记录患者的生命体征，嘱患者保留出血期间使用的会阴垫及内裤，以便更准确地估计出血量。出血量较多者，督促其卧床休息，避免过度疲劳和剧烈活动。贫血严重者，遵医嘱做好配血、输血、止血等措施，以维持患者正常血容量。

（五）预防感染

严密观察与感染有关的征象，如体温、子宫体压痛等，监测白细胞计数和分类，同时做好会阴部护理，保持局部清洁。如有感染征象，及时与医师联系并遵医嘱进行抗生素治疗。

（六）加强心理护理

鼓励患者表达内心感受，耐心倾听患者的诉说，了解患者的疑虑。向患者解释病情及提供相关信息，帮助患者澄清问题，解除思想顾虑，摆脱焦虑。可通过看电视、听广播、看书等方式分散患者的注意力。

（七）需要接受手术治疗的患者按手术常规护理

第五节　葡　萄　胎

一、概念

葡萄胎是妊娠后胎盘绒毛滋养细胞增生、间质水肿变性，形成大小不一的水泡，水泡间借蒂相连成串形如葡萄而得名，也称水泡状胎块。葡萄胎是一种滋养细胞良性病变，可分为完全性葡萄胎和部分性葡萄胎两类。完全性葡萄胎表现为宫腔内充满水泡状组织，没有胎儿及其附属物。发生完全性葡萄胎的相关因素包括地域差异、年龄、营养状况、社会经济因素等多种因素，还包括既往葡萄胎史、流产和不孕等因素。部分性葡萄胎表现为有胚胎，胎盘绒毛部分水泡状变性，并有滋养细胞增生。部分性葡萄胎的发病率远低于完全性葡萄胎，迄今为止对部分性葡萄胎的高危因素了解得比较少，可能相关的因素有口服避孕药和不规则月经等。此外，葡萄胎的发生还可能与遗传基因有关。

二、护理评估

（一）健康史

询问患者的月经史、生育史；本次妊娠早孕反应发生的时间及程度；有无阴道流血等。若有阴道流血，应询问阴道流血的量、质、时间，是否伴有腹痛，并询问是否有水泡状物质排出。询问患者及其家族的既往疾病史，包括滋养细胞疾病史。

（二）临床表现

患者往往有停经后反复不规则阴道流血症状，出血多又未得到适当的处理者可有贫血和感染的症状，急性大出血可出现休克。多数患者子宫大于停经月份，质软，扪不到胎体，无自觉胎动。患者因子宫快速增大可有腹部不适或阵发性隐痛，发生黄素囊肿急性扭转时则有急腹痛。有些患者可伴有水肿、蛋白尿、高血压等子痫前期征象。一旦确诊，患者及家属可能会担心孕妇的安全、是否需进一步治疗、此次妊娠对今后生育的影响，并表现出对清宫手术的恐惧。对妊娠滋养细胞疾病知识的缺乏及预后的不确定性会增加患者的焦虑情绪。

（三）辅助检查

（1）超声检查。其是诊断葡萄胎的重要辅助检查方法，采用经阴道彩色多普勒超声效果更好。完全性葡萄胎的典型超声图像表现为子宫内无妊娠囊或胎心搏动，宫腔内充满不均质密集状或短条状回声，呈"落雪状"，若水泡较大形成大小不等的回声区，则呈"蜂窝状"。常可测到一侧或双侧卵巢囊肿。部分性葡萄胎宫腔内见水泡状胎块引起的超声图像改变及胎儿或羊膜腔，胎儿合并畸形。

（2）人绒毛膜促性腺激素（hCG）测定。血清 hCG 测定是诊断葡萄胎的另一项重要辅助检查，患者的血、尿 hCG 处于高值范围且持续不降或超出正常妊娠水平。

（3）其他检查。DNA 倍体分析、母源表达印迹基因检测、X 线胸片等。

三、常见护理诊断／问题及护理目标

（一）护理诊断

（1）焦虑。与担心清宫手术及预后有关。

（2）自我认同紊乱。与部分的期望得不到满足及对将来妊娠担心有关。

（3）有感染的危险。与长期阴道流血、贫血造成免疫力下降有关。

（二）护理目标

（1）患者能掌握减轻焦虑的技能，积极配合刮宫手术。

（2）患者能接受葡萄胎及流产的结局，陈述随访的重要性和具体方法。

（3）患者未发生感染。

四、护理措施

（一）心理护理

详细评估患者对疾病的心理承受能力，鼓励患者表达不能得到良好妊娠结局的悲伤，对疾病、治疗手段的认识，确定其主要的心理问题。向患者及家属讲解有关葡萄胎的疾病知识，说明尽快清宫手术的必要性，让患者以较平静的心理接受手术。

（二）严密观察病情

观察和评估腹痛及阴道流血情况，流血过多时，密切观察血压、脉搏、呼吸等生命体征。观察每次阴道排出物，一旦发现有水泡状组织要送病理检查，并保留消毒会阴垫，以评估出血量及流出物的性质。

（三）做好术前准备及术中护理

清宫前首先完善全身检查，注意有无休克、子痫前期、甲状腺功能亢进及贫血表现，遵医嘱对症处理，稳定病情。术前嘱患者排空膀胱，建立有效的静脉通路，备血，准备好缩宫素、抢救药品及物品，以防大出血造成休克。术中严密观察血压、脉搏、呼吸，有无休克征象，注意观察有无羊水栓塞的表现，如呼吸困难、咳嗽等。术后注意观察阴道出血及腹痛情况，由于组织学检查是葡萄胎的最终诊断依据，每次刮宫的刮出物必须送组织学检查，对合并子痫前期者做好相应的治疗配合及护理。

（四）健康教育

让患者和家属了解坚持正规的治疗和随访是根治葡萄胎的基础，懂得监测 hCG 的意义。饮食中缺乏维生素 A 及其前体胡萝卜素和动物脂肪者发生葡萄胎的概率明显增高，因此指导患者摄取高蛋白、富含维生素 A、易消化饮食；适当活动，保证充足的睡眠时间和质量，以改善机体的免疫功能；保持外阴清洁和室内空气清新，每次刮宫手术后禁止性生活及盆浴 1 个月以防感染。

（五）预防性化疗

不常规推荐。对于年龄大于 40 岁刮宫前 hCG 值异常升高、刮宫后 hCG 值不进行性下降、子宫比相应的妊娠月份明显增大或短期内迅速增大、黄素化囊肿直径＞6cm、滋养细胞高度增生或伴有不典型增生、出现可疑的转移灶或无条件随访的患者可采用预防性化疗，但不能替代随访。

（六）随访指导

患者清宫后必须定期随访，可早期发现妊娠滋养细胞肿瘤并及时处理。随访内容如下。

（1）血清 hCG 定量测定，葡萄胎清宫后，每周随访 1 次，直至连续 3 次正常，以后每个月 1 次，共 6 个月，然后再每 2 个月 1 次，共 6 个月，自第 1 次阴性后共计 1 年。

（2）询问病史。应注意月经是否规则，有无阴道异常流血，有无咳嗽、咯血及其他转移灶症状。

（3）妇科检查，必要时做盆腔 B 型超声、胸部 X 线摄片或 CT 检查。

（七）避孕指导

葡萄胎患者随访期间应可靠避孕 1 年，hCG 成对数下降者阴性后 6 个月可以妊娠，但对 hCG 下降缓慢者，应延长避孕时间。避孕方法可选用避孕套或口服避孕药，一般不选用宫内节育器，以免穿孔或混淆子宫出血的原因。如再次妊娠，应早期做 B 型超声和 hCG 检查，以明确是否正常妊娠，产后也需 hCG 随访至正常。

第六节　子宫颈癌

一、概念

子宫颈癌简称宫颈癌，在发展中国家是最常见的妇科恶性肿瘤。高发年龄为 50～55 岁，近年来发病有年轻化趋势。自 20 世纪 50 年代以来，由于宫颈细胞学筛查的普遍应用，使宫颈癌及癌前病变得以早期发现和治疗，宫颈癌发病率和死亡率已有明显下降。越来越多证据显示：大部分宫颈癌是可以预防的。

二、护理评估

（一）健康史

应注意询问患者的婚育史、性生活史以及与高危男子有性接触的病史。倾听有关主诉，如年轻患者可诉说月经期和经量异常，老年患者常主诉绝经后不规则阴道流血。注意识别与发病有关的高危因素及高危人群。详细记录既往妇科检查发现、子宫颈刮片细胞学检查结果及处理经过。

（二）临床表现

早期患者一般无自觉症状，多由普查中发现异常的子宫颈刮片报告。患者随病程进展出现典型的临床症状，表现为点滴样出血或因性交、阴道灌洗、妇科检查而引起接触性出血，出血量增多或出血时间延长可致贫血，恶臭的阴道排液使患者难以忍受，当恶性肿瘤穿透邻近器官壁时可形成瘘管。晚期患者则出现消瘦、贫血、发热等全身衰竭症状。

通过双合诊或三合诊进行盆腔检查可见不同临床分期患者的局部体征：宫颈上皮内瘤样病变、镜下早期浸润癌及极早期宫颈浸润癌患者局部无明显病灶，宫颈光滑或与慢性宫颈炎无明显区别。随着宫颈浸润癌的生长发展，根据不同类型，宫颈局部表现不同。外生型癌可见宫颈表面有呈息肉状或乳头状突起的赘生物向外生长，继而向阴道突起形成菜花状赘生物，合并感染时表面有灰白色渗出物，触之易出血。内生型则表现为宫颈肥大、质硬、宫颈管膨大如桶状，宫颈面光滑或有表浅溃疡。晚期患者因癌组织坏死脱落，宫颈表面形成凹陷性溃疡或被空洞替代，恶臭。癌灶浸润阴道壁时，局部见有赘生物，宫旁组织受侵犯时，妇科检查可扪及宫旁双侧厚，结节状，质地与癌组织相似，浸润盆腔者形成冰冻骨盆。

早期宫颈癌患者在普查中发现报告异常时会感到震惊和疑惑，常激发进一步确诊的多次就医行为。确诊后患者会产生恐惧感，会害怕疼痛、被遗弃和死亡等。与其他恶性肿瘤患者一样会经历分别称之为否认、愤怒、妥协、忧郁、接受期等心理反应阶段。

（三）辅助检查

宫颈癌的诊断方法基本同宫颈上皮内瘤变，早期病例的诊断应采用子宫颈细胞学检查和（或）高危 HPV-DNA 检测、阴道镜检查、子宫颈活组织检查的"三阶梯"诊断程序，组织学诊断为确诊依据。同时，根据患者具体情况进行胸部 X 线摄片、静脉肾盂造影、膀胱镜及直肠镜检查、超声检查以及 CT、MRI、PET-CT 等影像学检查评估病情。

三、常见护理诊断／问题及护理目标

（一）护理诊断

（1）恐惧。与确诊宫颈癌需要进行手术治疗有关。

（2）排尿障碍。与宫颈癌根治术后影响膀胱正常张力有关。

（二）护理目标

（1）患者住院期间，能接受与本疾病有关的各种诊断、检查和治疗方案。

（2）患者适后生活。

四、护理措施

（一）协助患者接受各种诊治方案

评估者目前的身心状况及接受诊治方案的反应，利用挂图、实物、宣传资料等向患者介绍有关宫颈癌的医学常识，介绍各种诊治过程、可能出现的不适及有效的应对措施。为患者提供安全、隐蔽的环境，鼓励患者提问与护理对象共同讨论健康问题，解除其疑虑，缓解其不安情绪，使患者能以积极态度接受诊治过程。

（二）鼓励患者摄入足够的营养

评估者对摄入足够营养的认知水平、目前的营养状况及摄入营养物的习惯。注意纠正患者不良的饮食习惯，兼顾患者的嗜好，必要时与营养师联系，以多样化食谱满足患者需要，维持体重不继续下降。

（三）以最佳身心状态接受手术治疗

按腹部、会阴部手术护理内容，认真执行术前护理活动。让患者了解各项操作的目的、时间、可能的感受等，以取得主动配合。尤其注意于手术前 3d 选用消毒剂或氯己定等消毒宫颈及阴道。菜花型癌患者有活动性出血可能，需用消毒纱条填塞止血，并认真交班、按医嘱及时取出或更换。手术前夜认真做好清洁灌肠，保证肠道呈清洁、空虚状态。发现异常及时与医师联系。协助术后早期康复。

（四）术后护理

宫颈癌根治术涉及范围广，患者术后反应也较一般腹部手术者大。为此，更要求每 15～30min 观察并记录 1 次患者的生命体征及出入量，平稳后再改为每 4h1 次。注意保持导尿管、腹腔引流管通畅，认真观察引流液性状及量。通常按医嘱于术后 48～72h 取出引流管，术后 7～14d 拔除尿管。拔除尿管前 3d 开始夹管，每 2h 开放 1 次，定时间断排尿以训练膀胱功能，促使恢复正常排尿功能。患者于拔管后 1～2h 自行排尿 1 次，如不能自解应及时处理，必要时重新留置尿管。拔尿管后 4～6h 测残余尿量 1 次，若超过 100ml 则需继续留置尿管，少于 100ml 者每天测 1 次，2～4 次均在 100ml 以内者说明膀胱功能已恢复。对于有条件的医院，可采用生物电反馈治疗仪预防和治疗宫颈癌术后尿潴留，促进膀胱功能恢复。指导卧床患者进行床上肢体活动，以预防长期卧床并发症的发生。注意渐进性增加活动量，包括参与生活自理。术后需接受放疗、化疗者按有关内容进行护理。

（五）做好出院指导

护士鼓励患者及家属积极参与计划制订，以保证计划的可行性。凡接受手术治疗的患者，必须见到病理报告单才可决定出院日期。根据病理报告中显示的高危因素决定后续是否需要接受放疗和（或）化疗。向出院患者说明按时随访的重要性，一般认为，出院后 1 个月进行首次随访，治疗后 2 年内每 3 个月复查 1 次，3～5 年，每半年复查 1 次，第 6 年开始，每年复查 1 次。随访内容包括盆腔检查、阴道涂片细胞学检查和高危型 HPV 检测、胸片、血常规及子宫颈鳞状细胞癌抗原（SCCA）等。护士注意帮助患者调整自我，协助其重新评价自我能力，根据患者具体状况提供有关术后生活方式的指导，包括根据机体康复情况，逐渐增加活动量和强度，适当参加社会交往活动或恢复日常工作。性生活的恢复需依术后复查结果确定，护士应认真听取患者对性问题的看法和疑虑，提供针对性帮助。

第七节 子 宫 肌 瘤

一、概念

子宫肌瘤是女性生殖器最常见的良性肿瘤，由平滑肌及结缔组织组成。常见于 30～50 岁妇女，20 岁以下少见。据尸检统计，30 岁以上妇女约 20% 有子宫肌瘤。因肌瘤多无症状或很少有症状，临床报道发病率远低于肌瘤真实发病率。

二、护理评估

（一）健康史

（1）生命体征。

（2）月经史、生育史，是否有不孕或自然流产史。

（3）是否长期使用雌激素。

（4）发病后月经变化情况。

（5）有无贫血症状。

（6）既往接受治疗的经过、疗效及用药后机体的反应。

（7）有无因子宫肌瘤压迫而引起的不适等症状。

（8）营养状况。

（二）临床表现

1. 症状

多无明显症状，仅在体检时发现。症状与肌瘤部位、大小和有无变性相关，而与肌瘤数目关系不大。

（1）经量增多及经期延长。其是子宫肌瘤最常见的症状。多见于大的肌壁间肌瘤及黏膜下肌瘤，肌瘤使宫腔增大，子宫内膜面积增加并影响子宫收缩，此外肌瘤可能使肿瘤附近的静脉受挤压，导致子宫内膜静脉丛充血与扩张，从而引起经量增多、经期延长。黏膜下肌瘤伴有坏死感染时，可有不规则阴道流血或血样脓性排液。长期经量增多可继发贫血，出现乏力、心悸等症状。

（2）下腹包块。肌瘤较小时在腹部摸不到肿块，当肌瘤逐渐增大使子宫超过 3 个月妊娠大时，可从腹部触及。较大的黏膜下肌瘤可脱出于阴道外，患者可因外阴脱出肿物就诊。

（3）白带增多。肌壁间肌瘤使宫腔面积增大，内膜腺体分泌增多，致使白带增多，子宫黏膜下肌瘤的感染，可有大量脓样白带。若有溃烂、坏死、出血时，可有血性或脓血性、伴有恶臭的阴道流液。

（4）压迫症状。子宫前壁下段肌瘤可压迫膀胱引起尿频，宫颈肌瘤可引起排尿困难、尿潴留；子宫后壁肌瘤可引起便秘等症状。阔韧带肌瘤或宫颈巨大肌瘤向侧方发展，嵌入盆腔内压迫输尿管使上泌尿道受阻，造成输尿管扩张甚至肾盂积水。

（5）其他。包括下腹坠胀、腰酸背痛。肌瘤红色样变时有急性下腹痛，伴呕吐、发热及肿瘤局部压痛，浆膜下肌瘤蒂扭转可有急性腹痛，子宫黏膜下肌瘤由宫腔向外排出时也可引起腹痛。黏膜下肌瘤和引起宫腔变形的肌壁间肌瘤可引起不孕或流产。

2. 体征

与肌瘤大小、位置、数目及有无变性相关。较大肌瘤可在下腹部扪及实质性肿块。妇科检查扪及子宫增大，表面不规则单个或多个结节状突起。浆膜下肌瘤可扪及单个实质性球状肿块与子宫有蒂相连。黏膜下肌瘤位于宫腔内者子宫均匀增大，脱出于宫颈外口者，阴道窥器检查即可看到宫颈口处有肿物，粉红色，表面光滑，宫颈外口边缘清楚。若伴感染时可有坏死、出血及脓性分泌物。

（三）辅助检查

（1）B超。B超是常用的子宫肌瘤辅助检查方法，可帮助了解子宫肌瘤的大小、部位及个数等，不仅具有较高的敏感性和特异性，还可区分子宫肌瘤与其他盆腔肿块。

（2）妇科检查。可大致了解子宫的情况，以及肿块的大小、数目、质地等，还可观察子宫颈及宫颈口的肿物情况。

（3）MRI。发现较小的子宫肌瘤，能准确辨别子宫肌瘤的大小、数量、位置。

（4）宫腔镜。可直接观察宫腔内的情况，还可以镜下进行子宫内膜的定位活检，必要时还可进行相关治疗。一般在月经干净后 7d 内进行，术前 3d 禁止性生活。

（5）腹腔镜。可仔细观察子宫肌瘤的大小、位置及与周围脏器的关系，同时还可以了解输卵管的情况。一般在月经干净后 3 ～ 7d 内进行，检查当日清晨不要吃饭、喝水。

三、常见护理诊断／问题及护理目标

（一）护理诊断

（1）焦虑。与住院、需接受的诊治手段有关，与月经异常、影响正常生活有关，还包括对手术预后的担心。

（2）知识缺乏。缺乏子宫切除术后保健知识。

（3）应对无效。与选择子宫肌瘤治疗方案的无助感有关。

（二）护理目标

（1）患者的焦虑程度有所减轻或消失。

（2）患者能陈诉子宫肌瘤的性质、出现症状的诱因。

（3）患者将能确认可利用的资源及支持系统。

四、护理措施

（一）提供信息，增强信心

通过连续性护理活动与患者建立良好的护患关系，讲解有关疾病知识，纠正其错误认识，使患者确信子宫肌瘤属于良性肿瘤，并非恶性肿瘤的先兆，消除其不必要的顾虑，增强康复信心。为患者提供表达内心顾虑、恐惧、感受和期望的机会与环境，帮助患者分析住院期间及出院后可被利用的资源及支持系统，减轻无助感。

（二）积极配合治疗，缓解患者不适

出血多需住院治疗者，应观察并记录其生命体征，评估出血量。按医嘱给予止血药和子宫收缩剂；必要时输血，纠正贫血状态。

巨大肌瘤患者出现局部压迫致尿、便不畅时应予导尿，或用缓泻剂软化粪便，或番泻叶2～4g冲饮，以缓解尿潴留、便秘症状。若肌瘤脱出阴道内，应保持局部清洁，防止感染。

需接受手术治疗者，按腹部及阴道手术患者的护理常规进行护理。肌瘤切除术的患者术后常要滴注缩宫素帮助子宫收缩。需保证正确滴速，并告知患者及其家属腹痛的原因是缩宫素所致，消除疑虑和紧张情绪。

（三）提供随访及出院指导

护士要努力使接受保守治疗的患者明确随访的时间、目的及联系方式，主动配合按时接受随访指导。

向接受药物治疗的患者讲明药物名称、用药目的、剂量、方法、可能出现的不良反应及应对措施。例如，选用雄激素治疗者，丙酸睾酮注射液25mg肌注，每5d1次，每月总量不宜超过300mg，以免男性化。促性腺激素释放激素类似物，一般应用长效制剂，每月皮下注射 1 次，常用药物有亮丙瑞林，每次 3.75mg，或戈舍瑞林，每次 3.6mg，用药 6 个月以上可产生绝经综合征、骨质疏松等副作用，故长期用药受到限制。

应该使受术者了解术后 1 个月返院检查的内容、具体时间、地点及联系人等，患者的性生活、日常活动恢复均需通过术后复查、评估后确定。出现不适或异常症状需及时就诊。

第八节　卵　巢　肿　瘤

一、概念

卵巢肿瘤是常见的妇科肿瘤，可发生于任何年龄。卵巢肿瘤可以有各种不同的形态和性质：单一型或混合型、一侧或双侧性、囊性或实质性，又有良性、交界性和恶性之分。20%～25% 卵巢恶性肿瘤患者有家族史，卵巢癌的发病还可能与高胆固醇饮食、内分泌因素有关，此为卵巢肿瘤发病的高危因素。由于卵巢位于盆腔深部，而且早期无症状，又缺乏完善的早期诊断和鉴别方法，一旦出现症状往往已属晚期病变。晚期病变疗效不佳，故死亡率高居妇科恶性肿瘤之首，已成为严重威胁妇女生命和健康的主要肿瘤。

二、护理评估

（一）健康史

早期患者多无特殊症状，通常于妇科普查中发现盆腔肿块而就医。注意收集与发病有关的高危因素，根据患者年龄、病程长短及局部体征初步判断是否为卵巢肿瘤、有无并发症，并对良恶性做出初步判断。

（二）临床表现

1. 症状

体积小的卵巢肿瘤不易早期诊断，尤其肥胖者或妇科检查时腹部不放松的患者很难发现。被确定为卵巢肿块者，在定期追踪检查过程中应重视肿块生长速度、质地、伴随出现的腹胀、膀胱直肠等压迫症状，以及营养消耗、食欲下降等恶性肿瘤的临床特征；当出现并发症时，患者将出现相应的临床症状和体征。

2. 体征

随着卵巢肿瘤增大，通过妇科双合诊 / 三合诊检查通常发现：阴道穹隆部饱满，可触及瘤体下极，子宫体位于肿瘤的侧方或前后方；子宫旁一侧或双侧扪及囊性或实性包块；表面光滑或高低不平；活动或固定不动。通过盆腔检查可以评估卵巢肿块的质地、大小、单侧或双侧、活动度、肿瘤与子宫及周围组织的关系，初步判断有无恶性可能。患者及其家属在等待确定卵巢肿瘤性质期间，是一个艰难而又恐惧的时段，护理对象迫切需要相关信息支持，并渴望尽早得到确切的诊断结果。当患者得知自己患有可能致死的疾病、该病的治疗有可能改变自己的生育状态及既往生活方式时会产生极大压力，需要护士协助应对这些压力。

（三）辅助检查

（1）B 型超声检查。可检测肿瘤的部位、大小、形态及性质，从而对肿块来源定位，并能鉴别卵巢肿瘤、腹水和结核性包裹性积液。临床诊断符合率＞90%，但直径＜1cm 的实性肿瘤不易测出。

（2）腹腔镜检查。可直视肿物的大体情况，必要时在可疑部位进行多点活检，抽吸腹腔液行细胞学检查。

（3）细胞学检查。通过腹水、腹腔冲洗液和胸腔积液找癌细胞，有助于进一步确定 I 期患者的临床分期及选择治疗方案。

（4）细针穿刺活检。用长针（直径 0.6mm）经阴道或直肠直接刺入肿瘤，在真空情况下作抽吸，边抽边退出穿刺针，将抽得的组织或液体立即作涂片或病理切片检查明确诊断。

（5）放射学诊断。卵巢畸胎瘤行腹部平片检查，可显示牙齿及骨质等。淋巴造影可判断有无淋巴道转移，通过 CT 检查能清晰显示肿块。

（6）肿瘤标志物。通过免疫生物化学等方法测定患者血清中的肿瘤标志物，用于辅助诊断及病情监测。但目前尚无任何一种肿瘤标志物属于某肿瘤所特有，各种类型卵巢肿瘤可具有相对较特殊的标志物，可用于辅助诊断及病情监测。①血清 CA125。敏感性较高，特异性较差。80% 卵巢上皮性癌患者血清 CA125 水平升高，90% 以上患者 CA125 水平与病情缓解或恶化相关，因此可以用于监测病情。②血清 AFP。对卵黄囊瘤有特异性诊断价值，对未成熟畸胎瘤、混合性无细胞瘤中含卵黄囊成分者有协助诊断意义。③ hCG。对原发性卵巢绒毛膜癌有特异性。④性激素。颗粒细胞瘤、卵泡膜细胞瘤产生较高水平雌激素，浆液性、黏液性囊腺瘤等有时也可分泌一定量雌激素。⑤人附睾蛋白 4（HE4）。其是一种新的卵巢癌肿瘤标志物，可用于卵巢癌的早期检测、鉴别诊断、治疗监测及预后评估，目前推荐其与 CA125 联合应用诊断卵巢癌。⑥ CA199 和癌胚抗原（CEA）。在卵巢上皮癌患者中会升高，尤其对卵巢黏液性癌的诊断价值较高。

三、常见护理诊断／问题及护理目标

（一）护理诊断

（1）营养失调。与药物的治疗反应等有关。

（2）体像紊乱。与切除子宫、卵巢有关。

（3）焦虑。与发现盆腔包块有关。

（二）护理目标

（1）患者能说出影响营养摄取的原因，并列举应对措施。

（2）患者将用语言表达对失去子宫及附件的看法，并积极接受治疗过程。

（3）患者将能描述自己的焦虑，并列举缓解焦虑程度的方法。

四、护理措施

（一）提供支持，协助患者应对压力

（1）为患者提供表达情感的机会和环境。经常巡视病房,用一定时间（至少 10min）陪伴患者，详细了解患者的疑虑和需求。

（2）评估患者焦虑的程度以及应对压力的技巧；耐心向患者讲解病情，解答患者的提问。安排访问已康复的病友，分享感受，增强治愈信心，安排访问已康复的病友，分享感受，增强治愈信心。

（3）鼓励患者尽可能参与护理活动接受患者无破坏性的应对压力方式，以维持其独立性和生活自控能力。

（4）鼓励家属参与照顾患者,为他们提供单独相处的时间及场所,增进家庭成员间互动。

（二）帮助患者接受各种检查和治疗

（1）向患者及家属介绍将经历的手术经过、可能施行的各种检查，取得主动配合。

（2）协助医师完成各种诊断性检查，如为放腹水者备好腹腔穿刺用物，协助医师完成操作过程。在放腹水过程中，严密观察、记录患者的生命体征变化、腹水性质及出现的不良反应；一次腹水 3 000ml 左右，不宜过多，以免腹压骤降，发生虚脱，放腹水速度宜缓慢，后用腹带包扎腹部。发现不良反应及时报告医师。

（3）使患者理解手术是卵巢肿瘤最主要的治疗方法，解除患者对手术的种种顾虑。按腹部手术患者的护理内容认真做好术前准备和术后护理，包括与病理科联系快速切片组织学检查事项，以助术中识别肿瘤的性质，确定手术范围；术前准备还应包括应付必要时扩

大手术范围的需要。同时需要为巨大肿瘤患者准备沙袋加压腹部，以防腹压骤然下降出现休克。

（4）需化疗、放疗者，为其提供相应的护理措施。

（三）做好随访工作

（1）卵巢非赘生性肿瘤直径＜5cm者，应定期（3～6个月）接受复查并详细记录。

（2）手术后患者根据病理报告结果配合治疗。良性者术后1个月常规复查，恶性肿瘤患者常需辅以化疗，按照组织类型制订不同化疗方案，疗程多少因个案情况而异。早期患者常采用静脉化疗3～6个疗程，疗程间隔4周。晚期患者可采用静脉腹腔联合化疗或静脉化疗6～8个疗程，疗程间隔3周。老年患者可用卡铂或紫杉醇单药化疗。护士应配合家属督促、协助患者克服实际困难，努力完成治疗计划以提高疗效。

（3）卵巢癌易于复发，患者需长期接受随访和监测。随访时间：术后1年内，每月1次，术后第2年，每3个月1次，术后3～5年视病情每4～6个月1次，5年以上者，每年1次。随访内容包括临床症状与体征、全身及盆腔检查、B型超声检查等，必要时做CT或MRI检查，根据病情需要测定血清CA125、AFP、hCG等肿瘤标志物。

（4）加强预防保健意识。①大力宣传卵巢癌的高危因素，提倡高蛋白、富含维生素A的饮食，避免高胆固醇饮食，高危妇女宜预防性口服避孕药。②积极开展普查普治工作，30岁以上妇女每年应进行1次妇科检查,高危人群不论年龄大小最好每半年接受1次检查，必要时进行B型超声检查和检测血清CA125等肿瘤标志物。③卵巢实性肿瘤或囊性肿瘤直径>5cm者应及时手术切除。盆腔肿块诊断不清或治疗无效者宜及早行腹腔镜检查或剖腹探查。④凡乳腺癌、子宫内膜癌、胃肠癌等患者，术后随访中应定期接受妇科检查，以确定有无卵巢转移癌。

（5）妊娠合并卵巢肿瘤患者的护理。妊娠合并卵巢肿瘤患者比较常见，其危害性较孕期大，恶性肿瘤者很少妊娠。①合并良性肿瘤者。早孕者可等待孕12周后手术，以免引起流产；妊娠晚期发现肿瘤者可等待至妊娠足月行剖宫产术，同时切除卵巢。需为患者提供相应的手术护理。②合并恶性肿瘤者。诊断或考虑为恶性肿瘤者,应及早手术并终止妊娠，其处理和护理原则同非孕期。

第九章

头颈部疾病护理常规

第一节　颌面部间隙感染

一、概念

颌面部间隙感染亦称颌周蜂窝织炎，是颌面和口咽区潜在间隙中化脓性炎症的总称。

二、护理评估

（一）健康史

评估患者近期有无未彻底治疗的牙病、颌骨骨髓炎、舌下腺感染等感染病史；有无外伤史等诱发因素；有无消耗性疾病、全身衰竭或糖尿病的病史；有无药物过敏史等。

（二）临床表现

患者常表现为急性炎症过程，根据感染的性质、途径、部位不同而表现不同。全身症状如患者表现为畏寒、发热、头痛、全身不适、乏力、食欲减退、尿量减少等；严重感染可伴有败血症、脓血症，甚至可发生中毒性休克等症状。

（三）辅助检查

（1）波动试验。波动感是浅部脓肿的重要特征；深部脓肿，波动感不明显，但压痛点比较清楚，按压脓肿区的表面皮肤常出现不能很快恢复的凹陷性水肿。

（2）穿刺法。协助确诊深部脓肿有无脓液或脓肿的部位。

（3）B超或CT检查。进一步明确脓肿部位及大小或引导进行深部脓肿穿刺或局部给药等。

（4）X线检查。确定是否有骨感染，可对骨髓炎的诊断、病变范围、破坏范围、死骨形成的部位提供可靠依据。

（5）脓液涂片及细菌培养。确定细菌种类，必要时做细菌敏感试验，指导临床合理用药。

（6）实验室检查。一般可见白细胞计数明显升高，但重度感染或大量使用抗菌药物情况下，白细胞计数可无明显增加，但有中毒颗粒和核左移出现。

三、常见护理诊断／问题及护理目标

（一）护理诊断

（1）有窒息的危险。与肿胀向舌根部发展有关。

（2）潜在并发症。与疾病发展有关。

（3）疼痛。与急性炎症有关。

（4）体温过高。与感染有关。

（二）护理目标

（1）未发生窒息。

（2）未出现并发症。

（3）主诉疼痛得到控制或无疼痛。

（4）感染得到控制，体温开始下降或正常。

四、护理措施

（1）严密观察患者的呼吸频率、节律，并判断是否有"三凹征"、口唇发绀等呼吸困难的症状和体征，如有明显的呼吸困难，及时通知医生并协助进行气管切开。

（2）严密观察生命体征和意识变化，并观察其是否出现并发症的先兆表现：如突发前额剧烈头痛、眼睑水肿、鼻根部充血性水肿并伴发体温升高等全身中毒表现时应怀疑发生海绵窦血栓性静脉炎等。

（3）遵医嘱应用抗菌药物，并观察用药后反应，如出现并发症，遵医嘱给予对症治疗和全身支持治疗。

（4）评估疼痛的级别，遵医嘱应用止痛和镇静药物，并观察用药后反应。

（5）指导患者进食高热量、高蛋白质流质或半流质饮食，避免辛辣刺激食物。

（6）给患者提供安静舒适的环境，帮助分散患者疼痛的注意力。

（7）定期监测体温变化并记录。给予头部湿敷、冰袋降温、温水浴、酒精擦浴等物理降温措施，必要时遵医嘱应用解热药物，并观察用药反应，耐心向患者解释病情及治疗计划，减轻紧张情绪。

第二节 腮腺肿瘤

一、概念

腮腺肿瘤 80% 以上位于腮腺浅叶，表现为耳垂下、耳前区或腮腺后下部包块。

二、护理评估

（一）健康史

评估患者全身情况，有无药物过敏史、家族史及手术史。

（二）临床表现

患者面部触诊可扪及包块，体积巨大，可出现不同程度的面瘫，侵犯咬肌时，常致张口受限。

（三）辅助检查

通过询问患者或者通过触诊、望诊，影像学检查及细针吸取活检确诊。

三、常见护理诊断 / 问题及护理目标

（一）护理诊断

（1）恐惧。与担心预后有关。

（2）潜在并发症。面瘫，与手术有关。

（二）护理目标

（1）恐惧减轻，积极配合治疗。

（2）未发生并发症或发生后能及时处理。

四、护理措施

（一）术前护理

（1）心理护理。护理人员需积极与患者交流和沟通，对患者心理进行及时了解，并通过文字和幻灯片等方式向患者介绍手术治疗方法、将手术情况与以往病房干预成功的案例详细告知患者，提高患者治疗信心和治疗依从性。

（2）口腔护理。术前 7d 予以氯己定溶液和生理盐水漱口，防止口腔溃疡发生。

（3）完善术前常规检查，术前备皮，剃发至患者耳后 4 指。

（二）术后护理

（1）术后需密切观察患者的生命体征，合理指导其取半卧位，便于减轻局部肿胀或头部充血等症状，同时及时清理患者呼出的口腔分泌物，做好积液或积血的引流措施。

（2）切口护理。定期观察患者的切口敷料是否出现渗血、渗液的情况，及时更换敷料且做好加压包扎措施，观察患者的面部血供或循环是否正常，对切口敷料的松紧度加以调整，使其具有舒适感。

（3）口腔护理。护理人员需嘱咐患者采用氯己定漱口液漱口，每天保持 4～5 次，多饮水且保持半流质饮食为主，增加高蛋白、富含维生素与高热量食物的摄入量，尽量减少咀嚼次数，遵循少食多餐原则，禁忌食用酸性食物，确保机体营养充足。

（4）出院指导。出院前需全面评估患者的病情，告知其拆线后需保持清淡饮食半个月，每次进食后需养成刷牙或漱口的习惯，便于彻底清除患者口腔内食物残渣。同时遵医嘱按时按量服用抗感染的药物，避免发生感冒或上呼吸道感染。出院后定期通过电话回访等形式掌握患者的近期生活状态，告知其适当开展体力劳动，保持劳逸结合，定期到院复诊，促进疾病康复。

第三节　口腔颌面部创伤

一、概念

口腔颌面部创伤是口腔颌面外科的常见病和多发病，口腔颌面部软组织损伤可以单独发生，也可以与颌面部骨折同时发生。颌面部骨折多因交通事故、工伤事故、跌打损伤及运动损伤所致，其中交通事故引起的骨折比例逐年增高，成为颌面部骨折的主要原因。

二、护理评估

（一）健康史

评估患者全身情况，如体重、营养、心肺功能、肝肾功能等。评估有无药物过敏史、家族史及手术史。

（二）临床表现

（1）症状。颌面部骨折主要表现为面部畸形、局部疼痛、张口受限，根据骨折部位的不同还可表现为：颌骨骨折出现咬合关系错乱；损伤下牙槽神经和颏神经，出现下唇麻木；上颌骨高位或眼眶骨折时表现为眼球运动障碍、眶周淤血肿胀、眶下区麻木、眼睑及球结膜下出血，复视；上颌骨骨折时常伴发颅脑损伤或颅底骨折，出现脑脊液漏。颌面部骨折多伴有身体其他部位损伤，入院时需评估患者全身情况。此外，骨折造成患者进食困难，需及时评估患者进食及营养状况。

（2）体征。主要体征为骨折段移位、咬合紊乱和张口受限，生理张口度范围为37～45mm，小于37mm 即为张口受限。

（三）辅助检查

通过 X 线摄片和 CT 等影像学检查，明确骨折部位、类型、骨折线数目、方向，以及骨折段三维方向移位的情况和骨折线上牙的情况。

三、常见护理诊断／问题及护理目标

（一）护理诊断

（1）疼痛。与口腔受伤有关。

（2）恐惧。与担心预后有关。

（3）营养失调。与患者进食有关。

（4）潜在并发症。感染、窒息，与疾病发展有关。

（二）护理目标

（1）减轻疼痛，配合治疗。

（2）恐惧减轻，配合治疗。

（3）营养能满足机体所需。

（4）未发生并发症或发生后能及时处理。

四、护理措施

（一）术前护理

（1）应用止痛剂和镇痛剂，注意观察用药反应和效果，提供安静、整洁、舒适、安全的休息环境，通过分散注意力，改善患者感受，减轻对疼痛的关注。

（2）软组织损伤患者，及时清创缝合，保持敷料清洁干燥。

（3）向患者讲解所患疾病相关知识，加强护患沟通，帮助其正确认识疾病，鼓励积极治疗，获得患者及家属的理解和配合，缓解因对疾病缺乏了解所致的紧张情绪。

（二）术后护理

（1）头偏向健侧，脑震荡患者绝对卧床，鼻眶筛骨折伴有脑脊液漏患者取半卧位，以免骨折处受压。

（2）应用止痛剂和镇痛剂，给予抗生素治疗原发病灶，并注意观察用药反应和效果。

（3）给予高能量和营养丰富的流质饮食或软食，每天应增加进餐次数，以维持机体需要，促进伤口愈合。半年内禁咬硬物，伤情较重、不能经口进食的患者由鼻胃管进行肠内营养。

（4）观察生命体征、意识、瞳孔的变化，及时发现病情变化，保持患者呼吸道通畅，及时吸出口鼻腔分泌物，防止呕吐物的误吸，避免窒息。

（5）术后 3d 内患者的体温稍高或伤口轻度肿胀属正常现象，应提前告诉患者和家属，避免因知识缺乏给患者造成心理负担。

（三）健康指导

术后 7～10d 拆线，出院后 1 个月复查，如发现结扎丝脱落、松解、断裂，咀嚼时颌骨、牙齿疼痛应及时就诊，3 个月内避免剧烈活动、挤压碰撞患处，拆除固定装置后，按照循序渐进的原则指导患者练习张口，根据病情需要，医生决定是否拆除术中固定用钛板。若需要则于术后半年手术去除。

第四节　鼻中隔偏曲

一、概念

鼻中隔偏曲是指鼻中隔偏向一侧或双侧或局部有突起，并引起鼻腔功能障碍，如鼻塞、鼻出血和头痛等。

二、护理评估

（一）健康史

评估患者有无鼻外伤或鼻腔占位性疾病史，儿童时期有无腺样体肥大病史，评估患者是否有鼻塞、头痛、鼻出血等症状。

（二）身体状况

（1）鼻塞。为主要症状，可表现为双侧或单侧鼻塞，取决于偏曲的类型和是否存在鼻甲代偿性肥大。

（2）鼻出血。常发生在偏曲之凸面、骨棘或骨嵴的顶尖部。此处黏膜薄，受气流和尘埃刺激易发生黏膜糜烂而引发出血。

（3）头痛。偏曲之凸面挤压同侧鼻甲时，可引起同侧反射性头痛。

（4）邻近器官症状。偏曲所致的鼻阻塞影响鼻窦引流时，可继发鼻窦炎；长期张口呼吸和鼻内炎性分泌物蓄积，易诱发上呼吸道感染。

（三）辅助检查

（1）鼻内镜检查。可探明偏曲部位和形状。

（2）影像学检查（X线摄片、CT或MRI扫描）。有助于明确诊断，了解病变范围。

三、常见护理诊断／问题及护理目标

（一）护理诊断

（1）舒适受损。与鼻塞、头痛有关。

（2）疼痛。与术后伤口疼痛有关。

（3）术后并发症。鼻中隔伤口出血、血肿和脓肿，与术后护理不当有关。

（4）知识缺乏。与患者对疾病的认知度有关。

（二）护理目标

（1）缓解或消除鼻塞及疼痛。

（2）疼痛缓解。

（3）未发生并发症或能得到及时处理。

（4）提高患者对疾病的认知程度。

四、护理措施

（一）术前护理

（1）讲解鼻中隔偏曲的治疗与保健知识，疾病的发生、发展、转归，做好心理护理。

（2）完善术前常规检查。

（3）术前剪鼻毛，按要求禁食。

（二）术后护理

（1）术后取半卧位。评估术后疼痛程度，及时有效地行多模式镇痛。安慰患者，树立战胜疾病的信心。

（2）术后观察鼻腔填塞纱条是否脱出，根据填塞材料掌握填塞时间，观察鼻腔分泌物性质、颜色，指导患者正确滴鼻或擤鼻。

（3）避免用力咳嗽、打喷嚏，保持大便通畅。如想打喷嚏，可用手指按人中、做深呼吸或用舌尖抵住硬腭予以制止。

（4）进半流或软质饮食。双侧鼻腔填塞者，嘱患者多饮水，口唇涂液状石蜡或使用湿纱布覆盖口腔，做好口腔护理，促进食欲。

（5）健康指导。戒烟，改善生活及工作环境，减少环境污染。术后短期内避免剧烈运动，注意保护鼻部，勿受外力碰撞。

第五节 鼻 窦 炎

一、概念

鼻窦炎是鼻窦黏膜的炎症性疾病，多与鼻炎同时存在，故也称鼻 – 鼻窦炎。

二、护理评估

（一）健康史

评估患者有无引起本病的全身或局部病因，有无明显诱发因素，头痛的部位、性质等，询问鼻腔有无分泌物及分泌物的性质和量。

（二）临床表现

1. 全身症状

可出现畏寒、发热、食欲减退、便秘、全身不适等。儿童可发生呕吐、腹泻、咳嗽等消化道和呼吸道症状。

2. 局部症状

鼻塞、流脓涕、嗅觉改变，头痛或局部疼痛为本病最常见症状。各鼻窦炎引起头痛和局部疼痛的特点如下。

（1）急性上颌窦炎。疼痛部位多为眶上颌部痛，可伴患侧颌面部或上列磨牙痛。头痛和局部疼痛的一般规律是，晨起不痛，上午轻，午后重；站立或久坐时加重，侧卧患侧居上时减轻，这些均与上颌窦的通气引流有关。

（2）急性筛窦炎。头痛一般较轻，局限在内眦和鼻根深部，发胀或微痛；前组筛窦炎时，为额部头痛，也常为周期性发作，与急性额窦炎相似，但程度较轻；后组筛窦炎时，为枕部疼痛，与急性蝶窦炎相似，头痛和局部疼痛的一般规律是，晨起渐重，午后转轻。

（3）急性额窦炎。开始表现为全头痛或眶上神经痛，后局限到前额部。头痛呈周期性发作，晨起后头痛，逐渐加重，中午最剧烈，午后逐渐减轻，夜晚完全消散，次日又反复发作。

（4）急性蝶窦炎。颅底或眼球深处钝痛，可放射至头顶和耳后，亦可引起枕部痛。晨轻，午后重。

（三）辅助检查

（1）前鼻镜检查。鼻黏膜充血、肿胀，以中鼻甲和中鼻道黏膜为甚。鼻腔内有大量黏脓或脓性鼻涕。

（2）鼻内镜检查。查看鼻道和窦口及其附近黏膜的病理改变，包括窦口形态、黏膜红肿程度、息肉样变及脓性分泌物来源等。

（3）影像学检查。鼻窦 CT 扫描可清楚显示鼻窦黏膜增厚及病变范围等，也可选择鼻窦 X 线摄片检查。

三、常见护理诊断／问题及护理目标

（一）护理诊断

（1）疼痛。与鼻腔炎症刺激有关。

（2）体温过高。与感染有关。

（3）潜在并发症。急性咽炎急性喉炎、扁桃体炎、气管炎、中耳炎，与感染控制差有关。

（4）知识缺乏。与患者对疾病的认知度有关。

（二）护理目标

（1）缓解疼痛。

（2）体温下降或正常。

（3）未发生并发症或能得到及时处理。

（4）患者对疾病的认知度提高。

四、护理措施

（1）向患者解释疼痛的原因及治疗方法，及时评估疼痛部位及疼痛程度。必要时根据医嘱使用镇痛剂。

（2）给予正确的体位引流，促进鼻窦内的分泌物排出。

（3）正确使用鼻内糖皮质激素和减充血剂，告知患者滴鼻药的作用，教会正确滴鼻药方法。协助患者进行鼻腔冲洗，选择适当的冲洗液，避免过度冲洗引起鼻腔出血。

（4）注意观察体温变化，高热患者可使用物理降温或口服解热镇痛药。密切观察有无高热不退、头痛加剧、眼球运动受限等症状，发现问题及时处理。

（5）卧床休息，进清淡饮食，多饮水，加强营养并保持大便通畅。

（6）保持口腔清洁，加强口腔护理，予以盐水或漱口液漱口。

（7）注意工作、生活环境的洁净，生活有规律，劳逸结合，加强锻炼，忌烟、酒、辛辣刺激性食物。

第六节 鼻 出 血

一、概念

鼻出血是临床常见症状之一，可单纯由鼻腔、鼻窦疾病引起，也可由某些全身性疾病所致，但以前者多见。鼻出血即可鼻腔单侧或多侧间歇性反复出血，亦可持续性出血，出血量多少不一。出血部位多在鼻中隔前下方利特尔出血区。

二、护理评估

（一）健康史

观察有无活动性出血及出血的量，评估患者有无引起鼻出血的局部或全身性疾病，有无接触风沙或干燥气候生活史，有无鼻出血病史及出血后诊治情况。

（二）身体状况

局部病因引起出血者多表现为单侧鼻腔出血，全身性疾病引起者多表现为双侧或交替性出血。可呈间歇性反复出血或持续性出血。重者在短时间内失血量达数百毫升，可出现面色苍白、出汗、血压下降、脉速而无力等。一次大量出血可致休克，反复多次少量出血则可导致贫血。

（三）辅助检查

（1）鼻腔检查。了解鼻出血的部位，进而选择适宜的止血方法。

（2）鼻咽部检查。待病情相对稳定后，可行鼻内镜检查，以了解鼻咽部有无病变。

（3）实验室检查。包括全血细胞计数、出血和凝血时间、凝血酶原时间、凝血因子等，以了解患者的全身情况。

三、常见护理诊断／问题及护理目标

（一）护理诊断

（1）潜在并发症。出血性休克，与出血量多有关。

（2）恐惧。与患者大量出血有关。

（3）舒适受损。与鼻腔填塞有关。

（4）自理能力下降。与活动受限有关。

（二）护理目标

（1）生命体征平稳，出血得到控制。

（2）恐惧减轻，配合治疗。

（3）能逐渐适应鼻腔填塞。

（4）自理能力提高。

四、护理措施

（1）测量生命体征，建立静脉通道，配合医生进行止血处理，使用抗生素及止血剂，必要时使用镇静剂、补液、输血。

（2）观察鼻腔有无活动性出血，如填塞后鼻腔有少许渗血，量逐渐减少，颜色变淡，表示无继续出血。如鼻腔流出的鲜血增多，或口中吐出较多鲜血，表示鼻腔仍有出血，应报告医生再次止血。嘱患者鼻出血时将血液吐出，勿咽下，利于观察出血量及避免咽下的血液对胃部的刺激。

（3）观察患者鼻腔填塞物有无松动、脱落，鼻腔填塞期间，告知鼻腔填塞后会引起鼻部疼痛、咽干、耳心痛、流泪等症状，不能耐受时遵医嘱给予镇静、止痛药物。

（4）鼻腔填塞后，嘱患者卧床休息，根据出血情况及出血量的多少给予床旁守护，预防因低血压、活动无耐力而引发的跌倒、坠床，及时清除患者鼻腔及口腔内的分泌物，清洁面部血渍，保持全身皮肤清洁卫生，预防压疮。病情稳定后协助其逐渐下床活动，增加活动量。避免用力咳嗽、打喷嚏，保持大便通畅。

（5）提供情感及心理支持，稳定患者情绪。

（6）进营养丰富易消化软食，可少食多餐，避免咀嚼食物牵拉鼻腔引起填塞物活动导致不适。鼓励患者多饮水，协助患者漱口或行口腔护理。

（7）抽出鼻腔填塞物后，2h 内宜卧床休息。

（8）出院指导。出院后短期内，避免用力擤鼻、重体力劳动或剧烈运动；教会患者或家属简易止血法。若院外再次出血，提高患者的自护能力，再次发生应保持镇静，可先自行采取简易止血法处理，再到院就诊；讲解不良情绪会导致血压升高，诱发或加重鼻腔出血。

第七节　鼻腔鼻窦良性肿瘤

一、概念

鼻及鼻窦的良性肿瘤好发于鼻腔内，其次是鼻窦，外鼻则较少，通常按组织来源进行分类，包括血管瘤、乳头状瘤、骨瘤、软骨瘤、脑膜瘤、神经纤维瘤等。

二、护理评估

（一）健康史

评估患者的既往病史及鼻面部外伤史，如骨瘤多有额部外伤史或慢性鼻窦炎史；内翻性乳头状瘤与 HPV 感染有关，询问患者是否接受过治疗，治疗的方式和效果，药物的种类、剂量和用法，目前的治疗情况。

（二）临床表现

（1）血管瘤。主要症状为进行性鼻塞、反复鼻出血。继发感染者，鼻腔有臭味。

（2）乳头状瘤。多单侧发病，一侧鼻腔出现持续性鼻塞，渐进性加重；伴脓涕，偶有血性涕，或反复鼻出血；偶有头痛和嗅觉异常。

（3）骨瘤。多见于青年，男性较多，较常发于额窦，其次为筛窦，上颌窦及蝶窦均少见。

（4）软骨瘤。常表现为单侧渐进性鼻塞、多涕、嗅觉减退、头昏、头痛等。

（5）神经鞘膜瘤。神经鞘膜瘤及纤维瘤生长缓慢，病程可长达10余年，早期多无症状。

（6）脑膜瘤。多为青少年，出现鼻塞、流涕、鼻出血、嗅觉丧失、头痛等症状。

（三）辅助检查

（1）前鼻镜检查。可见瘤体的形态、质地和颜色。

（2）影像学检查。鼻窦CT扫描或X线摄片，有助于协助诊断。

（3）组织病理学检查。可明确诊断。

三、常见护理诊断／问题及护理目标

（一）护理诊断

（1）焦虑。与担心预后有关。

（2）舒适受损。与鼻腔填塞有关。

（3）知识缺乏。与缺乏术前、术后的有关信息以及出院后的自我护理知识有关。

（二）护理目标

（1）焦虑减轻，配合治疗。

（2）能逐渐适应鼻腔填塞。

（3）提高患者对疾病的认知度。

四、护理措施

（一）术前护理

（1）评估患者的焦虑程度及原因，鼓励患者表达自己的心理感受，安慰患者，对情绪极度不稳定的患者，指导采用松弛疗法，以分散其注意力。

（2）向患者及家属讲解鼻腔鼻窦良性肿瘤治疗的方法、提供信息支持，减轻心理压力，增强患者战胜疾病的信心。保持环境安静、整洁、舒适，留患者亲近的家属陪护，避免不良刺激，给予亲情支持。

（3）做好术前准备。

（二）术后护理

（1）评估患者不舒适的症状及影响舒适度的原因，及时发现及处理各种不适症状。

（2）鼻腔填塞的患者，给予半坐位，用冷水袋或湿毛巾敷前额，利于引流。张口呼吸的患者，鼓励多喝水，用淡盐水或漱口液漱口，减轻张口呼吸引起的口腔干燥，口唇涂抹液状石蜡或润唇膏，保持口唇湿润，防止口唇干裂及口腔炎。

（3）鼻侧切开患者保持面部敷料包扎完整、无松脱，解除包扎后，观察伤口有无红、肿、热、痛等局部感染。

（4）告知患者疾病的特点，预防复发的相关知识，后期康复治疗相关信息以及注意事项，提高治疗依从性。

（5）保持鼻腔及口腔清洁，避免用力擤鼻及挖鼻腔；营养均衡，多吃蔬菜、水果，富含粗纤维的食物，保持大便通畅；防止冷风刺激鼻腔黏膜引起不适。

（6）定期随访，若出现鼻腔出血、鼻塞、头痛、视力下降等症状，应及时就诊，早期治疗。

第八节　急 性 咽 炎

一、概念

急性咽炎是咽黏膜、黏膜下组织及其淋巴组织的急性炎症。可单独发生，也可继发于急性鼻炎或急性扁桃体炎，常见于秋冬及冬春之交。

二、护理评估

（一）健康史

了解患者发病前有无受凉、烟酒及辛辣刺激饮食、过度疲劳、上呼吸道感染等情况，有无物理化学因素的长期刺激，是否有与上呼吸道感染者接触史，有无咽部邻近组织器官的病灶及其他慢性疾病病史。

（二）临床表现

（1）全身症状。全身症状一般较轻，但因年龄、免疫力以及病毒、细菌毒力不同而症状不一，严重者可有发热、头痛、食欲减退和四肢酸痛等。

（2）局部症状。起病较急，初起时咽部干燥、灼热、粗糙感，继有咽痛，吞咽时加重，空咽比进食时咽痛更为明显，可放射至耳部，疼痛剧烈者可影响吞咽。炎症侵及喉部，可有咳嗽和声嘶。

（3）体征。咽部黏膜呈急性弥散性充血、肿胀，分泌物增多，咽后壁淋巴滤泡及咽侧索红肿。

（三）辅助检查

（1）间接鼻咽镜检查。口咽及鼻咽黏膜呈急性弥漫性充血，咽后壁淋巴滤泡及咽侧索红肿。表面可见白色点状渗出物，悬雍垂及软腭水肿，严重时可见会厌水肿。下颌角淋巴结肿大并有压痛。

（2）咽部细菌培养。为明确致病菌，可进行咽部细菌培养。

三、常见护理诊断／问题及护理目标

（一）护理诊断

（1）急性疼痛。与咽喉肿痛有关。

（2）体温过高。与炎症感染有关。

（3）潜在并发症。中耳炎、鼻窦炎等。

（4）知识缺乏。与患者对疾病认知度有关。

（二）护理目标

（1）减轻疼痛。

（2）体温下降或正常。

（3）未发生并发症。

（4）患者对疾病认知度提高。

四、护理措施

（1）向患者解释疼痛的原因及疾病过程，及时评估疼痛程度。

（2）保持口腔清洁，遵医嘱给予含漱剂漱口，超声雾化吸入后及时漱口。

（3）遵医嘱给予抗病毒药、抗生素、解热镇痛类药物等，观察药物疗效及可能出现的副作用。

（4）注意休息，多饮水，进清淡流质或半流质饮食，并注意补充维生素。

（5）观察患者体温的变化，体温过高时可给予药物或物理降温。

（6）观察患者有无耳痛、耳内闷塞感、听力下降等症状，观察患者有无鼻塞、流涕、头痛、嗅觉减退等症状。

（7）指导患者正确的含漱方法，即含漱时头后仰、张口发"啊"音，使含漱液能清洁咽后壁，但注意不要将药液吞入，告知患者抗生素使用要足量、足疗程，避免不必要的联合用药，不宜过早停药。

（8）鼓励患者积极锻炼身体，增强体质。注意生活规律，尽量少喝酒，不抽烟，避免辛辣刺激食物，保持大便通畅。保持空气新鲜与流通，在中央空调环境中，应适时开窗。避免咽喉部受刺激，远离有害环境。

（9）嘱患者发病期间，注意适当防护，戴口罩，勤洗手，防止传播他人。

第九节　急性扁桃体炎

一、概念

急性扁桃体炎为腭扁桃体的急性非特异性炎症，常伴有不同程度的咽黏膜和淋巴组织炎症，是一种常见的咽部疾病，多继发于上呼吸道感染。

二、护理评估

（一）健康史

了解患者的工作和生活环境及既往病史。有无和本病患者接触史和集体爆发史，有无急性鼻炎、牙周炎、急慢性咽炎等上呼吸道急慢性炎症病史。是否有受凉、潮湿、劳累及过度烟酒等诱发因素存在。评估患者咽痛的程度、时间及是否有高热、头痛等全身症状。

（二）临床表现

（1）局部症状。咽痛剧烈，常放射到耳部，伴吞咽困难、说话声音减弱。下颌角淋巴结肿大，时感转头不便。

（2）全身症状。多见于急性化脓性扁桃体炎，起病急，多有畏寒、高热、头痛乏力、食欲下降、关节酸痛、全身不适、便秘等。小儿可因高热而引起抽搐、呕吐及昏睡。

（3）体征。患者呈急性病容，咽部黏膜弥漫性充血，以扁桃体及两腭弓最为严重。双侧下颌角淋巴结常肿大、压痛。

（4）并发症。如治疗及时，预后良好；若治疗不当或机体抵抗力过低、细菌及病毒毒力过强，炎症常直接波及邻近组织，导致扁桃体周围脓肿、急性中耳炎、急性鼻炎及鼻窦炎、急性喉炎、急性淋巴结炎、咽旁脓肿等局部并发症；亦可引起急性风湿病、急性关节炎、急性骨髓炎、心肌炎及急性肾炎等全身各系统疾病。

（三）辅助检查

（1）血常规。细菌感染时白细胞、中性粒细胞升高，病毒感染时淋巴细胞升高。

（2）细菌培养和药敏试验。有助于查明病原微生物和选用抗生素。

三、常见护理诊断／问题及护理目标

（一）护理诊断

（1）急性疼痛。与咽喉部肿痛有关。

（2）体温过高。与炎症感染有关。

（3）潜在并发症。扁桃体周围脓肿、中耳炎、急性鼻炎等，与疾病发展有关。

（4）知识缺乏。与患者对疾病认知度有关。

（二）护理目标

（1）减轻疼痛。

（2）体温下降或正常。

（3）未发生并发症或能及时处理。

（4）患者对疾病认知度提高。

四、护理措施

（1）观察患者体温变化、局部红肿及疼痛程度。体温过高者给予物理降温，如乙醇擦浴及温水擦浴，必要时遵医嘱给予药物降温。

（2）注意休息，避免劳累过度，保持室内空气流通，减少体力消耗，维持体液平衡，温湿度适宜。进温度适宜的软食或流质饮食，多饮水，加强营养并保持大便通畅。

（3）观察患者有无一侧咽痛加剧、语言含糊、张口受限、一侧软腭及腭舌弓红肿膨隆、悬雍垂偏向对侧等扁桃体周围脓肿表现，同时还应仔细观察患者有无耳鸣、耳闭塞感、听力下降、鼻塞、流涕、头痛、咽干、咽痛等，及时联系医生给予处理。

（4）跟患者详细讲解本病的诱因及发病情况，反复增强对疾病的重视，引导积极正确的治疗，嘱患者发病期间，注意适当防护，戴口罩，勤洗手，防止传播他人。

（5）加强身体锻炼，提高机体抵抗力。根据气候变化及时增减衣物，防止受凉及劳累过度。戒除烟酒，少食辛辣刺激性食物。注意口腔卫生。

（6）对频繁发作，即每年有5次或以上的急性发作或连续3年平均每年有3次或以上发作的急性扁桃体炎或有并发症者，建议在急性炎症消退2～3周后行扁桃体摘除手术。

第十节　扁桃体周脓肿

一、概念

扁桃体周脓肿是指发生在扁桃体周围间隙内的化脓性炎症。初起为蜂窝织炎（称为扁桃体周围炎），继之形成脓肿。炎症可扩散至咽旁间隙，发生咽旁脓肿，可向下蔓延，发生喉炎及喉水肿。

二、护理评估

（一）健康史

评估患者发病前是否有急性扁桃体炎或慢性扁桃体炎急性发作病史等。了解是否有咽部异物及外伤史，有无糖尿病等影响机体免疫力的疾病。

（二）临床表现

（1）症状。急性扁桃体炎发病 3～4d 后，发热仍持续或加重，一侧咽痛加剧，吞咽时尤甚，并向患侧耳部或牙齿放射。全身乏力、纳差、肌酸痛、便秘等。

（2）体征。患者呈急性病容，表情痛苦；头偏向患侧，颈项呈假性僵直；口微张，吞咽困难，言语似口含物，唾液沿口角外溢，饮水自鼻腔反流，炎症波及翼内肌时可出现张口困难。同侧下颌角淋巴结肿大。

（三）辅助检查

（1）血常规检查。白细胞及中性粒细胞数升高。

（2）B 超检查。有助于鉴别扁桃体周炎和扁桃体周脓肿。

（3）穿刺检查。扁桃体周围隆起处穿刺抽脓可明确诊断。

三、常见护理诊断／问题及护理目标

（一）护理诊断

（1）有窒息的危险。与咽喉水肿有关。

（2）急性疼痛。与咽喉肿痛有关。

（3）体温过高。与炎症感染有关。

（4）焦虑。与疾病严重程度有关。

（5）潜在并发症。咽旁脓肿、喉炎、喉水肿等，与疾病发展有关。

（6）知识缺乏。与患者的疾病认知度有关。

（二）护理目标

（1）保持呼吸道通畅。

（2）疼痛减轻。

（3）体温下降或正常。

（4）焦虑减轻，配合治疗。

（5）未发生并发症或能及时处理。

（6）疾病认知度提高。

四、护理措施

（1）密切观察患者有无呼吸困难、缺氧以及有无出血征象，备好抢救物品，必要时采取头低脚高位，以利于脓液的排出。熟睡中脓肿有可能溃破，应加强夜间巡视。用压舌板检查时动作应轻柔，防止脓肿破裂，脓肿破裂脓液流入时，应尽快用吸引器吸出，向患者说明切开排脓的目的和方法以取得配合。备好吸引器、氧气等抢救物品，防止大量脓液涌出导致误吸。

（2）向患者解释疼痛的原因及疾病过程，及时评估疼痛程度，遵医嘱给予有效抗生素及适量的糖皮质激素控制炎症，观察药物疗效及可能出现的不良反应。

（3）注意休息，多饮水，进清淡流质或半流质饮食，并注意补充维生素，观察患者体温的变化；体温过高时可给予药物或物理降温。

（4）做好心理护理，注意倾听患者主诉，解释疼痛、吞咽障碍的原因和治疗措施，以缓解患者的紧张情绪，尽量分散患者注意力以缓解疼痛。必要时遵医嘱应用镇痛剂。

（5）观察患者有无咽旁及颈侧剧烈疼痛、吞咽困难、言语不清、张口困难等，及时发现和处理咽旁脓肿，观察患者有无声嘶、喉痛、喉部分泌物增多，及时发现和处理喉炎、喉水肿等并发症。

（6）提倡健康生活方式，加强锻炼，提高机体免疫力，增强机体抵抗力，预防呼吸道感染。多吃新鲜蔬菜水果，避免辛辣刺激性食物，保持大便通畅，保持口腔卫生，进食后漱口。积极治疗扁桃体炎，糖尿病患者注意控制血糖。

第十一节 腺样体肥大

一、概念

腺样体肥大是腺样体因反复炎症刺激而发生病理性增生肥大并引起相应症状者。

二、护理评估

（一）健康史

评估患者发病前有无急慢性鼻炎的发作史，有无邻近器官的炎症如鼻腔、鼻窦、扁桃体的炎症波及鼻咽部；了解有无受凉、劳累、工作环境不良等诱因。

（二）临床表现

1. 局部症状

（1）耳部症状。腺样体肥大使咽鼓管口堵塞，因而引起分泌性中耳炎。表现有传导性耳聋、耳鸣症状，严重者可引起化脓性中耳炎，有些患者耳部症状是腺样体肥大的首发症状。

（2）鼻部症状。出现鼻塞、流涕、张口呼吸、闭塞性鼻音及睡眠时打鼾等症状。

（3）咽喉及呼吸道感染等症状。出现咽部不适、声音嘶哑、咳嗽吐痰、气喘等症状。

（4）腺样体面容。由于长期张口呼吸，影响面骨发育而致上颌骨狭长、硬腭高拱变窄、牙齿外翻、排列不整、咬合不良，下颌下垂、唇厚、上唇上翘、下唇悬挂、外眦下拉，鼻唇沟变浅、变平。面部表情呆板、愚钝、精神不振，这一系列表现称为腺样体面容。

2. 全身症状

全身发育和营养状况较差，并有夜惊、磨牙、遗尿、反应迟钝、注意力不集中等反射性神经症状。

3. 体征

检查见腺样体面容，硬腭高而窄，鼻咽部有黏脓，后鼻镜检查可见咽扁桃体肥大，鼻咽顶有粉红色、分叶状淋巴组织块，鼻咽部触诊可触及柔软肿块。

（三）辅助检查

（1）口咽检查。硬腭高而窄，常伴有腭扁桃体肥大。

（2）前鼻镜检查。充分收缩鼻腔黏膜后进行检查，可能在鼻咽见到红色块状隆起。

（3）纤维鼻咽镜检查。在鼻咽顶部和后壁可见表面有纵行裂隙的分叶状淋巴组织，像半个剥了皮的小橘子。

（4）鼻咽侧位及鼻窦 CT，可见鼻咽顶软组织增生。

三、常见护理诊断／问题及护理目标

（一）护理诊断

（1）低效性呼吸形态。与呼吸道阻塞有关。

（2）潜在并发症。窒息、出血，与手术有关。

（3）急性疼痛。与术后水肿有关。

（4）知识缺乏。与患者的疾病认知度有关。

（二）护理目标

（1）改善通气。

（2）未发生并发症或能及时处理。

（3）疼痛减轻。

（4）疾病认知度提高。

四、护理措施

（一）术前护理

（1）观察呼吸情况，入睡后有无张口呼吸、憋气、呼吸困难及缺氧暂停症状，及时发现和处理，必要时给予经口腔或面罩吸氧，监测 SaO_2。

（2）向患者及家属讲解疾病发生的原因、临床表现、治疗及预后，有助于减轻患者恐惧。根据年龄及病情落实陪护人员，为其营造安静、无刺激、温馨的就医环境，增强安全感。

（3）完善术前相关检查。

（二）术后护理

（1）了解麻醉和手术方式、术中情况、切口情况。全麻未清醒予平卧位，头偏向一侧或侧卧位。给氧，并严密监测 T、P、R、BP、SaO_2，适当加护栏，防坠床。

（2）观察鼻腔有无活动性出血，给予鼻额部冷敷或冰敷，或使用收缩血管的滴鼻液滴鼻，无效者及时行手术止血。观察有无频繁吞咽动作，切口有无明显渗血，嘱患者将口中分泌物轻轻吐出，观察其颜色、性质及量。避免打喷嚏、剧烈咳嗽咳痰，勿用力擤鼻涕。

（3）向患者解释疼痛的原因、过程及减轻疼痛的方法，及时评估疼痛程度，必要时遵医嘱给予镇痛剂止痛。提供安静舒适环境，避免不良刺激。

（4）全麻清醒后可试进食温、凉流质或半流质，逐渐过渡到软食，术后1周内进清淡软食，温度以温凉为宜，2周后进普食，但忌辛辣、刺激性、坚硬不易咀嚼、带骨或带刺食物，忌烟酒，进食时采用半卧位或坐位，避免食物呛入鼻腔，污染伤口。

（5）告知患者按时用药，不随意自行停药、改药。

（6）注意休息，1个月内禁止剧烈运动，根据气候变化及时增减衣物，尽量不到人群聚集的地方，预防感冒。劳逸结合，生活规律，增强体质。

（7）腺样体肥大合并中耳炎同期行中耳置管者，告知置管后耳朵不能进水，不能游泳，半年后来院复查，根据情况取管。取管后大部分鼓膜1个月内会愈合。

第十二节　急性会厌炎

一、概念

急性会厌炎是以会厌为中心的急性喉部炎症，又称急性声门上喉炎，为喉科急重症之一，起病急，发展迅速，严重时可因会厌肿胀堵塞气道引起窒息死亡。

二、护理评估

（一）健康史

评估患者有无上呼吸道感染，有无邻近器官感染如咽炎、扁桃体炎等，有无过度疲劳、吸入有害气体、外伤、误吸异物、接触变应原等。评估起病的缓急，有无呼吸困难、声嘶等。

（二）临床表现

1. 症状

（1）全身症状。起病急骤，出现畏寒、乏力和高热等全身症状。病情进展迅速，有精神萎靡、四肢发冷、面色苍白、血压下降，甚至可发生昏厥或休克。

（2）局部症状。多数患者喉痛剧烈，吞咽时加重，导致咽下困难。语声因会厌肿胀而含糊不清。会厌高度肿胀时可引起吸入性呼吸困难，严重者可发生窒息。患者虽有呼吸困难，但很少出现声音嘶哑。

2. 体征

患者呈急性面容，严重者伴喉阻塞体征。

（三）辅助检查

对急性咽喉痛，吞咽时疼痛加重的患者，间接喉镜下发现会厌充血水肿，严重时呈球形，即可诊断为急性会厌炎。

三、常见护理诊断／问题及护理目标

（一）护理诊断

（1）有窒息的危险。与呼吸道阻塞有关。

（2）急性疼痛。与咽喉肿痛有关。

（3）体温过高。与炎症感染有关。

（4）知识缺乏。与患者的疾病认知度有关。

（二）护理目标

（1）解除呼吸道阻塞。

（2）疼痛缓解。

（3）体温下降或正常。

（4）疾病认知度提高。

四、护理措施

（1）按医嘱给予足量的抗生素和激素类药物，观察用药效果。

（2）密切观察呼吸形态，及时发现呼吸困难、吸气性软组织凹陷、喉喘鸣等喉阻塞症状，立即向医生汇报。必要时吸氧、监测血氧饱和度。

（3）床旁备置气管切开包，严重呼吸困难患者做好气管切开术前准备。气管切开者按气管切开术后护理。

（4）讲解本病的特点及危害，使其理解并配合治疗护理措施，不随意离开病房。

（5）向患者解释疼痛的原因及疾病过程，及时评估疼痛程度。

（6）不发声或少发声、轻咳嗽，静卧休息，进清淡无刺激、流质或半流质饮食，注意做好口腔护理，进食后用漱口液漱口。

（7）注意观察患者体温变化，调节室内温度和湿度，保持空气流通，必要时采用物理降温或根据医嘱使用药物降温，多饮水，增加液体摄入。

（8）向患者讲解本病的特点及预防措施，由变态反应所致者应避免与变应原接触，戒烟酒，积极治疗邻近器官感染。

（9）如出现咽喉剧痛、吞咽困难、喘鸣、流涎、呼吸困难等症状时应立即拨打120，就近求医就诊。

第十三节 喉 阻 塞

一、概念

喉阻塞为耳鼻咽喉科常见急症之一，是因喉部或其相邻组织的病变，使喉部通道发生狭窄或阻塞引起呼吸困难，也称喉梗阻，需紧急处理。喉阻塞不是单独的疾病，而是由多种原因引起的临床症状。

二、护理评估

（一）健康史

评估患者近期健康状况，有无过度疲劳、上呼吸道感染病史，有无喉部外伤、吸入异物、喉部肿瘤史，有无接触过敏原史，有无甲状腺手术病史、气管插管病史等，还要注意评估患者呼吸困难发生的时间、程度、有无诱因等。

（二）临床表现

（1）吸气性呼吸困难是喉阻塞的主要症状。表现为患者吸气运动增强，吸气时间延长，吸气深而慢，但通气量并不增加。其发生机制为：声门裂为喉部最狭窄处，正常情况下，吸气时气流将声带斜面向下、向内推压，但因同时伴有声带外展运动，使声门裂扩大，所以能使呼吸保持通畅。而当喉部病变时，因声带黏膜充血肿胀、声带变厚，使本来狭窄的声门裂更加狭窄，吸气运动仍使气流将声带斜面向下、向内推压，促使声门裂狭窄进一步加剧，导致吸气性呼吸困难，而呼气时气流向上推开声带，使声门裂变大，因此，呼气时呼吸困难不明显。

（2）吸气性喉喘鸣。为吸气时气流不能顺利通过狭窄的声门裂而形成气流旋涡冲击声带，使声带颤动所发出的声音。喉阻塞程度越严重，喘鸣声越响。

（3）吸气性软组织凹陷。因患者吸气困难，吸入气体不易进入肺部，所以胸腹部辅助呼吸肌均加强运动，扩张胸部，以辅助呼吸，但肺叶因气体量不足不能相应膨胀，故胸腔内负压增高，使胸壁及其周围软组织凹陷，包括胸骨上窝、锁骨上窝、胸骨剑突下以及肋间隙，临床上称为"四凹征"，凹陷程度与呼吸困难程度呈正相关，儿童因肌张力较弱，"四凹征"更明显。

（4）声嘶。常有声音嘶哑，甚至失声。

（5）缺氧症状。初期患者尚可耐受，随着阻塞时间延长，出现呼吸心率加快，血压上升。若阻塞进一步加重，患者则出现烦躁不安，发绀症状。终末期则有大汗淋漓，脉细速，心力衰竭，大小便失禁，惊厥、昏迷，甚至心搏骤停。

（6）其他症状：包括咳嗽、窒息感等。

（三）呼吸困难分度

根据患者症状和体征的严重程度，临床上常将喉阻塞引起的呼吸困难分为 4 度。

1 度：安静时无呼吸困难、吸气性喉喘鸣及胸廓软组织凹陷。活动或哭闹时有轻度吸气性呼吸困难、稍有吸气性喉喘鸣及胸廓周围软组织凹陷。

2 度：安静时有轻度吸气性呼吸困难、吸气性喉喘鸣和吸气性胸廓周围软组织凹陷，活动时加重，但不影响睡眠和进食，无烦躁不安等缺氧症状。脉搏尚正常。

3 度：安静时有明显的吸气性呼吸困难，喉喘鸣声较响，吸气性胸廓周围软组织凹陷显著，并出现缺氧症状，如烦躁不安，不易入睡，不愿进食，脉搏加快等。

4 度：呼吸极度困难。患者坐卧不安，手足乱动，出冷汗，面色苍白或发生定向力丧失，心律不齐，脉搏细速，昏迷、大小便失禁等。若不及时抢救，则可因窒息引起呼吸、心搏停止而死亡。

三、常见护理诊断／问题及护理目标

（一）护理诊断

（1）有窒息的危险。与呼吸道阻塞有关。

（2）恐惧。与担心预后有关。

（3）知识缺乏。与患者的疾病认知度有关。

（4）潜在并发症。术后出血、皮下气肿、低氧血症、气胸等，与疾病发展有关。

（二）护理目标

（1）呼吸道通畅。

（2）恐惧减轻，配合治疗。

（3）患者的疾病认知度提高。

（4）未发生并发症。

四、护理措施

（1）及时根据医嘱用药，注意观察患者用药后的效果；必要时予雾化吸入，吸氧。如为异物、喉部肿瘤、喉外伤或双侧声带瘫痪引起，及时做好术前准备。

（2）密切观察呼吸、脉搏、血氧饱和度、血压、意识、面色、口唇颜色等变化，床旁备齐急救物品，如气管切开包、吸引器，不同型号气管插管等。气管切开患者按气管切开护理常规护理。

（3）取半卧位，卧床休息，尽量减少活动量和活动范围；小儿患者尽量减少任何外界刺激，避免哭闹。

（4）解释呼吸困难产生的原因、治疗方法和疗效，介绍同种疾病患者康复情况。评估其恐惧程度，鼓励患者表达自身感受。

（5）创造安静的病室环境，鼓励家属陪护。医护人员实施治疗抢救时镇定，忙而不乱。

（6）养成良好的进食习惯，吃饭时不大声谈笑；家长应注意不要给小儿吃豆类、花生、瓜子等食物，有药物过敏史者应避免与过敏原接触，喉外伤患者应及早到医院诊治等。

第十四节　先天性耳前瘘管

一、概念

先天性耳前瘘管是一种最常见的先天性耳畸形。瘘管多为单侧性，也可为双侧。

二、护理评估

（一）健康史

评估患者是否有其他先天性疾病，是否有瘘管反复感染史，近期是否有急性感染等情况。

（二）临床表现

管腔壁为复层扁平上皮，含有毛囊、汗腺、皮脂腺等，挤压时有少量白色黏稠性或干酪样分泌物从管口溢出。平时无症状，偶尔局部发痒，检查时仅见外口为皮肤上一个小凹，继发感染时出现局部红肿疼痛或化脓。

三、常见护理诊断／问题及护理目标

（一）护理诊断

（1）有感染的危险。与疾病发展有关。

（2）知识缺乏。与患者对疾病的认知度有关。

（二）护理目标

（1）感染得到控制。

（2）对疾病的认知度提高。

四、护理措施

（1）日常应保持外耳清洁，勿用手自行挤压瘘管，避免污水进入瘘管，注意观察患者耳前瘘管口局部的情况，有无红、肿、热、痛，有无分泌物排出。

（2）合并感染时，遵医嘱使用抗生素，脓肿形成者，配合医生切开排脓，并做好伤口引流及换药。

（3）向患者讲解本病特点及防止感染的措施，出现局部疼痛、有分泌物时及时到医院就诊。

（4）摄入营养丰富、易消化的软食，加强锻炼，增强机体抵抗力。

第十五节　分泌性中耳炎

一、概念

分泌性中耳炎是以传导性聋及鼓室积液为主要特征的中耳非化脓性炎性疾病。

二、护理评估

（一）健康史

评估患者发病前有无上呼吸道感染史，是否过度劳累，有无腺样体肥大、鼻炎病史。

（二）临床表现

（1）听力减退。听力下降伴自听增强。头偏向健侧或前倾位时，因积液离开蜗窗，听力可暂时改善。

（2）耳痛。急性者可有隐隐耳痛，慢性者耳痛不明显。

（3）耳鸣。多为低调间歇性，如"嗡嗡"声，当头部运动或打呵欠、擤鼻鼓气时，耳内可出现气过水声，但若液体很黏稠，或液体已完全充满鼓室，此症状缺如。

（4）耳闷。耳内闭塞或闷胀感，按压耳屏后可暂时减轻。

（三）辅助检查

（1）耳镜检查。急性者鼓膜松弛部或全鼓膜充血、内陷，表现为光锥缩短、变形或消失等。鼓室积液时鼓膜失去正常光泽，呈琥珀色或淡黄色。慢性者可呈灰蓝或乳白色，鼓膜紧张部有扩张的微血管等。若液体未充满鼓室，可透过鼓膜见到液平面。

（2）听力检查。纯音听阈测试及音叉试验示传导性聋。声导抗图对诊断有重要价值，平坦型（B型）为分泌性中耳炎的典型曲线，负压型（C型）示咽鼓管功能不良，部分有鼓室积液。

（3）CT扫描。可见中耳系统气腔有不同程度密度增高。小儿可做头部X线侧位片，了解腺样体是否增生。

（4）成人应进行鼻咽部检查，注意排除鼻咽癌。

三、常见护理诊断／问题及护理目标

（一）护理诊断

（1）感知觉紊乱。与听觉下降及耳鸣有关。

（2）知识缺乏。与患者对疾病的认知度有关。

（二）护理目标

（1）听力有所提高，能与人正常交流。

（2）对疾病的认知度提高。

四、护理措施

（1）遵医嘱正确使用滴／喷鼻剂、抗生素、促进纤毛运动的药物、糖皮质激素类药物等。

（2）可配合医生进行咽鼓管吹张，指导患者进行捏鼻鼓气。

（3）在与单侧听力下降患者沟通时尽量靠近健侧，与双侧耳聋患者沟通时适当提高音量，以患者能够听清为宜。

（4）指导患者正确滴鼻、擤鼻，进行鼓膜穿刺、置管的患者，防止污水进入术耳，加强锻炼，增强机体抵抗力，防止感冒，积极治疗鼻咽部疾病。

第十六节　感音神经性聋

一、概念

感音神经性聋是指内耳螺旋器毛细胞、听神经或各级神经元受损，致使声音的感受与神经冲动的传导发生障碍，引起听力下降或消失。毛细胞病变引起的听力下降，称感音性耳聋；病变位于听神经及其传导路径者，称神经性耳聋；病变发生于听中枢者，称中枢性耳聋。

二、护理评估

（一）健康史

详细了解患者出生史、疾病史、用药史和家族史等。

（二）临床表现

患者出现听力下降或耳聋，耳鸣多为高调音。

（三）辅助检查

（1）听功能检查。纯音测听：气、骨导曲线下降，无气骨导差。一般高频听力损失较重，少数以低频听力损失为主。

（2）影像学检查。根据听功能情况选定 X 线、CT 或 MRI 检查，协助确定病变部位、范围及程度等。

三、常见护理诊断／问题及护理目标

（一）护理诊断

（1）感知觉紊乱。与听力下降有关。

（2）焦虑。与担心预后有关。

（3）知识缺乏。与患者对疾病的认知度有关。

（二）护理目标

（1）听力有所提高，能与人正常交流。

（2）减轻焦虑，配合治疗。

（3）对疾病的认知度提高。

四、护理措施

（1）遵医嘱正确用药，观察用药效果，注意用药后反应。

（2）根据患者听力损失的程度，协助选配适宜的助听器。

（3）耐心倾听患者谈话，对重度耳聋患者，可选用写字板、佩戴助听器等交流方式与其沟通。

（4）向患者讲解预防耳聋的有关知识和防护措施。

（5）积极治疗各种耳部疾病，如发生鼓膜穿孔或急性中耳炎等，应及时就医，指导患者掌握使用和保管助听器的方法。

第十七节 甲 状 腺 癌

一、概念

甲状腺癌（thyroid carcinoma）是最常见的甲状腺恶性肿瘤，约占全球恶性肿瘤的 3.1%，是目前发病率增长最快的恶性肿瘤之一。在女性中的发病率是男性的 2～3 倍。除髓样癌外，大多数甲状腺癌起源于滤泡上皮细胞。

二、护理评估

（一）健康史

（1）一般情况。包括年龄、性别、文化程度等。

（2）既往史。了解有无结节性甲状腺肿或其他自身免疫性疾病史；有无童年放射线接触史；有无其他部位的肿块和手术治疗史；有无其他伴随症状，如糖尿病、高血压、心脏病史等。

（3）家族史。了解家族中有无甲状腺相关疾病患病史。

（二）临床表现

（1）症状与体征。①局部：评估肿块与吞咽运动的关系；肿块的大小、性状、质地和活动度；肿块的生长速度；肿块为单发或多发；颈部有无肿大淋巴结。②全身：评估有无侵犯周围组织，产生压迫症状，如呼吸困难、吞咽困难、声音嘶哑、Horner 综合征等；有无颈部淋巴结转移和远处转移；有无腹泻、心悸、颜面潮红、多汗和血钙降低等类癌综合征；有无内分泌失调表现。

（2）辅助检查。了解有无颈部超声、X线、CT、喉镜、甲状腺摄 ^{131}I 率或 ^{99m}Tc 扫描、细针穿刺细胞学检查及血清降钙素测定等的异常发现。

（3）心理 - 社会状况。了解患者及家属对疾病及手术的认知及接受程度；采用心理学专业评估量表对患者进行心理状态的科学评估，了解患者是否存在因害怕手术、担心预后而产生的焦虑、恐惧等心理情绪变化；了解朋友及家属对患者的关心、支持程度、家庭经济状况及承受能力；了解患者及家属对术后康复知识的了解程度。

（三）辅助检查

（1）影像学检查。①超声检查。超声检查是分化型甲状腺癌的首选评估手段，对于确定结节的性质有很大帮助，实体性结节有微小钙化、低回声和丰富血流，则可能为恶性结节。②X线检查。胸部及骨骼摄片可了解有无肺、纵隔及骨转移；颈部摄片可了解有无气管受压、移位及肿瘤内钙化灶。若甲状腺部位出现细小的絮状钙化影，可能为癌。③CT/MRI。适用于有压迫症状的肿物、巨大结节或胸骨后甲状腺结节者，能清楚界定病变范围及淋巴结转移灶。④其他检查。甲状腺癌手术前应进行喉部检查以评估声带功能。如怀疑病变累及气管或食管，还需行气管镜、食管镜等检查。

（2）实验室检查。①细针穿刺细胞学检查。对于甲状腺结节直径超过 1cm 或较小但临床可疑的结节（既往头颈部放疗、甲状腺癌家族史、可疑触诊特征或颈部淋巴结），均推荐行细针穿刺细胞学检查。该检查是术前诊断甲状腺癌最有效和最实用的方法，细胞学阳性结果一般表示甲状腺恶性病变，细胞学阴性结果则 90% 为良性。②血清降钙素测定。有助于诊断髓样癌。

（3）放射性核素扫描。直径 > 1cm 且伴有血清促甲状腺素（TSH）降低的甲状腺结节，应行甲状腺 ^{131}I 或 ^{99m}Tc 核素显像，以判断结节是否有自主摄取功能。甲状腺癌 ^{131}I 或 ^{99m}Tc 扫描多提示为冷结节，边缘一般较模糊。

三、常见护理诊断／问题及护理目标

（一）护理诊断

（1）急性疼痛。主要为咽喉痛，与手术创伤、术中气管插管、术中头颈过伸位和术后咳嗽有关。

（2）清理呼吸道无效。与咽喉部及气管受刺激、分泌物增多及切口疼痛有关。

（3）恐惧。与颈部肿块性质不明、担心手术及预后有关。

（4）潜在并发症。呼吸困难和窒息、吞咽困难、喉返神经损伤、喉上神经损伤、甲状腺功能减退、乳糜漏和皮下气肿等。

（二）护理目标

（1）患者主诉疼痛减轻或缓解。

（2）患者有效清除呼吸道分泌物，保持呼吸道通畅。

（3）患者主诉恐惧减轻，舒适感增加，积极配合治疗。

（4）患者术后未发生并发症，或并发症得到及时发现和处理。

四、护理措施

（一）非手术治疗患者的护理

（1）心理护理。加强沟通，采用多元化、个性化的方式告知患者甲状腺癌的有关知识，说明手术的必要性、手术的方法、术后恢复过程及预后情况，消除其顾虑和恐惧；了解其对疾病的感受、认知和对拟行治疗方案的理解，提供心理支持。

（2）饮食指导。给予高热量、高蛋白质和富含维生素的食物，加强营养支持，保证术前营养。禁用对中枢神经有兴奋作用的浓茶、咖啡等刺激性饮料，勿进食富含粗纤维的食物，以免增加肠蠕动而导致腹泻。无胃肠动力障碍或肠梗阻的患者术前可缩短禁食、禁饮时间。禁食、禁饮期间，应关注患者的生命体征、血糖等指标，如有异常，及时进行处理。

（3）术前适应性训练。术前指导患者进行颈部放松运动和头颈过伸位训练，以适应术中体位变化。每天数次，训练时长以患者最大可耐受限度为宜，每天训练完给予颈部按摩以缓解不适。指导患者学会深呼吸、有效咳嗽的方法，以保持呼吸道通畅。

（二）手术患者的护理

1.手术的适应证

甲状腺本身的切除主要有甲状腺全/近全切除术和甲状腺腺叶加峡部切除术等方式。目前，对于分化型甲状腺癌，切除甲状腺的范围虽有分歧，但最小范围为腺叶切除已达成共识。而对肿瘤直径 1～4cm 者，即可行甲状腺腺叶加峡部切除术，也可做甲状腺全/近全切除术。手术方式的选择，需结合术前评估、复发危险度和患者意愿综合考虑。其疗效与肿瘤的病理类型有关，并应根据病情及病理类型决定是否进行颈部淋巴结清扫术或放射性碘治疗等。

2. 术前护理

（1）心理护理。告知患者甲状腺癌的有关知识，说明手术的必要性、手术的方法、术后恢复过程及预后情况，消除其顾虑和恐惧；了解其对疾病的感受、认知和对拟行治疗方案的理解。

（2）术前准备。为更好地配合手术，建议患者术前停止吸烟、饮酒 2 周以上。常规情况下，患者只需进行皮肤清洁，对于术区毛发浓密者可进行相应剪毛或脱毛。必要时，为患者剃除耳后毛发，以便行颈部淋巴结清扫术。经口腔前庭入路腔镜甲状腺手术患者术前须进行严格口腔准备，应使用具有杀菌或抑菌功能的漱口液漱口。术前晚遵医嘱予以镇静安眠类药物，使其身心处于接受手术的最佳状态。

3. 术后护理

（1）体位和引流。术后取平卧位，待全麻清醒、生命体征平稳后逐步取半卧位，以利于呼吸和引流。指导患者在床上变换体位，病情允许时，鼓励患者早期下床活动。伤口处酌情放置引流管，做好固定，并注意观察引流液的颜色、性状和量，保持引流通畅，及时更换伤口处敷料，评估并记录出血情况。病情允许时，尽早拔除引流管。

（2）饮食与营养。术后清醒患者，可给予少量温水或凉水。若无呛咳、误咽等不适，可逐步给予便于吞咽的微温流质饮食，以免食物过热引起手术部位血管扩张，加重切口渗血。再逐步过渡到半流质和软食。甲状腺手术对胃肠道功能影响很小，只是在吞咽时感觉疼痛不适，应鼓励患者少量多餐，加强营养，促进康复。必要时遵医嘱静脉补充营养和水电解质。

（3）保持呼吸道通畅。注意避免引流管阻塞导致颈部出血形成血肿压迫气管而引起呼吸不畅。指导患者进行深呼吸和有效咳嗽，必要时进行超声雾化吸入，使痰液稀释，易于排出。

（4）疼痛护理。观察患者疼痛的时间、部位、性质和规律，鼓励患者表达疼痛的感受。根据评估结果，对患者实施个性化的镇痛方案。指导患者正确使用非药物镇痛方法，减轻机体对疼痛的敏感性，如分散注意力等。保持室内适宜的温湿度，避免刺激气味引起患者打喷嚏或咳嗽，多饮水，按需雾化吸入，以缓解咽痛、咳嗽症状等。指导患者咳嗽时用手固定颈部以减少震动导致的伤口处疼痛，因伤口疼痛而不敢或不愿意咳嗽排痰者，遵医嘱适当给予镇痛药，如非甾体类药物，尽量减少阿片类药物的使用。

（5）并发症的护理。密切监测呼吸、体温、脉搏和血压的变化，观察患者发音和吞咽情况，及早发现术后并发症，并通知医师，配合抢救。呼吸困难和窒息是最危急的并发症，多发生于术后 48h 内。对于引流通畅、出血速度慢、颈部肿胀较轻且无明显不适者，可暂时给予局部加压等保守治疗，并密切关注患者呼吸情况、颈前区肿胀程度等。对于血肿压迫所致呼吸困难，若出现颈部疼痛、肿胀，甚至颈部皮肤出现瘀斑者，应立即返回手术室，在无菌条件下拆开伤口。如患者呼吸困难严重，已不允许搬动，则应在床边拆开缝线，消除血肿，严密止血，必要时行气管切开。轻度喉头水肿者无须治疗，中度者应嘱其不说话，可采用皮质激素做雾化吸入，静脉滴注氢化可的松 300mg/d；严重者应紧急做环甲膜穿刺或气管切开。气管软化者一般不宜行气管切开。

（三）健康指导

（1）功能锻炼。卧床期间鼓励患者床上活动，促进血液循环和切口愈合。头颈部在制动一段时间后，可开始逐步练习活动，促进颈部功能恢复。颈部淋巴结清扫术者，斜方肌存在不同程度受损，故切口愈合后还应开始肩关节的功能锻炼，随时注意保持患侧高于健侧，以防肩下垂。功能锻炼应至少持续至出院后 3 个月。

（2）饮食指导。甲状腺患者可以正常进食含碘饮食。如果手术后行 ^{131}I 治疗，治疗前需要低碘饮食。

（3）心理调适。不同病理类型的甲状腺癌预后有明显差异，指导患者调整心态，积极配合后续治疗。

（4）后续治疗。指导甲状腺全 / 近全切除者遵医嘱坚持服用甲状腺素制剂，定期检测甲状腺功能，预防肿瘤复发。指导患者按时、按量、连续服药，不可随意增减药量，告知患者药物的不良反应及注意事项。术后遵医嘱按时行放射治疗等。

（5）定期复诊。教会患者自行检查颈部，若发现结节、肿块等异常及时就诊。出院后定期复诊，检查颈部、肺部及甲状腺功能等。

第十八节　颈部常见肿块

一、概念

颈部肿块可以是颈部或非颈部疾病的共同表现。据统计，恶性肿瘤、甲状腺疾病及炎症性病变、先天性疾病和良性肿瘤各占颈部肿块的1/3。

二、护理评估

（一）健康史

（1）一般情况。包括年龄、性别、文化程度等。

（2）既往史。了解有无结节性甲状腺肿或其他自身免疫性疾病史；有无童年放射线接触史；有无其他部位的肿块和手术治疗史；有无其他伴随症状，如糖尿病、高血压、心脏病等。

（二）临床表现

评估肿块与吞咽运动的关系；肿块的大小、性状、质地和活动度；肿块的生长速度；肿块为单发或多发；颈部有无肿大淋巴结；评估有无侵犯周围组织，产生压迫症状，如呼吸困难、吞咽困难、声音嘶哑、Horner综合征等；有无颈部淋巴结转移和远处转移；有无腹泻、心悸、颜面潮红、多汗和血钙降低等类癌综合征；有无内分泌失调表现。

（三）辅助检查

（1）实验室检查。血常规及肿瘤标志物测定有助于区别恶性肿瘤与炎性肿块。

（2）影像学检查。X线、超声、CT、动脉造影及MRI等检查有助于胸、腹腔肿瘤的诊断。

（3）内镜检查。纤维胃镜、结肠镜等不仅能发现胃肠道早期病变，还可同时取组织标本做病理学检查。

（4）肿块穿刺或活组织检查。诊断不明的肿块亦可做细针穿刺或切取组织行病理学检查。

三、常见护理诊断／问题及护理目标

（一）护理诊断

（1）急性疼痛。主要为咽喉痛，与手术创伤、术中气管插管、术中头颈过伸位和术后咳嗽有关。

（2）清理呼吸道无效。与咽喉部及气管受刺激、分泌物增多及切口疼痛有关。

（3）恐惧。与颈部肿块性质不明、担心手术及预后有关。

（4）潜在并发症。呼吸困难和窒息、吞咽困难、喉返神经损伤、喉上神经损伤、甲状腺功能减退、乳糜漏和皮下气肿等。

（二）护理目标

（1）患者主诉疼痛减轻或缓解。

（2）患者有效清除呼吸道分泌物，保持呼吸道通畅。

（3）患者主诉恐惧减轻，舒适感增加，积极配合治疗。

（4）患者术后未发生并发症，或并发症得到及时发现和处理。

四、护理措施

（一）非手术治疗患者的护理

（1）心理护理。加强沟通，采用多元化、个性化的方式告知患者甲状腺癌的有关知识，说明手术的必要性、手术的方法、术后恢复过程及预后情况，消除其顾虑和恐惧；了解其对疾病的感受、认知和对拟行治疗方案的理解，提供心理支持。

（2）饮食指导。给予高热量、高蛋白质和富含维生素的食物，加强营养支持，保证术前营养。禁用对中枢神经有兴奋作用的浓茶、咖啡等刺激性饮料，勿进食富含粗纤维的食物，以免增加肠蠕动而导致腹泻。无胃肠动力障碍或肠梗阻的患者术前可缩短禁食、禁饮时间。禁食、禁饮期间，应关注患者的生命体征、血糖等指标，如有异常，及时进行处理。

（3）术前适应性训练。术前指导患者进行颈部放松运动和头颈过伸位训练，以适应术中体位变化。每天数次，训练时长以患者最大可耐受限度为宜，每天训练完给予颈部按摩以缓解不适。指导患者学会深呼吸、有效咳嗽的方法，以保持呼吸道通畅。

（二）手术患者的护理

1. 手术的适应证

（1）少数局限、较大、可推动的淋巴结可手术切除。

（2）寒性脓肿尚未破溃可穿刺抽脓，再注入抗结核药物，每周2次。

（3）无继发感染的窦道或溃疡行刮除术并开放引流。

（4）寒性脓肿继发化脓性感染者，先行切开引流，待感染控制后，必要时再行刮除术。若患者全身情况良好，治疗及时有效，病变可停止发展并钙化。

2. 术前护理

（1）心理护理。告知患者疾病的有关知识，说明手术的必要性、手术的方法、术后恢复过程及预后情况，消除其顾虑和恐惧；了解其对疾病的感受、认知和对拟行治疗方案的理解。

（2）术前准备。为更好地配合手术，建议患者术前停止吸烟、饮酒 2 周以上。常规情况下，患者只需进行皮肤清洁，对于术区毛发浓密者可进行相应剪毛或脱毛。必要时，为患者剃除耳后毛发，以便行颈部淋巴结清扫术。经口腔前庭入路腔镜甲状腺手术患者术前须进行严格口腔准备，应使用具有杀菌或抑菌功能的漱口液漱口。术前晚遵医嘱予以镇静安眠类药物，使其身心处于接受手术的最佳状态。

3. 术后护理

（1）体位和引流。术后取平卧位，待全麻清醒生命体征平稳后逐步取半卧位，以利于呼吸和引流。指导患者在床上变换体位，病情允许时，鼓励患者早期下床活动。伤口处酌情放置引流管，做好固定，并注意观察引流液的颜色、性状和量，保持引流通畅，及时更换伤口处敷料，评估并记录出血情况。病情允许时，尽早拔除引流管。

（2）饮食与营养。术后清醒患者，可给予少量温水或凉水。若无呛咳、误吸等不适，可逐步给予便于吞咽的微温流质饮食，以免食物过热引起手术部位血管扩张，加重切口渗血。再逐步过渡到半流质和软食。甲状腺手术对胃肠道功能影响很小，只是在吞咽时感觉疼痛不适，应鼓励患者少量多餐，加强营养，促进康复。必要时遵医嘱静脉用药。

（3）保持呼吸道通畅。注意避免引流管阻塞导致颈部出血形成血肿压迫气管而引起呼吸不畅。指导患者进行深呼吸和有效咳嗽，必要时进行超声雾化吸入，使痰液稀释，易于排出。

（4）并发症的护理。密切监测呼吸、体温、脉搏和血压的变化，观察患者发音和吞咽情况，及早发现术后并发症，并通知医师，配合抢救。

（三）健康指导

教会患者自查颈部的方法，注意观察肿块生长情况，包括大小、活动度、质地、是否伴有局部压痛等；注意肿块与全身症状的关系；嘱颈部肿块的患者加强随访，尽早明确病因，对症治疗。

第十九节　喉　　癌

一、概念

喉癌是头颈部常见的恶性肿瘤。鳞状细胞癌最为常见，约占喉癌的 98%。

二、护理评估

（一）健康史

询问患者发病前的健康状况，有无长期慢性喉炎或其他喉部疾病，如喉白斑、喉角化症、喉乳头状瘤等，了解患者发病的危险因素，如有无长期吸烟、饮酒、接触工业废气、肿瘤家族史等。

（二）临床表现

根据肿瘤发生的部位，喉癌大致可分为以下 4 种类型，各型临床表现不一。

（1）声门上癌。约占 30%，我国东北地区多见。肿瘤大多原发于会厌喉面根部，早期无特异症状，仅有咽部不适、痒感或异物感等不易引起患者注意。

（2）声门癌。最为多见，约占 60%，一般分化较好，转移较少。

（3）声门下癌。即位于声带平面以下，环状软骨下缘以上部位的癌肿，最少见。

（4）贯声门癌。是指原发于喉室，跨越两个解剖区即声门上区及声门区的癌肿。

（三）辅助检查

（1）间接喉镜检查。间接喉镜检查为最简便实用的方法，借此了解癌肿的部位、形态、范围和喉的各部分情况，观察声带运动和声门大小情况等。

（2）影像学检查。颈部和喉部 CT 和 MRI 能了解病变范围及颈部淋巴结转移情况，协助确定手术范围。

三、常见护理诊断／问题及护理目标

（一）护理诊断

（1）恐惧。与担心预后有关。

（2）有窒息的危险。与呼吸道阻塞有关。

（3）有营养失调的危险。与患者饮食有关。

（4）急性疼痛。与手术有关。

（5）语言沟通障碍。与声带受损有关。

（6）有感染的危险。与气管切开有关。

（7）潜在并发症。出血、咽瘘等，与手术、疾病发展有关。

（8）知识缺乏。与患者对疾病的认知程度有关。

（二）护理目标

（1）恐惧减轻，配合治疗，生命体征平稳，通气有所改善。

（2）呼吸道通畅。

（3）营养满足身体所需。

（4）疼痛得到缓解。

（5）能用手语、手机、文字顺利沟通。

（6）感染得到控制。

（7）未发生并发症或能及时处理。

（8）疾病的认知程度提高。

四、护理措施

（一）术前护理

（1）评估患者的焦虑程度，倾听其主诉，掌握其心理状态，对患者的心情和感受表示理解和认同，以便制订针对性心理护理措施，安慰患者，鼓励其面对现实，积极配合治疗。

（2）鼓励家属多陪伴患者，给予情感支持，增加社会支持，告知患者疾病的相关知识、治疗方法，提供信息支持和预后的信息，以及术后如何保证生活质量的信息。

（3）注意观察呼吸及血氧饱和度，必要时床旁备气管切开包，发生窒息时紧急气管切开，建立人工气道，抢救生命。

（4）避免剧烈运动，限制活动范围，不得随意离开病房，减少患者氧耗，病情突然变化时可及时处理。

（5）监测体重，鼓励少量多餐。评估营养状况，吞咽困难者留置胃管，经鼻饲保证各类营养素的供给。

（6）完善术前检查及准备。

（二）术后护理

（1）术后向患者讲解新的呼吸方式，气体不从鼻进出而从颈部气管造口进出，不可遮盖或堵塞颈部造口。按气管切开护理常规进行护理。

（2）观察患者呼吸的节律和频率，监测血氧饱和度；保持呼吸道通畅，防止肺部感染，定时湿化吸痰，防止痰液阻塞气道；室内湿度保持在 55% ～ 65%，防止气道干燥结痂，鼓励患者深呼吸和咳嗽，排出气道分泌物。

（3）评估疼痛的部位、程度，告知疼痛的原因和可能持续的时间，必要时按医嘱使用止痛药或镇痛泵。

（4）抬高床头 30°～45°，教会患者起床时保护颈部的方法，避免剧烈咳嗽引发切口疼痛。

（5）评估患者读写能力，术前教会患者简单的手语，鼓励患者与医护人员交流，交流时给予患者足够的时间，表示耐心和理解，可使用写字板、笔或纸交流，对于不能读写的患者可用图片。告知患者术后一段时期后便可以学习其他发声方式，如食管发声、电子喉等。

（6）注意观察体温变化，观察术区红、肿、痛及渗出情况，换药或吸痰时注意无菌操作，每天消毒气管套管，气管纱布垫潮湿或受污染后应及时更换，负压引流管保持通畅有效，防止无效腔形成。

（7）取半卧位，协助拍背咳痰，做好口腔护理，注意观察患者的血压、心率变化。切口加压包扎者注意观察敷料是否松脱，吸痰动作轻柔，仔细观察出血量，包括敷料渗血情况、痰液性状、口鼻有无血性分泌物、负压引流量及颜色。

（8）如有大量出血，应立即让患者平卧，用吸引器吸出血液，同时建立静脉通路，尽快通知医生，根据医嘱使用止血药或重新手术止血，必要时准备输血，术后 1 周内勿做吞咽动作，勿将口水咽下。

（9）与营养科共同制订鼻饲计划，计算患者每天所需热量，保证各种营养素的全面供给，如蛋白质、维生素、纤维素等。保证鼻饲量，鼓励少量多餐，观察鼻饲期间有无不适，如腹胀、腹泻、打嗝等，及时处理，做好鼻饲管护理，防止堵塞、脱出。

（10）因术后疼痛、身体虚弱、各种引流管和导管限制活动，术后早期患者自理缺陷，应做好各项基础护理，保持患者身体清洁舒适，根据患者病情和切口愈合情况，术后协助其逐渐增加活动量，恢复自理能力。

（三）健康指导

（1）鼓励患者倾诉对喉部结构和功能的丧失的感受，避免流露出嫌弃、厌恶或不耐烦；鼓励患者照镜子观察自己的造口。还可教会患者制作围巾、镂空饰品等遮盖造瘘口，增进外观形象。

（2）调动家庭支持系统帮助患者接受形象改变，主动参与社会交往，教会患者清洗、消毒和更换气管内套管或全喉套管的方法。外出或沐浴时保护造瘘口，外出时可用有系带的清洁纱布垫系在颈部，遮住气管造口入口，防止异物吸入。盆浴时水不可超过气管套管，淋浴时注意勿使水流入气管套管。

（3）教会患者清洁、消毒造瘘口，每天观察造瘘口是否有痰液或痰痂附着，可用湿润棉签清洁，必要时用酒精棉球消毒造瘘口周围皮肤。视情况向气道内滴入湿化液，以稀释痰液，防止痰液干燥结痂；多饮水；室内干燥时注意对空气进行加湿。不到人群密集处，防止上呼吸道感染。

（4）学会自我检查颈部淋巴结，进行恢复头颈、肩功能的锻炼，定期随访，向患者提供有关发声康复训练、参与社会活动组织如喉癌俱乐部等的建议与信息。

第二十节　白　内　障

一、概念

白内障是指晶状体混浊，即指晶状体透明度降低或者颜色改变所导致的光学质量下降的退行性改变。

二、护理评估

（一）健康史

询问患者视力下降的时间、程度、发展的速度和治疗经过等。了解患者有无家族史以及有无糖尿病、高血压、心血管疾病等。

（二）临床表现

（1）症状。渐进性、无痛性视力下降。早期患者常出现眼前固定不动的黑点，可出现单眼复视或多视，屈光改变等表现；注视灯光可有虹视现象。

（2）体征。肉眼、聚光灯、裂隙灯显微镜下可见晶状体混浊并定量。按其发展过程分为4期：初发期、膨胀期或未成熟期、成熟期、过熟期。

（三）辅助检查

（1）视力、视野、眼压、角膜内皮细胞检查等。

（2）裂隙灯检查，了解晶状体混浊的程度。

（3）眼A超、眼B超、角膜曲率及眼轴长度测量，计算人工晶体的度数。

（4）眼电生理检查，了解视网膜、视神经的功能。

三、常见护理诊断／问题及护理目标

（一）护理诊断

（1）有受伤的危险。与术后术眼包扎影响视力有关。

（2）有感染的危险。与术后伤口感染有关。

（3）恐惧。与担心手术失败有关。

（二）护理目标

（1）未发生跌倒坠床、术眼碰撞等受伤事件。

（2）未发生感染。

（3）恐惧减轻，配合治疗。

四、护理措施

（一）术前护理

（1）针对视力障碍的患者，详细介绍病房环境，患者生活用品固定放置，呼叫器置于患者身边，床栏及卫生间防滑垫、扶手等安全设施齐全，并教会患者使用。提供充足的光线，通道无障碍物。加强巡视，根据患者的自理能力，及时给予必要的帮助。

（2）完善术前常规检查。冲洗结膜囊和泪道，手术前 1d 做好个人卫生。

（3）术前眼部局部滴用抗生素眼药水。

（4）讲解术中配合的注意事项，指导患者训练双眼固视。

（二）术后护理

（1）指导患者术后当日宜取平卧位，减少头部运动，卧床闭目休息，1d 后可自由体位，避免碰撞术眼。

（2）给予清淡、易消化的食物，禁烟酒、浓茶、辛辣刺激性食物。保持大便通畅，嘱患者不要用力排便。

（3）观察术眼敷料有无松脱、渗血、渗液情况，绷带包扎的松紧情况。

（4）遵医嘱给予患者局部点眼治疗，遵守无菌操作原则，如有眼痛，正确评估疼痛的原因、性质和持续时间，做好解释和安慰工作，及时与医生沟通并处理。

（三）健康指导

（1）教会患者滴眼药水、涂眼膏、眼部保护等方法。嘱患者不宜长时间用眼，多休息，外出时戴防护眼镜。保持术眼清洁干燥，忌污水入眼。

（2）指导患者术后3个月内勿突然低头、弯腰、防止术眼碰伤，避免重体力劳动和剧烈活动。注意保暖，预防感冒、咳嗽，防止便秘。

（3）严格按医嘱门诊随访，若出现头痛、眼痛、视力下降、恶心、呕吐等症状，立即就诊。

（4）术后配镜指导。嘱患者手术3个月后屈光状态稳定时，验光配镜。

第二十一节　原发性闭角型青光眼

一、概念

原发性闭角型青光眼是由于前房角被周边虹膜组织机械性阻塞导致房水流出受阻，造成眼压升高的一类青光眼。

二、护理评估

（一）健康史

询问患者起病时间、起病的缓急；有无促发因素存在；疾病发作次数、有无规律性等；发病时的伴随症状；了解患者有无青光眼家族史。

（二）临床表现

典型的原发性急性闭角型青光眼有以下几个不同的临床阶段（分期）。

（1）临床前期。原发性急性闭角型青光眼为双侧性眼病，当一眼急性发作被确诊后，另一眼即使没有任何临床症状，但有相同的解剖特征，也可以诊断为原发性急性闭角型青光眼临床前期。

（2）先兆期。表现为一过性或反复多次的小发作，多出现在傍晚时分，突感雾视、虹视，可能有患侧额部疼痛，或伴同侧鼻根部酸痛。

（3）急性发作期。表现为剧烈头痛、眼痛、畏光、流泪、虹视、雾视、视力急剧下降，可伴有恶心、呕吐等全身症状。

（4）间歇期。指小发作后自行缓解，关闭的房角重新开放，小梁未遭受严重损害，不用药或仅用少量缩瞳剂眼压能稳定在正常水平。

（5）慢性期。急性大发作或多次小发作后，房角广泛粘连，小梁功能严重损害，眼压中度升高，视力进行性下降，眼底可见青光眼性视盘凹陷，并有相应的视野缺损。

（6）绝对期。指高眼压持续过久，眼组织特别是视神经遭到严重破坏，视力已降至无光感且无法挽救的晚期病例，偶尔可因眼压过高或角膜变性而剧烈疼痛。

（三）辅助检查

（1）房角镜、眼前段超声生物显微镜检查。可观察和评价前房角的结构，对明确诊断、用药以及手术方式的选择有重要意义。

（2）暗室试验。暗室试验是为原发性闭角型青光眼筛选、设计的一种激发试验，即在暗室内，让受试者在清醒状态下，静坐 60～120min，然后在暗光下测眼压，如测得的眼压比试验前升高 > 8mmHg，则为阳性。一般认为眼压升高是由于黑暗中瞳孔散大、虹膜根部增厚使房角狭窄或阻塞所致。

（3）视野检查。视野缺损情况反映病变的严重程度。

三、常见护理诊断／问题及护理目标

（一）护理诊断

（1）急性疼痛。与眼压升高有关。

（2）视力障碍。与视力下降有关。

（3）恐惧。与入院后环境改变和担心预后有关。

（4）潜在的并发症。浅前房、前房积血等，与手术相关。

（二）护理目标

（1）降低眼压，缓解疼痛。

（2）未发生跌倒、受伤。

（3）恐惧减轻，配合治疗。

（4）未发生术后并发症。

四、护理措施

（一）术前护理

（1）向患者解释疼痛的原因及疾病的过程，及时评估疼痛程度。遵医嘱给予降眼压药，观察药物疗效和可能出现的副作用。监测眼压情况。

（2）提供光线充足的环境，将常用物品按方便患者的原则定位放置，活动的空间不设置障碍物。指导患者了解预防跌倒的安全措施，教会患者使用床边传呼系统，并鼓励患者寻求帮助。

（3）耐心做好心理疏导工作，教患者控制情绪的方法，如深呼吸、听音乐等，消除紧张、焦虑心理，保持良好心态。

（4）完善术前常规检查。冲洗结膜囊和泪道，手术前 1d 做好个人卫生。

（5）向患者及家属讲解术前准备的目的，手术治疗的配合事项。

（二）术后护理

（1）指导患者术后当日宜取平卧位，减少头部运动，卧床闭目休息，1d 后可自由体位，避免碰撞术眼。

（2）给予清淡、易消化的食物，禁烟酒、浓茶、辛辣刺激性食物。保持大便通畅，嘱患者不要用力排便。

（3）观察术眼敷料有无松脱、渗血、渗液情况，绷带包扎的松紧情况。如有眼痛，正确评估疼痛的原因、性质和持续时间，观察视力、眼压、前房、滤过泡的情况，发现异常及时通知医生给予处理。

（4）遵医嘱给予患者局部点眼治疗，遵守无菌操作原则。

（三）健康指导

（1）向患者讲解青光眼是一种不能完全根治的疾病，对视力的损害是不可逆的，青光眼手术后需监测眼压、视野缺损等眼部情况。视野缺损者不宜骑自行车和驾驶车辆。

（2）讲解观察治疗对侧眼的意义。

（3）教会患者正确使用滴眼液和眼膏方法，以及遵医嘱用药的重要性。

（4）指导滤过手术后的患者避免碰撞或揉擦术眼，避免剧烈运动，如打球、游泳等。

（5）学会控制情绪，保持心情舒畅；睡眠时枕头不能过低；避免长时间阅读、看电影、电视，不要在暗室久留；不要长时间低头、弯腰，衣领、腰带不要过紧等；选择清淡易消化的饮食，保持大便通畅；生活要有规律，劳逸结合，适当的体育锻炼，如跑步、慢跑、太极、跳舞等。

第二十二节　玻璃体积血

一、概念

玻璃体本身无血管,不发生出血。当眼内附近组织或外伤造成视网膜、葡萄膜血管破裂出血进入玻璃体腔内时，称为玻璃体积血。玻璃体内积血量大时，会造成严重的视力障碍。

二、护理评估

（一）健康史

评估患者有无视网膜血管性疾病，有无外伤及手术史，近来有无剧烈震动、咳嗽、重体力劳动、酗酒或热浴等。有无高血压、糖尿病病史。

（二）临床表现

少量积血时，患者仅有飞蚊症状，或不同程度的视力障碍，眼底检查可见玻璃体内点状、尘状、絮状物漂浮。大量积血时，患者突感眼前一片漆黑，视力仅存手动或光感。裂隙灯下，在前部玻璃体内可见大量红细胞或棕色尘状混浊或鲜红色凝血块。积血形成的机化物条索牵拉视网膜，可导致牵拉性视网膜脱离，还可继发青光眼等。

（三）辅助检查

B 超检查可了解玻璃体混浊程度。

三、常见护理诊断／问题及护理目标

（一）护理诊断

（1）感知觉紊乱。与视力障碍有关。

（2）焦虑。与担心视力能否恢复有关。

（3）潜在并发症。再出血、视网膜脱离、继发青光眼。与病情变化有关。

（二）护理目标

（1）未发生跌倒、受伤。

（2）焦虑减轻，配合治疗。

（3）发生再出血等并发症。

四、护理措施

（1）关心、体贴患者，向患者讲解玻璃体积血相关知识，消除紧张情绪，树立战胜疾病的信心。

（2）提供光线充足的环境，将常用物品按方便患者的原则定位放置，活动的空间不设置障碍物。指导患者了解预防跌倒的安全措施，教会患者使用床边传呼系统，并鼓励患者寻求帮助。

（3）给予半卧位，嘱闭眼休息。

（4）指导患者多吃易消化、富含维生素食物，避免刺激性、过硬的食物。保持大便通畅。

（5）密切观察病情变化，告知患者如果视力突然下降、视野缺损、眼球肿胀疼痛等，应立即就诊。

第二十三节　视网膜静脉阻塞

一、概念

视网膜静脉阻塞是比较常见的眼底血管病，临床上根据阻塞部位的不同，分为视网膜中央静脉阻塞和视网膜分支静脉阻塞。

二、护理评估

（一）健康史

评估患者是否有高血压、动脉硬化等病史，血液黏度和血流动力学检查是否异常，有无嗜酒、使用雌激素、全身脱水等发病的危险因素。评估视力下降时间，发展过程，严重程度，治疗过程等。

（二）临床表现

视网膜中央静脉阻塞可分为轻型（非缺血型）和重型（缺血型）两种类型。主要表现为突然视力不同程度减退。

（三）辅助检查

荧光素血管造影检查显示静脉充盈时间延迟，管壁渗漏，毛细血管扩张迂曲，也可出现大片毛细血管无灌注区。血液检查可协助分析病因。视网膜电图检查可提示预后情况。视野检查提示病变程度和范围。

三、常见护理诊断／问题及护理目标

（一）护理诊断

（1）感知觉紊乱。与视力障碍有关。

（2）焦虑。与担心预后有关。

（3）舒适受损。畏光、疼痛，与手术有关。

（二）护理目标

（1）未发生跌倒及受伤。

（2）恐惧减轻，配合治疗。

（3）术后疼痛能及时得到缓解。

四、护理措施

（一）术前护理

（1）针对视力障碍的患者，详细介绍病房环境，患者生活用品固定放置，呼叫器置于患者身边，床栏及卫生间防滑垫、扶手等安全设施齐全，并教会患者使用。提供充足的光线，通道无障碍物。加强巡视，根据患者的自理能力，及时给予必要的帮助。

（2）关心、体贴患者，向患者讲解视网膜静脉阻塞相关知识，消除紧张情绪，树立战胜疾病的信心。关心、体贴患者，倾听患者感受，与其沟通，缓解紧张情绪，给予安全指导。

（3）评估和治疗全身疾病，监测血压、血糖情况。

（二）术后护理

（1）指导患者术后当日卧床闭目休息。

（2）遵医嘱用药，如有眼痛，正确评估疼痛的原因、性质和持续时间，做好解释和安慰，及时与医生沟通并处理。

第二十四节　糖尿病性视网膜病变

一、概念

糖尿病性视网膜病变是指在糖尿病的病程中引起的视网膜循环障碍，造成视网膜发生缺血和增殖性变化而引起视网膜结构和功能的改变，是糖尿病引起失明的主要并发症。

二、护理评估

（一）健康史

评估患者的糖尿病病史、血糖控制状况、肾功能情况，是否合并有其他全身并发症。

（二）身体状况

（1）多数糖尿病患者有多饮、多尿、多食和体重下降等全身症状。眼部症状主要表现为不同程度的视力障碍、视物变形、眼前黑影飘动和视野缺损等症状，最终导致失明。

（2）眼底检查可见视网膜微动脉瘤、视网膜出血、新生血管、增生性玻璃体网膜病变和牵引性视网膜脱离等。

三、常见护理诊断／问题及护理目标

（一）护理诊断

（1）有跌倒的危险。与视力障碍、低血糖有关。

（2）焦虑。与担心预后有关。

（3）潜在并发症。出血、感染、继发性青光眼，与疾病发展、手术有关。

（4）知识缺乏。与患者对疾病的认知有关。

（二）护理目标

（1）未发生跌倒意外。

（2）焦虑减轻，配合治疗。

（3）未发生并发症或出现后能及时得到处理。

（4）疾病知识的认知程度提高。

四、护理措施

（一）术前护理

（1）针对视力障碍的患者，详细介绍病房环境，患者生活用品固定放置，呼叫器置于患者身边，床栏及卫生间防滑垫、扶手等安全设施齐全，并教会患者使用。提供充足的光线，通道无障碍物。加强巡视，根据患者的自理能力，及时给予必要的帮助。

（2）关心、体贴患者，向患者讲解糖尿病性视网膜病变相关知识，介绍成功案例，消除紧张情绪，树立战胜疾病的信心。

（3）监测患者血糖变化。指导患者识别、发现低血糖的症状，如出冷汗、心跳加速、头晕、手抖、乏力等。嘱随身携带食物，有低血糖症状时立即进食，或予口服糖水。

（4）完善术前常规检查。

（二）术后护理

（1）嘱患者减少头部运动，卧床闭目休息，避免碰撞术眼。

（2）给予清淡、易消化的食物并保持大便通畅，嘱患者不要用力排便。

（3）遵医嘱使用药物，局部炎症、出血明显合并有全身症状或反复发作者，加强抗炎抗菌、止血治疗。

（4）密切观察病情变化，如视力、眼压、血糖变化、有无眼痛等。眼压高按医嘱降眼压药物治疗。有低血糖症状时立即进食，或予口服糖水，严重者静脉滴注葡萄糖注射液。

（三）健康指导

（1）指导患者控制好血糖，遵医嘱按时按量用药，每天监测血糖，坚持糖尿病饮食、高蛋白高纤素饮食。

（2）定期检查双眼眼底变化。

第二十五节　年龄相关性黄斑变性

一、概念

年龄相关性黄斑变性（AMD）是发达地区 50 岁以上人群常见的致盲眼病。患者可双眼先后或同时发病并伴进行性视力损害。

二、护理评估

（一）健康史

评估患者的发病年龄，视力损害是否呈进行性，有无家族史。

（二）临床表现

AMD 根据临床表现和病理的不同分为萎缩型老年性黄斑变性（干性型）和渗出型老年性黄斑变性（湿性型）两型。

（1）萎缩型老年性黄斑变性（干性 AMD）。患者初期自觉视物变形，视力轻度减退，双眼程度相近。

（2）渗出型老年性黄斑变性（湿性 AMD）。患者单眼视力突然下降，严重减退，视物变形或出现中心暗点。

（三）辅助检查

光学相干断层扫描检查（OCT）、荧光素眼底血管造影（FFA）、吲哚菁绿脉络膜造影检查，可见脉络膜新生血管和渗漏，确诊疾病。

三、常见护理诊断／问题及护理目标

（一）护理诊断

（1）焦虑。与担心预后有关。

（2）自理缺陷。与视力下降有关。

（3）知识缺乏。与患者对疾病的认知度有关。

（二）护理目标

（1）焦虑减轻，配合治疗。

（2）患者自理能力提高，未发生跌倒及受伤。

（3）疾病的认知程度提高。

四、护理措施

（1）了解其焦虑的原因，给予心理疏导，创造轻松和谐的气氛，使患者保持良好心境。

（2）安全指导，协助生活护理，避免受伤。在能力范围内，鼓励患者从事部分生活和活动，增加患者自我价值感。提供患者有关治疗与预后的确切信息，强调正面效果，以增加患者自我照顾的能力和信心。

（3）健康指导。为患者及家属提供疾病相关知识的健康教育；指导饮食均衡，多摄入含叶黄素、维生素 B、维生素 C 的食物，如红黄绿蔬菜水果。

第二十六节 眼 钝 挫 伤

一、概念

眼钝挫伤是指由机械的钝力直接伤及眼部，造成的眼组织的器质性病变及功能障碍。

二、护理评估

（一）健康史

询问患者眼睛受伤的时间、环境，致伤物的性质及方式，了解患者受伤后的处置情况。

（二）临床表现

根据挫伤部位不同，可分为眼前段和眼后段挫伤。

（三）辅助检查

（1）B超检查。查看是否有睫状体脱离，玻璃体积血、晶状体脱位，视网膜脱离以及眶内出血等。

（2）X线或CT检查。明确眶壁有无骨折。

三、常见护理诊断／问题及护理目标

（一）护理诊断

（1）急性疼痛。与外伤有关。

（2）焦虑或恐惧。与担心预后有关。

（3）感知觉紊乱。与视力下降有关。

（4）潜在并发症。继发性青光眼，与病程发展有关。

（二）护理目标

（1）疼痛得到缓解。

（2）焦虑减轻，配合治疗。

（3）未发生跌倒与受伤。

（4）未发生青光眼。

四、护理措施

（1）详细介绍病房环境，患者生活用品固定放置，呼叫器置于患者身边，床栏及卫生间防滑垫、扶手等安全设施齐全，并教会患者使用。提供充足的光线，通道无障碍物。加强巡视，根据患者的自理能力，及时给予必要的帮助。

（2）严密观察病情变化，若眼睛局部有明显的胀痛症状，及时通知医生。

（3）指导患者多休息，少用眼，避免室内强光对眼睛的刺激，白天可以拉上窗帘。

（4）遵医嘱使用降眼压药物、止血药等，观察药物疗效。若因使用散瞳药引起的暂时视力下降，做好用药指导。

（5）鼓励患者多进食富含纤维素、易消化的软食，保持大便通畅，避免用力排便、咳嗽及打喷嚏。

第十章

骨关节疾病护理常规

第一节　肱骨干骨折

一、概念

肱骨干骨折是发生在肱骨外科颈下 1～2cm 至肱骨髁上 2cm 段的骨折。在肱骨干中下 1/3 段后外侧有桡神经沟，此处骨折容易发生桡神经损伤。肱骨干骨折可由直接暴力或间接暴力引起。骨折端多有移位。

二、护理评估

（一）健康史

（1）一般情况。包括年龄、性别、身高、体重、工作性质等。

（2）外伤史。了解受伤原因、损伤性质、骨折情况。

（3）既往史。了解既往有无血管性疾病及高血压、糖尿病、冠心病等病史。

（二）临床表现

评估肘部、腕部功能、手指感觉及肱动脉搏动情况、生活自理能力和心理状况。

（三）辅助检查

X 线检查可确定骨折的类型、移位方向。X 线下侧位片可显示骨折的部位和类型。

三、常见护理诊断 / 问题及护理目标

（一）护理诊断 / 问题

（1）疼痛。与骨折、软组织损伤、水肿有关。

（2）潜在并发症。肌萎缩、关节僵硬。

（二）护理目标

（1）患者疼痛缓解、舒适感增加。

（2）预防并发症的发生或及早发现处理，患者了解功能锻炼知识，患者焦虑减轻。

四、护理措施

（一）非手术治疗的护理

（1）心理护理。肱骨干骨折伴有桡神经损伤时，患肢伸腕伸指功能障碍，皮肤感觉减退，患者心理压力大，易产生悲观情绪。应向患者介绍神经损伤修复的特殊性，告知其神经将按 1mm/d 的速度由近端向远端生长，治疗周期长。短期内症状改善不明显，使患者有充分思想准备，以预防不良情绪的产生。关注患者感觉和运动恢复的微小变化，并以此激励患者，使其看到希望。

（2）饮食。给予高蛋白、高热量、高维生素、含钙丰富的饮食，以利于骨折愈合。

（3）闭合复位后行石膏或夹板外固定 6～8 周，对门诊患者应告知患者石膏治疗注意事项及复查时间，并向患者说明固定的目的是为了维持复位，避免畸形愈合，影响患肢功能，引起患者的重视并自觉保护。

（4）"U"形石膏托固定时可平卧，患侧肢体用软枕垫起。

（5）皮肤护理。桡神经损伤后，引起支配区域皮肤营养改变，使皮肤萎缩干燥，弹性下降，易受伤，且损伤后伤口易形成溃疡。每天用温水擦洗患肢，保持清洁，促进血液循环，定时变换体位，避免皮肤出现压疮，禁用热水袋，防止烫伤。

（6）评估石膏固定或夹板固定是否有效，指导患者抬高患肢高于心脏水平，减轻肿胀，保持石膏托外观清洁，干燥，防止受潮使石膏变形或断裂。

（7）观察夹板或石膏固定松紧度是否适宜，患肢远端皮肤颜色、温度、感觉、运动、肿胀情况，如出现患肢发绀、肿胀、疼痛、麻木，应及时报告医生处理。

（8）伴有桡神经损伤者，观察神经功能恢复情况，恢复的初始时间越早，其恢复越快，效果越好。

（9）肱骨干骨折的复位要求较其他部位骨折低，遗留 20°以内的向前成角和 30°以内的向外成角畸形并不能影响功能。斜形骨折愈合即使有缩短 2.5cm，也不会明显的异常，应向患者及家属讲解这些知识，减轻心理负担。

（10）需手术治疗时，完善术前各项化验、检查及准备工作，应用颈腕吊带悬吊，减轻疼痛和骨折移位。

（二）手术患者的护理

1. 手术的适应证

保守治疗无法实现或维持功能复位。造成其他部位的损伤，如前臂外侧骨折，肘关节骨折，肩关节骨折，患肢需要早期活动。

2. 术前护理

（1）执行骨外科疾病术前护理常规。

（2）完善辅助检查，做好手术准备。

（3）体位。患肢肿胀时抬高患肢10～20cm。

（4）病情观察。观察患肢末梢血液循环。上肢骨折患者指导握拳及腕关节练习，进行上肢肌肉等长收缩训练。

（5）向患者及家属讲明功能锻炼的重要性，指导其进行功能锻炼，以主动锻炼为主，被动锻炼应轻柔，以不引起疼痛为宜，以免再度损伤或发生骨化性肌炎，加重肘关节僵硬。

3. 术后护理

（1）内固定术后，以半卧位为宜，平卧位时可于患肢下垫一软枕，使之与躯体平行，以促进血液回流，减轻肿胀。局部麻醉患者可下地活动，患肢用颈腕吊带悬吊。

（2）病情观察。①夹板或石膏固定者，观察伤口及患肢的血运、渗血情况，有渗血时，及时更换敷料，观察引流量、颜色，保持引流管通畅。如出现患肢青紫、肿胀、剧痛等应立即报告医生处理。②伴有桡神经损伤者，应观察其感觉和运动功能恢复情况。③如骨折后远端皮肤苍白、皮温低，且摸不到动脉搏动，在排除夹板或石膏固定过紧的因素外，应考虑有肱动脉损伤的可能。如前臂肿胀严重，皮肤发绀、湿冷，则可能有肱静脉损伤。出现上述情况应及时报告医生处理。

（3）疼痛的护理。①找出引起疼痛的原因。手术切口疼痛在术后3d内较剧烈，以后逐日递减。组织缺血引起的疼痛，表现为剧烈疼痛且呈进行性，肢体远端有缺血体征。手术3d后，如疼痛呈进行性加重或搏动性疼痛，伴皮肤红、肿、热，伤口有脓液渗出或有臭味，则多为继发感染引起。②手术切口疼痛可用镇痛药。缺血性疼痛须及时解除压迫，松解外固定物，如发生骨筋膜室综合征须及时切开减压，发现感染时报告医生处理伤口，并应用有效抗生素。③移动患者时，对损伤部位要重点托扶保护，缓慢移至舒适体位，以免引起或加重疼痛。因一侧肢体固定，给患者带来了极大的不便，故需合理安排患者的生活，教会患者生活自理的方法，确保患者固定期间的生活需求。固定期间如感觉固定物松动，要通知医生给予及时处理，以免影响固定的效果。

（4）功能锻炼。

早期：1周内做患肢上臂肌肉主动舒缩活动，以加强两骨折端在纵轴上的压力，做握拳、伸指、屈腕、伸腕及主动耸肩动作10～20次，练习强度和频率以不感到疼痛和疲劳为主。禁止做上臂旋转运动，防止再移位。伴有桡神经损伤者，安装伸指及伸腕弹性牵引装置，使屈肌群能经常被动伸展。

中期：第2～3周开始练习肩、肘关节活动。①悬吊患肢：站立位，上体向健侧侧屈，前倾30°。患肢在三角巾胸前悬吊带支持下，自由下垂10～20s，做5～10次。②伸屈肩、肘关节：健侧手握住患侧腕部，使患肢向前伸展，再屈肘，后伸上臂。③旋转肩肘关节：身体向前倾斜，屈肘90°，使上臂与地面垂直，以健手握患侧腕部，做画圆圈动作。④双臂上举：两手置于胸前，十指相扣，屈时45°，用健肢带动患肢，先使肘屈曲120°，逐渐双上臂同时上举，再慢慢放回原处。

后期：4周后全面练习肩关节活动。①外展、外旋运动（举臂摸头）：用患侧手触摸头顶后逐渐向对侧移动，去触摸对侧耳朵及枕部。②外展、内旋、后伸运动（反臂摸腰）：将患侧手置于背后，然后用健侧手托扶患侧手去触摸健侧肩胛骨（肩内旋），用患侧手指背侧触摸腰部（后伸运动）。③肩关节环转如画圆圈，向前弯腰，使上臂自然下垂，顺时针在水平面圆圈，活动上肢。④双臂轮转（划船动作）：此法练习可使肩、肘、腰、腿、颈部均得到锻炼。⑤手爬墙练习。⑥外固定解除后，逐步达到生活自理，帮助患者不断提高生理自理能力。

（三）健康指导

（1）饮食。多食高蛋白、高维生素、含钙丰富的饮食。

（2）体位。对桡神经损伤后行外固定者，应确保外固定的稳定，以保持神经断端于松弛状态，有利于恢复。

（3）心理。肱骨干骨折伴有桡神经损伤时，患肢伸腕，伸指动作障碍，短期内症状改善不明显，治疗周期长，患者心理压力大，易产生急躁悲观的情绪。可介绍治疗措施，如口服营养神经药物并配合理疗1～2个月；介绍成功病例，鼓励患者树立战胜疾病的信心，主动配合治疗。

（4）继续功能锻炼。骨折4周内，严禁做上臂旋转活动，外固定解除后逐步达到生活自理。

（5）复查指征及时间。"U"形石膏固定的患者，在肿胀消退后，石膏固定会松动，应及时来医院复诊。长臂石膏托，维持固定 6 周左右再拆除石膏。术后定期复查 X 线片，了解骨折移位或愈合情况。伴有桡神经损伤者，定期复查肌电图，了解神经功能恢复情况。

第二节　肱骨髁上骨折

一、概念

肱骨髁上骨折指肱骨远端内外髁上方的骨折，为肘关节外骨折。肱骨髁上骨折为儿童常见肘部损伤，多发生于 10 岁以下的儿童。此损伤并发症较多，可原发或继发血管神经损伤、前臂肌肉缺血挛缩。无论保守治疗或手术治疗，肘内外翻发生率颇高。

二、护理评估

（一）健康史

（1）一般情况。包括年龄、性别、身高、体重、工作性质等。

（2）外伤史。了解受伤原因、损伤性质、骨折情况。

（3）既往史。了解既往有无血管性疾病及高血压、糖尿病、冠心病等病史。

（4）身体状况。评估肘部、腕部功能、手指感觉及肱动脉搏动情况、生活自理能力和心理状况。

（二）辅助检查

肘部正、侧位 X 线检查能够确定骨折的存在并判断骨折移位情况。

三、常见护理诊断/问题及护理目标

（一）护理诊断/问题

（1）疼痛。与骨折、软组织损伤、水肿有关。

（2）潜在并发症。肌萎缩、关节僵硬。

（二）护理目标

（1）患者生命体征稳定，患者疼痛缓解、舒适感增加。

（2）预防并发症的发生或及早发现处理，患者了解功能锻炼知识，患者焦虑减轻。

四、护理措施

（一）非手术治疗患者的护理

（1）病情观察。观察石膏绷带或夹板固定的松紧度，必要时及时调整，以免神经、血管受压，影响有效组织灌注。密切观察前臂血液循环、肿胀程度以及手的感觉、运动功能，如果出现高张力肿胀，手指主动活动障碍，被动伸指剧痛，动脉搏动减弱或消失，手指发凉，感觉异常，即应确定骨筋膜室高压的存在，须立即通知医师，并做好手术准备。

（2）局部制动，抬高患肢，或用吊带或三角巾将患肢托起。

（3）功能锻炼。复位固定后尽早开始手指及腕关节屈伸活动，并进行上臂肌肉的主动舒缩运动，有利于减轻水肿。4～6周后外固定解除，开始肘关节屈伸活动。若患者为小儿，应耐心向患儿及其家属解释功能锻炼的重要性，并指导锻炼的方法，使家属能协助患儿进行功能锻炼。

（二）手术患者的护理

1. 手术的适应证

（1）Ⅲ型肱骨髁上骨折，骨折断端已经完全移位，没有稳定性，几乎无骨膜、无皮质，骨折端几乎没有骨膜连接支撑，断端极度不稳定，保守治疗会导致骨折端畸形愈合，可能产生一系列后遗症及并发症，对儿童生长发育有比较大影响，因此需要手术治疗。

（2）Ⅱ型肱骨髁上骨折，如果内侧端出现压缩或旋转移位，建议手术治疗，否则骨折愈合后容易出现肘关节内翻畸形，影响上肢外观及功能。

（3）有些经过保守治疗，断端再次移位，效果不理想，造成骨折端对位对线不良，建议手术治疗，避免产生一系列并发症。

2. 术前护理

（1）执行骨外科疾病术前护理常规。

（2）完善辅助检查，做好手术准备。

（3）体位。患肢肿胀时抬高患肢10～20cm。

（4）病情观察。观察患肢末梢血液循环。指导上肢骨折患者进行握拳及腕关节练习，以及上肢肌肉等长收缩训练。

（5）心理护理。肱骨髁上骨折是儿童常见的骨折，骨折易于愈合，只要骨折复位达到解剖复位接近解剖复位，一般功能良好。向患者及家属说明这一点，可减轻其焦虑和恐惧的心理。

（6）向患者及家属讲明功能锻炼的重要性，指导其进行功能锻炼，以主动锻炼为主，被动锻炼应轻柔，以不引起疼痛为宜，以免再度损伤或发生骨化性肌炎，加重肘关节僵硬。

3. 术后护理

见肱骨干骨折的护理。

（三）健康指导

见肱骨干骨折的护理。

第三节　桡骨远端骨折

一、概念

桡骨远端骨折是指距桡骨远端关节面 3cm 以内的骨折，常见于有骨质疏松的中老年女性。桡骨远端骨折多为间接暴力引起。因跌倒时手部着地，暴力向上传导导致。根据受伤机制的不同，可发生伸直型骨折和屈曲型骨折，其发生率分别占全身骨折的 4.6% 和 0.4%。伸直型骨折（Colles 骨折）多因跌倒后手掌着地，骨折远端向背侧和右侧移位。屈曲型骨折（Smith 骨折）常由于跌倒后手背着地，骨折远端向掌侧和桡侧移位，也称为反 Colles 骨折。

二、护理评估

（一）健康史

（1）一般情况。包括年龄、性别、婚姻、职业和运动爱好等。

（2）外伤史。了解受伤的时间、原因和部位，受伤时的体位、症状和体征，搬运方式、急救情况，有无昏迷史和其他部位复合伤等。

（3）既往史。重点了解与骨折愈合有关的因素，如患者有无骨质疏松、骨折、骨肿瘤病史或手术史。

（4）家族史。了解家族中是否有患骨科疾病的患者。

（二）临床表现

（1）症状。伤后腕关节局部疼痛、皮下瘀斑、肿胀和功能障碍。

（2）体征。患侧腕部压痛明显，腕关节活动受限。伸直型骨折从侧面看腕关节呈"银叉"畸形，从正面看呈"枪刺样"畸形。屈曲型骨折者腕部出现下垂畸形。

（三）辅助检查

X线检查可见腕部典型移位。骨折还可合并下尺桡关节损伤、尺骨茎突骨折和三角纤维软骨损伤。

（四）心理－社会状况

了解患者对疾病的认知程度，对治疗方案和疾病预后有何顾虑和思想负担。了解患者的朋友及家属对其关心和支持程度。了解家庭对治疗的经济承受能力。

三、常见护理诊断／问题及护理目标

（一）护理诊断

（1）疼痛。与骨折部位神经损伤、软组织损伤、肌肉痉挛和水肿有关。

（2）有外周神经血管功能障碍的危险。与骨和软组织损伤、外固定不当有关。

（3）躯体活动障碍。与骨折、牵引或石膏固定有关。

（4）潜在并发症。休克、脂肪栓塞综合征、骨筋膜室综合征、静脉血栓栓塞症、关节僵硬等。

（二）护理目标

（1）患者主诉骨折部位疼痛减轻或消失。

（2）患肢末端维持正常的组织灌注，皮肤温度和颜色正常，末梢动脉搏动有力，感觉正常。

（3）患者能够在不影响牵引或固定的情况下有效移动。

（4）患者未出现并发症，或并发症得到及时发现和处理。

四、护理措施

（一）非手术治疗患者的护理

（1）心理护理。因骨折固定而限制了手的活动，给生活带来不便，患者易产生焦虑和烦躁心理。应主动关心、体贴他们，帮助其完成部分自理活动。

（2）饮食。宜摄入高蛋白、高热量、含钙丰富的、易消化饮食，多饮水、多食蔬菜和水果，防止便秘。

（3）骨折经整复固定后，不可随意移动位置，维持有效的固定。注意维持远端骨折段掌屈尺偏位。夹板和石膏固定松紧适宜。特别是肿胀高峰期和肿胀消退后，应随时加以调整，过紧影响患肢的血液循环，过松起不到固定的作用。

（4）石膏或夹板固定的患者，卧位时将患肢垫高，以利淋巴回流和静脉回流，减轻肿胀。离床活动时用三角巾将患肢悬挂于胸前，勿下垂或随步行而甩动，以免造成复位的骨折再移位。

（5）密切观察患肢血液循环情况，如出现手腕部肿胀和疼痛明显，手指感觉麻木，皮肤颜色发绀，皮温降低，末梢循环充盈不足等情况应立刻处理。

（6）固定后即可练习伸屈掌指关节活动，对老年患者应嘱其尽早活动肩肘关节，以免发生关节僵硬等并发症。

（7）对无移位的骨折或有移位的骨折经整复后，预约患者定期门诊复查。

（8）对复位困难或复位后不能维持其位置者，积极完善术前的准备工作。

（二）手术患者的护理

1. 手术的适应证

（1）开放性骨折，需要积极的彻底的清创术治疗，否则容易引起感染，形成骨髓炎。

（2）错位非常严重或者是粉碎性骨折，通过手法复位失败，估计愈合比较困难的，需要切开复位内固定手术治疗。通常选用钢板螺钉和克氏针，或者是选用外固定支架。

2. 术前／非手术护理

（1）执行骨外科疾病术前护理常规。

（2）完善辅助检查，做好手术准备。

（3）体位。患肢肿胀时抬高患肢 10 ～ 20cm。

（4）病情观察。观察患肢末梢血液循环，指导上肢骨折患者进行握拳及腕关节练习，以及上肢肌肉等长收缩训练。

（5）心理护理。为患者讲解疾病相关知识，取得患者配合。

3. 术后护理

（1）体位与活动。卧床时患肢垫枕与躯干平行，离床活动时用三角巾或前臂吊带悬吊于胸前。尺桡骨骨折患者患肢维持在肘关节屈曲 90°、前臂中立位，术后保持有效固定 4 ～ 6 周。

（2）饮食护理。根据麻醉方式指导患者进食，无禁忌的情况下可由清淡易消化的流质逐渐过渡到普通饮食。

（3）病情观察。①严密监测生命体征、尿量，密切观察病情变化，必要时予以吸氧、输血等护理措施。②保持切口敷料清洁、干燥，观察切口周围张力，避免切口裂开。若患肢有麻木、明显肿胀、皮温低、肢体颜色苍白等异常，及时通知医师处理。③有引流管的患者床头挂防脱管标识并指导患者翻身、活动时妥善固定防脱出，保持管道通畅，观察引流液的颜色、性质、量。

（4）疼痛护理。正确疼痛评分并及时进行疼痛干预，有止痛泵者对效果及副作用进行观察。

（5）功能锻炼。①术后病情允许，即应进行手指屈伸和握拳活动，肩部悬挂位摆动练习及肘关节活动。②术后2～3d，进行肩关节、肘关节主动运动，手指屈伸，对指对掌主动练习，逐步增加动作幅度与用力程度，尽可能多地进行健侧肢体的抗阻练习，以促进血液循环。③3～4d后，增加前臂旋前、旋后练习，两手相对进行腕关节屈、伸练习和手掌平放于桌面向下用力做腕关节背伸抗阻练习。④1周后增加前臂旋转抗阻练习和腕背伸活动。⑤10d后增加前臂旋前活动。⑥术后2周起，患者手握拳做屈腕肌静力性收缩练习，幅度由小到大，用力强度由小到大。⑦2周后增加前臂旋后活动。⑧第3周起，增加屈指、对指、对掌的抗阻练习，可捏橡皮泥或拉橡皮筋，开始做腕关节主动练习，如腕关节的医疗体操练习。⑨拆除固定后开始腕部的屈、伸主动练习，腕屈曲抗阻练习。

（6）并发症的观察和护理。①腕管综合征。早期多为骨折未复位所致，较厚钢板内固定也可发生。应尽早复位并严密观察，如有异常，及时切开减张。②急性骨萎缩。萎缩的典型症状是疼痛和血管舒缩混乱所致的皮肤改变，晚期可致手指肿胀，关节僵硬。一旦发生，治疗十分困难，应以预防为主。骨折后，早期应抬高患肢，加强功能锻炼。当出现疼痛、皮温升高或降低，多汗或脱毛等症状时，可进行对症处理，同时加强皮肤护理，防止溃疡形成。还可做理疗，必要时进行交感神经封闭。③手指血运障碍。常因石膏包扎过紧所致。观察指端血运、感觉情况，如有指端肤色变深、麻木，应及时松开过紧的石膏。④骨折畸形愈合。长尺短桡、前倾角变负为常见畸形。解剖复位和牢固内固定可避免发生。石膏固定于功能位，防止松动和移位。⑤关节功能障碍。未及时进行功能锻炼。无论采取何种固定方式，均应进行功能锻炼，预防关节功能障碍。⑥拇长伸肌腱断裂。多由骨折导致腱鞘不光滑所致。

（三）健康指导

（1）饮食。多食高蛋白、高热量、含钙丰富、易消化的饮食，多食蔬菜水果。

（2）保持正确体位，维持有效的固定。

（3）向患者介绍疾病相关知识，桡骨下端为松质骨，血液供应丰富，但Colles骨折靠近腕关节，愈合不好易影响腕关节的功能，应给予重视。

（4）做好心理护理，因骨折后固定限制了手的活动，生活不能自理，应体谅患者心情并给予鼓励和安慰，主动耐心、细心、关心体贴患者，以帮助患者完成部分和全部自理活动。

（5）向患者介绍功能锻炼的方法及注意点，由于远侧骨折段常向背侧和桡侧移位，因此，2周内不能做腕背伸和桡侧活动，以防复位后的再移位，2周后进行腕关节活动，逐渐做前臂旋转活动。

（6）复查指征和时间。当患者皮肤发绀或苍白、感觉异常、肿胀麻木，应及时来院就诊，如患者的石膏固定是维持在掌屈尺偏位，则自固定之日算起，2～3周来复诊，更换石膏托固定于功能位，再过2～3周拆除石膏。骨折后1个月、3个月、6个月到医院复查X线片，了解骨折愈合情况，以便早期发现异常，及时调整石膏固定，避免畸形愈合。

第四节　股骨颈骨折

一、概念

股骨颈骨折多发生在中老年人，以女性多见，占成人骨折的3.6%。其临床治疗中存在骨折不愈合和股骨头缺血坏死两个主要难题。股骨颈骨折的发生常与骨质疏松导致骨质量下降有关，使患者在遭受轻微扭转暴力时发生骨折。患者多在走路时滑倒，身体发生扭转倒地，间接暴力传导致股骨颈发生骨折。青少年股骨颈骨折较少见，常需较大暴力才会引起，且多为不稳定型。

二、护理评估

（一）健康史

（1）一般情况。包括年龄、性别、婚姻、职业和运动爱好等。

（2）外伤史。了解受伤的时间、原因和部位，受伤时的体位、症状和体征，搬运方式、急救情况，有无昏迷史和其他部位复合伤等。

（3）既往史。重点了解与骨折愈合有关的因素，如患者有无骨质疏松、骨折、骨肿瘤病史或手术史。

（4）家族史。了解家族中是否有患骨科疾病的患者。

（二）临床表现

（1）症状。中老年人有跌倒外伤史，伤后感髋部疼痛，下肢活动受限，不能站立和行走。部分外展嵌插型骨折患者受伤后仍能行走，但数日后髋部疼痛逐渐加重，活动后更疼，甚至完全不能行走，提示可能由受伤时的稳定骨折发展为不稳定骨折。

（2）体征。内收型骨折患者可有患肢缩短，出现 45°～ 60°的外旋畸形。患侧大转子突出，局部压痛和纵向叩击痛。患者较少出现髋部肿胀和瘀斑。

（三）辅助检查

髋部正侧位 X 线检查可明确骨折的部位、类型和移位情况，是选择治疗方法的重要依据。

三、常见护理诊断/问题及护理目标

（一）护理诊断

（1）疼痛。与骨折部位神经损伤、软组织损伤、肌肉痉挛和水肿有关。

（2）有外周神经血管功能障碍的危险。与骨和软组织损伤、外固定不当有关。

（3）躯体活动障碍。与骨折、牵引或石膏固定有关。

（4）潜在并发症。休克、脂肪栓塞综合征、骨筋膜室综合征、静脉血栓栓塞症、关节僵硬等。

（二）护理目标

（1）患者主诉骨折部位疼痛减轻或消失。

（2）患肢末端维持正常的组织灌注，皮肤温度和颜色正常，末梢动脉搏动有力，感觉正常。

（3）患者能够在不影响牵引或固定的情况下有效移动。

（4）患者未出现并发症，或并发症得到及时发现和处理。

四、护理措施

（一）非手术治疗患者的护理

非手术治疗适用于身体一般情况很差，难以接受手术治疗者。可采用中轴和侧方牵引治疗 3 周后下床活动，接着患肢避免负重数月，或闭合复位石膏制动以改善治疗效果，但是不管是牵引还是闭合复位，后期都有不可接受的畸形和不愈合表现。

1. 心理护理

老年人意外致伤，常常自责，担忧骨折预后，易产生焦虑、恐惧心理。应给予耐心的开导，介绍骨折的特殊性及治疗方法，并给予悉心的照顾，以减轻或消除心理问题。

2. 饮食

宜食高蛋白、高维生素、高钙、粗纤维及果胶成分丰富的食物。

3. 体位

（1）必须向患者及其家属说明保持正确体位是治疗骨折的重要措施之一，以取得配合。

（2）平卧硬板床，指导与协助患者维持患肢于外展30°中立位。患肢置于软枕或布朗架上，行牵引维持之，并穿丁字鞋防外旋。忌外旋、内收，以免重复受伤机制而加重骨折移位。不侧卧，尽量避免搬动髋部，如若搬动，需平托髋部与肢体。

（3）在调整牵引、松开下肢牵引带检查足跟及内外踝等部位有无压疮时，或去手术室的途中，均应妥善牵拉以固定肢体，以防骨折移位加重。

4. 维持有效牵引

患肢做皮牵引或骨钉牵引时，应使患肢与牵引力在同一轴线上，勿将被子压在绳索或患脚上，牵引重量为体重的 1/10 ～ 1/7；不能随意增减重量，若牵引量过小，不能达到复位与固定的目的；若牵引量过大，可发生移位。牵引时间 8d 至 2 周。有时牵引 5 ～ 7d，使局部肌肉放松，为行内固定手术做准备。

5. 密切观察病情变化

（1）老年患者常合并有内脏器官的损害。由于创伤的刺激，可诱发应激性溃疡或加重心脏病、高血压、糖尿病，发生脑血管意外，所以应多巡视，尤其是夜间。若患者出现头痛、头晕、四肢麻木、表情异常、健肢活动障碍、心前区疼痛、脉搏细速、血压下降腹部不适、呕血、便血等症状，及时报告医生紧急处理。

（2）观察患肢血液循环的变化，包括患肢的颜色、温度、肿胀程度、感觉等，如发现患肢苍白、厥冷、发绀、疼痛、感觉减退及麻木，应通知医生及时处理。

6. 预防长期卧床的并发症

股骨颈骨折非手术治疗卧床时间长，因患肢疼痛又不敢活动，易发生肺炎、泌尿系统感染、压疮及下肢静脉血栓形成等。因此，要鼓励患者深呼吸、咳嗽，预防呼吸系统的感染；督促患者多饮水，保持会阴部清洁，预防泌尿系统感染；骨骼突出易受压部位垫以棉垫、海绵垫等，勤翻身，防止压疮。骨折复位后，即可进行股四头肌收缩和足趾及踝关节屈伸等功能锻炼。也可给予肌肉按摩，促进静脉血液回流，预防患肢肿胀，防止下肢静脉血栓形成。

7. 功能锻炼

非手术治疗的患者，骨折复位后，早期即可在床上做扩胸运动，患肢股四头肌等长收缩活动及踝泵运动。牵引 4～6 周后，可以去掉牵引做直腿抬高运动。

（二）手术患者的护理

1. 手术适应证

闭合复位失败或复位不良的各种移位型骨折。

2. 术前护理

（1）心理护理。老年人意外致伤，常常自责，顾虑手术效果，担忧骨折预后，易产生焦虑、恐惧心理。应给予耐心的开导，介绍骨折的特殊性及治疗方法，并给予悉心的照顾，以减轻或消除心理问题。

（2）预防骨牵引针眼处的感染。保持针眼干燥、清洁，每天酒精消毒两次。

（3）术前准备。完善辅助检查，指导患者进行床上大小便的训练，观察生命体征及评估全身情况。

3. 术后护理

（1）一般护理。做好生命体征监测、引流管护理、术后并发症的护理等。

（2）体位和活动。①内固定术后。卧床期间患肢不内收，坐起时不交叉盘腿。若骨折复位良好，术后早期即可遵医嘱床上坐起和扶双拐下床活动，逐渐增加负重量。X 线检查证实骨折完全愈合后可弃拐负重行走。②人工关节置换术后。术后一般采取外展中立位。在患者麻醉清醒后，患肢行股四头肌等长收缩活动及踝泵运动，之后逐渐开始膝关节屈伸、抬臀、直腿抬高等运动。患者可以在术后 3d 开始使用助行器、拐杖等做行走练习。

（3）人工关节置换术后，患者可能出现关节脱位、关节感染、关节磨损、假体松动、深静脉血栓形成以及神经、血管损伤等并发症。因此，应做好病情观察，保护关节，积极预防并发症的发生。

（三）健康教育

（1）告诉患者皮牵引、骨牵引的目的及注意事项。牵引时，应注意使躯干、骨盆、患肢处于同一轴线，重量不可随意加减，不要触碰牵引针，冬季牵引肢体应注意保暖。

（2）告诉患者在床上自行躯体移动的方法。两臂屈曲、双肘关节支撑，健侧下肢屈曲，支撑、抬高臀背部，以便于卧床排尿、排便。

（3）向患者及家属强调患肢保持外展中立位是治疗骨折的重要措施之一，以取得配合。内固定术后或全髋关节置换术后要特别注意防止患肢内收、外旋，否则，可使钉子脱出或髋关节脱位。穿丁字鞋是为了防止外旋，两腿之间放枕头是防止内收，术后2周内禁止侧卧向患侧翻身。

（4）卧床治疗时间较长，应保持愉快心境，积极配合治疗护理，促进康复。

第五节　股骨干骨折

一、概念

股骨干骨折是指股骨转子以下、股骨髁以上部位的骨折。股骨干骨折约占全身各类骨折的2.2%，多见于青壮年。股骨是人体最粗、最长、承受应力最大的管状骨。

二、护理评估

（一）健康史

（1）一般情况。包括年龄、性别、婚姻、职业和运动爱好等。

（2）外伤史。了解受伤的时间、原因和部位，受伤时的体位、症状和体征，搬运方式、急救情况，有无昏迷史和其他部位复合伤等。

（3）既往史。重点了解与骨折愈合有关的因素，如患者有无骨质疏松、骨折、骨肿瘤病史或手术史。

（二）临床表现

评估有无休克或体温异常的症状。是否有骨折局部的一般表现和专有体征。皮肤是否完整，开放性损伤的范围、程度和污染情况。有无其他损伤，如神经、血管或脊髓损伤；有无骨折后早期和晚期并发症。石膏固定、夹板固定或牵引固定是否维持有效状态等。

（三）辅助检查

有关手术耐受性检查（如心电图、肺功能检查）等的异常发现。X线片包括髋、膝关节的股骨全长正、侧位X片可明确诊断并排除股骨颈骨折。

（四）心理 - 社会状况

了解患者对疾病的认知程度，对治疗方案和疾病预后有何顾虑和思想负担；了解患者的朋友及家属对其关心和支持程度；了解家庭对治疗的经济承受能力。

三、常见护理诊断／问题及护理目标

（一）护理诊断

（1）疼痛。与骨折部位神经损伤、软组织损伤、肌肉痉挛和水肿有关。

（2）有外周神经血管功能障碍的危险。与骨和软组织损伤、外固定不当有关。

（3）躯体活动障碍。与骨折、牵引或石膏固定有关。

（4）潜在并发症。休克、脂肪栓塞综合征、骨筋膜室综合征、静脉血栓栓塞症、关节僵硬等。

（二）护理目标

（1）患者主诉骨折部位疼痛减轻或消失。

（2）患肢末端维持正常的组织灌注，皮肤温度和颜色正常，末梢动脉搏动有力，感觉正常。

（3）患者能够在不影响牵引或固定的情况下有效移动。

（4）患者未出现并发症，或并发症得到及时发现和处理。

四、护理措施

为了减轻疼痛，防止软组织进一步损伤，在急诊处理患肢时，可暂时用夹板固定。治疗应尽可能达到较好的对位和对线，防止旋转和成角。

（一）非手术治疗患者的护理

（1）搬运尽量避免搬运或移动患者。搬运时将髋关节与患肢整个平托起，防止关节脱位或骨折断端移位造成新的损伤。

（2）体位。卧床期间保持患肢外展中立位，即平卧时两腿分开，腿间放枕头，脚尖向上或穿丁字鞋。不可侧卧，不可使患肢内收，坐起时不能交叉盘腿，以免发生骨折移位。

（3）功能锻炼。指导患肢股四头肌等长收缩、踝关节和足趾屈伸、旋转运动，每小时练习 1 次，每次 5min，以防下肢深静脉血栓形成、肌肉萎缩和关节僵硬。在锻炼患肢的同时，指导患者进行双上肢及健侧下肢全范围关节活动和功能锻炼。在病情允许的情况下，遵医嘱指导患者借助床栏更换体位、坐起、移动以及使用助行器、拐杖的方法。

（4）牵引护理。一般牵引6～8周后复查X线，若无异常可去除牵引后在床上坐起。3个月后骨折基本愈合，可扶双拐患肢不负重活动。6个月后根据骨折愈合情况决定是否挂拐或使用助行器行走。

（二）手术患者的护理

1. 手术适应证

对于不稳定性骨折、非手术治疗失败、伴有多发损伤、伴有股动脉损伤需要修补者、不能耐受长期卧床者、病理性骨折，目前多主张手术治疗。

2. 术前准备

（1）执行骨外科疾病术前护理常规。

（2）完善辅助检查，做好手术准备。

（3）体位。避免搬运或移动患者，必须搬运时将髋关节与患肢整个托起，患肢保持外展中立位。

（4）病情观察。观察意识及生命体征，对于出血多的患者，遵医嘱及时输血、输液扩容，观察皮肤有无发红或破溃、肢体末梢血液循环情况等，班班交接。皮牵引时执行骨科皮牵引护理操作规范。因疼痛影响休息时遵医嘱给予镇痛剂有效镇痛，保证睡眠。

（5）心理护理。为患者讲解手术的目的、方式，取得患者配合。

（三）术后护理

（1）执行骨外科疾病术后护理常规。

（2）体位与活动。患肢保持外展中立位，6h后病情平稳可取半坐位，逐渐过渡坐位。

（3）饮食护理。全麻患者胃肠功能恢复后指导患者由流质饮食逐渐过渡至半流质及普通饮食。

（4）病情观察。①严密观察意识及生命体征、尿量、患肢末梢血液循环等变化，若有异常，及时通知医师处理。②保持切口敷料清洁、干燥，观察切口周围张力，避免切口裂开。③保持引流管通畅，观察引流液的颜色、性质、量，指导患者翻身、活动时妥善固定防导管脱出。④观察抗凝药物的不良反应皮肤及黏膜有无出血点、瘀斑、鼻衄，伤口处有无异常出血等。

（5）疼痛护理。正确疼痛评分并及时进行疼痛干预，用止痛泵者，对效果及副作用进行观察。

（6）预防并发症。①心脑血管意外及应激性溃疡。老年患者出现头痛、头晕、四肢麻木、表情异常（口角㖞斜、流口水等）、健肢活动障碍、心前区不适和疼痛、脉搏细速、血压下降、腹部不适、呕血、便血等症状，应及时报告医生紧急处理。②下肢深静脉血栓形成重在预防。严密观察肢体的肿胀程度，采用物理方法（患者的主动及被动活动、气压治疗）及药物预防等。注意下肢皮温及小腿的周径。一旦静脉血栓形成，尽量避免患肢的活动，嘱患者勿揉、捏、按摩患肢，以防血栓脱落，并及时请相关科室会诊。③如坠积性肺炎、尿路感染、便秘、压疮、血栓性静脉炎等，应做好相应的护理措施。

（四）健康指导

（1）向患者介绍疾病有关知识，股骨干骨折常采用保守疗法，因为大腿周围的肌肉丰富，不适于石膏固定，因此多采用牵引疗法。对于成年人需要做骨牵引，老人及小儿一般做皮牵引。

（2）向家长解释，3岁以内的小儿股骨干骨折必须行双腿悬吊牵引，一条腿骨折，健腿也要上牵引。

（3）强调维持正确牵引体位的重要性及保持有效牵引的方法。牵引时小儿的臀部必须离开床面，才能起到牵引的作用。

（4）小儿的活动量很大，在卧床牵引期间仍不断活动身体，有时扭转吊着的双腿，从仰卧位翻转成俯卧位，家长应在旁守护，防止意外。特别是骨折后期，随着疼痛减轻，活动也越来越大，有时要加以约束。

（5）因为小儿是仰卧位，吃喝很不方便。家长喂食时，勿将饼干、馒头渣落到小儿身体背后。应保持床铺清洁、干燥，尿、粪浸湿的床单要告知医务人员，以便及时更换。

（6）告知维持牵引的时间小儿骨折愈合较快，一般4～6周可解除牵引，在床上活动，患肢不能负重。

（7）告诫患者畸形愈合的危害，取得患者的合作。成人骨钉牵引时，要保持患肢外展中立位。自己不可随意减轻牵引重量。

（8）由于股骨干骨折后的愈合及重塑时间延长，因此需较长时间扶拐锻炼。应教会患者正确使用双拐。

（9）出院指导1个月后可以拆掉石膏后下地，但患肢不负重，3个月后参阅X线片，骨折愈合后患肢可负重，2～3个月后行X线片复查。若骨折已骨性愈合，可酌情使用单拐而后弃拐行走。

第六节　胫腓骨干骨折

一、概念

胫腓骨干骨折指胫骨平台以下至踝以上部分发生的骨折。胫腓骨干骨折是长骨骨折中最常见的一种，以青壮年和儿童居多。

二、护理评估

（一）健康史

（1）一般情况。包括年龄、性别、婚姻、职业和运动爱好等。

（2）外伤史。了解受伤的时间、原因和部位，受伤时的体位、症状和体征，搬运方式、急救情况，有无昏迷史和其他部位复合伤等。

（3）既往史。重点了解与骨折愈合有关的因素，如患者有无骨质疏松、骨折、骨肿瘤病史或手术史。

（二）临床表现

评估有无休克或体温异常的症状；是否有骨折局部的一般表现和专有体征；皮肤是否完整，开放性损伤的范围、程度和污染情况；有无其他重要伴发伤，如神经、血管或脊髓损伤；有无骨折后早期和晚期并发症；石膏固定、夹板固定或牵引固定是否维持于有效状态等。

（三）辅助检查

X 线检查膝关节和踝关节。了解有无 X 线、CT、MRI 及其他有关手术耐受性检查（如心电图、肺功能检查）等的异常发现。

（四）心理－社会状况

了解患者对疾病的认知程度，对治疗方案和疾病预后有何顾虑和思想负担；了解患者的朋友及家属对其关心和支持程度；了解家庭对治疗的经济承受能力。

三、常见护理诊断／问题及护理目标

（一）护理诊断

（1）疼痛。与骨折部位神经损伤、软组织损伤、肌肉痉挛和水肿有关。

（2）有外周神经血管功能障碍的危险。与骨和软组织损伤、外固定不当有关。

（3）躯体活动障碍。与骨折、牵引或石膏固定有关。

（4）潜在并发症。休克、脂肪栓塞综合征、骨筋膜室综合征、静脉血栓栓塞症、关节僵硬等。

（二）护理目标

（1）患者主诉骨折部位疼痛减轻或消失。

（2）患肢末端维持正常的组织灌注，皮肤温度和颜色正常，末梢动脉搏动有力，感觉正常。

（3）患者能够在不影响牵引或固定的情况下有效移动。

（4）患者未出现并发症，或并发症得到及时发现和处理。

四、护理措施

（一）非手术治疗患者的护理

（1）手法复位外固定。无移位骨折、稳定的胫腓骨干横形骨折或短斜形骨折可在手法复位后用小夹板或石膏固定，10～12周可扶拐部分负重行走。单纯胫骨干骨折由于有完整腓骨的支撑，多无明显移位，石膏固定10～12周后可下地活动。单纯腓骨干骨折若不伴有上、下胫腓联合分离，也无须特殊治疗。为减少下地活动时疼痛，用石膏固定3～4周。

（2）牵引复位。不稳定的胫腓骨干双骨折可采用跟骨结节牵引，纠正缩短畸形后行手法复位，小夹板固定。6周后去除牵引，改用小腿功能支架固定，或行长腿石膏固定，10～12周后扶拐部分负重行走。观察患者意识和生命体征，患肢固定和愈合情况，患肢远端肤色、皮温、脉搏搏动血液循环、感觉和运动等。对石膏固定等患者，还应密切观察患肢末梢血液循环情况，检查局部包扎有无过紧等。

（二）手术患者的护理

1. 手术适应证

（1）严重的胫骨干开放性骨折伴有广泛的软组织损伤，或需进行植皮或广泛的整形手术。

（2）同侧肢体多发骨折，伴有股骨干骨折和其他大的创伤者。

（3）胫骨多段骨折，中间段骨片有移位者。

（4）胫骨干骨折，骨片脱落，造成骨缺损者。

（5）胫骨干骨折经闭合整复治疗，不能达到满意效果，有旋转或成角移位者。

2. 术前护理

（1）完善辅助检查。术前做好药敏试验，备血，指导患者进行床上大小便训练，教会患者功能锻炼的方法。①协助患者沐浴/擦浴、更衣，修剪指/趾甲，取下配饰。②术前 1d 晚保证睡眠，必要时使用镇静剂。③术日晨测量生命体征，备齐药品。执行术前医嘱，与手术室护士交接并签名。

（2）体位。根据病情遵医嘱取合适体位。

（3）观察病情变化。观察生命体征及评估全身情况。

（4）心理护理。讲解手术相关知识及术前注意事项，缓解患者紧张焦虑情绪。

3. 术后护理

（1）执行骨外科疾病术后护理常规。

（2）体位与活动患肢抬高，保持外展中立位。

（3）饮食护理。根据麻醉方式指导患者进食，无禁忌的情况下由流质逐渐过渡到普通饮食，给予高蛋白、高热量、高维生素、易消化食物，预防便秘。

（4）病情观察。①观察病情变化，必要时予以吸氧、输血等护理措施。严密监测生命体征，特别是体温变化，必要时，高热者石膏开窗观察局部有无感染。②保持切口敷料清洁、干燥，观察切口周围张力，避免切口裂开。观察患肢末梢血液循环，若患肢有麻木、明显肿胀、皮温低、肢体颜色苍白等异常，及时通知医师处理。③有引流管的患者指导患者翻身、活动时妥善固定防脱出，保持管道通畅，观察引流液的颜色、质、量。

（5）疼痛护理。有效镇痛，因疼痛影响休息时，遵医嘱给予镇痛剂等药物，缓解疼痛，保证睡眠。

（6）并发症的预防。心脑血管意外及应激性溃疡、血管神经损伤、切口感染、静脉血栓形成、关节僵硬、肌肉萎缩、便秘等。

（三）健康指导

（1）安全指导。指导患者及家属评估家居环境的安全性，妥善放置可能影响患者活动的障碍物，如小块地毯、散放的家具等。指导患者安全使用步行辅助器械或轮椅。行走练习需有人陪伴，以防跌倒。

（2）功能锻炼。告知患者出院后继续功能锻炼的意义和方法。指导家属如何协助患者完成各种活动。如屈伸有困难时应辅以外力锻炼，主要的方法有弓步压腿，扶床下蹲，负重伸膝等。一般来说，由于较长时间固定，膝关节存在不同程度的功能障碍，应采取多种形式进行锻炼，如主动和被动、床上和床下、器械和非器械等锻炼方法相结合。先由他人帮助屈膝，有一定活动度后改为主动活动。患者可在卧床时主动伸屈膝关节，也可下地扶床边或门框下蹲，锻炼膝关节伸、屈功能。压沙袋法锻炼膝关节的屈曲功能：患者坐于床边，将患肢伸出床沿，在踝部吊一个 3kg 的沙袋，每次练习 15min，2 ～ 3 次 /d。

（3）复诊指导。每月复诊 1 次。告知患者若骨折远端肢体肿胀或疼痛明显加重，肢体感觉麻木、肢端发凉，夹板、石膏或外固定器械松动等，应立即到医院复查。

第七节　髌 骨 骨 折

一、概念

髌骨是全身最大的籽骨，髌骨骨折较常见，多发生于 30 ～ 50 岁男性。

二、护理评估

（一）健康史

评估患者受伤情况：①局部肿胀、皮下瘀血、压痛、有无畸形等。②疼痛部位，疼痛程度、性质。③评估患者骨折类型，有无骨折移位。④评估患者伤侧肢体功能情况，如有无异常活动及骨擦音，是否合并神经损伤等。⑤了解患者一般资料、现病史、有无外伤史、既往病史、过敏史、有无冠心病、高血压病、糖尿病等疾病。

（二）辅助检查

影像学检查：常规拍摄正位、侧位及轴位 X 线片。正位片有助于诊断星状骨折、横断骨折和下极骨折。侧位 X 线片能够提供髌骨的全貌，以及骨折块移位的关节面出现"台阶"的程度。行轴位 X 线检查有利于排除边缘纵形骨折。关节造影、CT 扫描或 MRI 检查有助于诊断边缘骨折或游离的骨软骨骨折。

三、常见护理诊断／问题及护理目标

（一）护理诊断

（1）疼痛。与摔伤致髌骨骨折有关。

（2）焦虑。与疼痛、担心预后及手术有关。

（3）躯体移动障碍。与疼痛、肌力下降等有关。

（4）潜在并发症。关节僵硬、深静脉血栓、压疮等。

（二）护理目标

（1）通过使用镇静剂、指导患者分散注意力，使患者疼痛感减轻。

（2）患者能正确对待疾病，树立信心，焦虑减轻。

（3）通过协助或指导运动和功能锻炼来帮助患者逐渐恢复活动能力。

（4）患者未发生并发症或并发症得到治疗。

四、护理措施

（一）非手术治疗患者的护理

（1）对于无移位、闭合、伸膝装置完整的骨折，早期肿胀严重时应在无菌条件下抽吸血肿，用上下长腿石膏托或石膏管型固定。

（2）一般石膏固定 1～2 周，开始练习股四头肌收缩，2 周后练习直腿抬高。4～6 周后去除外固定，开始逐步进行膝关节的屈曲活动并持双拐练习负重。

（二）手术患者的护理

1. 手术适应证

横断骨折移位超过 2mm 或移位的粉碎骨折应考虑手术治疗。

2. 术前护理

（1）心理护理。由于髌骨粉碎性骨折起病急，突如其来的疼痛及肢体活动受限，易使患者出现紧张、焦虑、烦躁、怨恨等心理问题。护士应热情接待，妥善安置患者，向患者介绍手术的目的、方法及安全性，让患者消除思想顾虑，积极配合治疗和护理。

（2）术前常规准备。髌骨粉碎性骨折最佳手术时间为伤后 6～8h，复位固定后可早期活动，功能恢复好。尽早做好术前准备，如皮肤准备、药物过敏试验。

（3）饮食护理。宜食高蛋白、高维生素、高钙、粗纤维及果胶成分丰富且易消化的食物。

（4）体位护理。石膏固定后将患肢放于枕上，抬高患肢，使患肢高于心脏水平面 20cm，以利静脉血液和淋巴液的回流，减轻肿胀。保护石膏，防止折断。

（5）疼痛护理。由于骨折后局部肿胀、关节内积液积血、外固定物过紧等致疼痛厉害，表现为受压组织处或肢体远端剧烈疼痛，并伴有皮肤苍白、麻木、温度降低，严重时出现被动伸趾时疼痛加剧。处理：早期冷敷，加压包扎，以减少局部出血，减轻肿胀；若为外固定包扎过紧，则松解外固定物，必要时，遵医嘱予以止痛剂。

3. 术后护理

（1）一般护理。患者回病房后，患肢膝下垫软枕，抬高 48h，以促进血液回流，还可以每 1～2h 冷敷 10～15min，以减轻局部充血，同时应注意观察弹力绷带的松紧度。

（2）生命体征观察。患者返回病房后，及时向麻醉医生了解患者术中情况，严密观察患者生命体征的变化。

（3）严密观察患肢的血液循环和肿胀情况，如发现肢体远端苍白、发绀、疼痛、感觉减退及麻木等异常情况，应及时通知医生并妥善处理。如足趾血运障碍，应立即将石膏剪开减压，如足趾血运尚好，但皮肤感觉减退，足趾不能主动活动，考虑是神经受压，应在受压部位开窗减压或更换石膏。

（4）严密观察患肢伤口渗血及引流情况。

（5）患肢应术后常用弹力绷带包扎肢体，以减轻关节内积液。但可因包扎过紧，使肿胀加重而引起血液循环障碍，应予以重视并定时巡视，以及时发现和处理。

（6）功能锻炼。向患者介绍髌骨骨折可能出现的不良后果，如髌骨关节创伤性关节炎伸膝功能障碍，使患者明白功能锻炼的重要性，主动并积极配合功能锻炼。①股四头肌等长收缩运动。伤后疼痛稍减轻后，即应开始练习股四头肌等长收缩，每小时不少于 100 次，每天餐后半小时练习，以防股四头肌粘连、萎缩、伸膝无力，为下地行走打好基础。髌骨全切除术后，股四头肌伸膝力臂缩短，致伸膝无力，易疲劳，应术后 4 周进行；抱膝圈固定后应在 2 周以后进行，以免骨折分离移位。②髌骨被动活动。每天向左右两侧推动髌骨，防止髌骨与关节面粘连，患者坐起时，自己也要随时推动。③抱膝圈固定法。固定后即可开始练习踝关节的背屈、跖屈运动和足趾关节活动。④直腿抬高运动。膝部软组织修复愈合后开始练习抬腿运动。⑤伤口拆线后，如局部不肿胀、无积液，可带着石膏托扶双拐下地，患肢不负重。⑥4～6 周去除外固定后，开始练习膝关节屈、伸活动。刚开始如屈伸有困难，应辅以外力锻炼，主要的方法有弓步压腿、扶床下蹲、负重伸膝等。一般来说，由于较长时间固定，膝关节存在不同程度的功能障碍，应采取多种形式进行锻炼，如主动和被动、床上和床下、器械和非器械等锻炼方法相结合。先由他人帮助屈膝，有一定活动度后改为主动活动。患者可在卧床时主动伸屈膝关节，也可下地扶床边或门框下蹲，锻炼膝关节伸、屈功能。压沙袋法锻炼膝关节的屈曲功能：患者坐于床边，将患肢伸出床沿，在踝部吊一个 3kg 的沙袋，每次练习 15min，2～3 次 /d。

（三）健康指导

向患者讲解运动内容、方法及注意事项，要争取家属及亲属的支持与配合，以便督促患者继续加强各种功能锻炼，如练习膝关节屈伸活动，活动幅度由小到大，不能停止运动或过激运动，指导患者按期进行复查，避免提前弃拐。1 个月后复查。根据骨折愈合情况确定取出内固定时间，一般为 8 个月。

第八节　脊　柱　损　伤

一、概念

脊柱骨折约占全身骨折的 6.4%，其中以胸腰段脊柱骨折最多见。脊柱骨折可以并发脊髓或马尾神经损伤，特别是颈椎骨折 – 脱位合并有脊髓损伤者，往往能严重致残甚至致命。每块脊椎骨分为椎体与附件两部分。从解剖结构和功能上讲，整个脊柱可以被分成前、中、后三柱。其中，中柱和后柱包裹了脊髓和马尾神经，此处损伤可以累及神经系统，特别是中柱的损伤，碎骨片和髓核组织可以突入椎管的前半部导致脊髓损伤，因此对每个脊柱骨折患者都必须了解有无中柱损伤。

二、护理评估

（一）健康史

（1）一般情况。包括年龄、性别、婚姻和职业等。

（2）外伤史。应详细了解患者受伤的时间、原因和部位，受伤时的体位、症状和体征，搬运方式、急救情况，有无昏迷史和其他部位复合伤等。

（3）既往史与服药史。评估患者既往健康状况，有无脊柱受伤或手术史，近期是否因其他疾病而服用激素类药物，以及服用的剂量、时间和疗程。

（二）临床表现

（1）生命体征与意识。评估患者的呼吸、血压、脉搏、体温和意识情况。

（2）排尿和排便。了解有无尿潴留或充盈性尿失禁；尿液颜色、量和比重变化；有无便秘或大便失禁。

（3）皮肤组织损伤。受伤部位有无皮肤组织破损，肤色和皮温改变，活动性出血及其他复合型损伤的迹象。

（4）腹部体征。有无腹胀和麻痹性肠梗阻征象。

（5）神经系统功能。躯体痛、温、触及位置觉的丧失平面及程度，肢体运动、反射和括约肌功能损伤情况。

（三）辅助检查

了解有无 X 线、CT、MRI 及其他有关手术耐受性检查（心电图、肺功能检查）等的异常发现。X 线检查可显示骨折类型及骨折块移位情况，CT 和三维重建可明确骨折类型并避免遗漏。伴神经损伤症状时，可行腰骶部 MRI 检查，以排除脊髓神经根损伤压迫。

（四）心理 – 社会状况

了解患者对疾病的认知程度，对手术和疾病预后有何顾虑和思想负担；了解朋友及家属对患者的关心、支持程度；家庭对手术的经济承受能力。

三、常见护理诊断／问题及护理目标

（一）护理诊断

（1）焦虑。与担心预后有关。

（2）有皮肤受损的危险。与长期卧床，局部缺血缺氧有关。

（3）清理呼吸道低效。与气管插管，呼吸肌乏力有关。

（4）有外伤的危险。与肢体活动障碍，感觉异常有关。

（5）潜在并发症。深静脉血栓、压疮等。

（二）护理目标

（1）减轻患者的焦虑程度，使其配合治疗和护理。

（2）皮肤破损愈合，不出现新的皮肤损伤。

（3）能有效咳嗽咳痰，呼吸困难缓解，未发生窒息。

（4）患者未出现外部受伤，能采取自护措施。

（5）术后未发生或发生并发症后即给予及时治疗和处理。

四、护理措施

（一）非手术治疗的护理

（1）病情观察，做好护理记录。

（2）患者应平卧硬板床，保持脊柱平直。

（3）协助患者翻身时，使用轴线翻身法。

（4）合并高位截瘫的患者，注意观察其生命体征、肢体活动及躯体麻痹平面的变化，备好各种急救用品。

（5）给药护理。服药后观察效果和反应。

（6）饮食护理。久卧患者的肠蠕动减慢，应多食蔬菜和水果，以防便秘。

（7）加强心理护理，疏导患者不良情绪使其配合治疗，安心养病。

（8）需牵引复位者，按牵引术护理。

（二）手术患者的护理

1. 手术的适应证

脊柱骨折压缩比较严重或者是椎体的爆裂性骨折，有骨块突入椎管以内，椎管有狭窄或者是伴随有脊髓神经损伤的患者。

2. 术前护理

（1）心理护理。突如其来的疼痛及肢体活动受限，易使患者出现紧张、焦虑、烦躁、怨恨等心理问题。护士应热情接待，妥善安置患者，向患者介绍手术的目的、方法及安全性，让患者消除思想顾虑，积极配合治疗和护理。

（2）病情观察。脊柱损伤后或受手术刺激后易出现脊髓水肿反应，应密切观察躯体及肢体感觉和运动情况，当出现瘫痪平面上升、肢体麻木、肌力减弱或不能活动时，应立即通知医师处理。

（3）体位与活动。瘫痪肢体保持关节处于功能位，防止关节屈曲、过伸或过展。可用矫正鞋或支足板固定足部，以防足下垂。每天应对瘫痪肢体做被动的全范围关节活动和肌肉按摩，以防止肌肉萎缩和关节僵硬，减少截瘫后并发症。上肢功能良好者可以通过举哑铃和拉拉力器等方法增强上肢力量，为今后的生活自理做准备，并增强患者的信心和对生活的热爱。

（4）术前准备。①进食高蛋白、富维生素、清淡的食物。忌吸烟。②拟手术治疗时，积极做好术前准备和术前指导。③防止脊柱再骨折或骨折移位，患者需绝对卧床，睡硬板床。根据脊髓受压情况，将肢体按功能位放置防止肌肉萎缩、关节畸形。翻身时，严格按照轴线翻身法移动，由 2～3 人用手同时用力将患者平托至硬板床上，或者由 2～3 人扶患者躯干，使身体成整体滚动至硬板床上。④牵引患者按牵引护理常规处理。⑤有针对性地对患者进行心理疏导，协助患者进行生活护理。

（三）术后护理

（1）了解麻醉和手术方式、术中补液和输血情况。

（2）术后监测生命体征及病情变化，观察引流和功能恢复程度。颈胸椎骨折的患者密切观察呼吸情况，出现呼吸困难及时处理。

（3）肢体血液循环不良时，略抬高患肢，高于心脏水平。

（4）留置引流管的患者，按引流管护理常规处理。

（四）健康指导

（1）注意休息，活动时注意安全，防止再次损伤。

（2）根据损伤部位指导患者术后 3 个月内下床活动时带颈围、腰围或支架，半年内避免从事重体力劳动。

（3）行内固定术后 1 个月、3 个月、6 个月后复查，检查内固定有无松动移位，观察骨折愈合及神经恢复情况，并指导其后期进行康复锻炼。

第九节 脊 髓 损 伤

一、概念

脊髓损伤是脊柱骨折的严重并发症，由于椎体的移位或碎骨片突出于椎管内，使脊髓或马尾神经产生不同程度的损伤，多发生于颈椎下段和胸腰段。

二、护理评估

（一）健康史

（1）一般情况。包括年龄、性别、婚姻和职业等。

（2）外伤史。应详细了解患者受伤的时间、原因和部位，受伤时的体位、症状和体征，搬运方式、急救情况，有无昏迷史和其他部位复合伤等。

（3）既往史与服药史。评估患者既往健康状况，有无脊柱受伤或手术史，近期是否因其他疾病而服用激素类药物，以及服用的剂量、时间和疗程。

（二）临床表现

（1）生命体征与意识。评估患者的呼吸、血压、脉搏、体温和意识情况。

（2）排尿和排便。了解有无尿潴留或充盈性尿失禁，尿液颜色、量和比重变化。有无便秘或大便失禁。

（3）皮肤组织损伤。受伤部位有无皮肤组织破损，肤色和皮温改变，活动性出血及其他复合型损伤的迹象。

（4）腹部体征。有无腹胀和麻痹性肠梗阻征象。

（5）神经系统功能。躯体痛、温、触及位置觉的丧失平面及程度，肢体运动、反射和括约肌功能损伤情况。

（三）辅助检查

了解有无 X 线、CT、MRI 及其他有关手术耐受性检查（心电图、肺功能检查）等的异常发现。X 线检查可显示骨折类型及骨折块移位情况，CT 和三维重建可明确骨折类型并避免遗漏。伴神经损伤症状时，可行腰骶部 MRI 检查，以排除脊髓神经根损伤压迫。

（四）心理 – 社会状况

了解患者对疾病的认知程度，对手术和疾病预后有何顾虑和思想负担；了解朋友及家属对患者的关心、支持程度；家庭对手术的经济承受能力。

三、常见护理诊断 / 问题及护理目标

（一）护理诊断

（1）低效性呼吸形态。与脊髓损伤、呼吸肌无力、呼吸道分泌物排出不畅有关。

（2）体温过高或体温过低。与脊髓损伤、自主神经系统功能紊乱有关。

（3）尿潴留。与脊髓损伤，逼尿肌无力有关。

（4）便秘。与脊髓神经损伤、液体摄入不足、饮食和活动受限有关。

（5）有皮肤完整性受损的危险。与肢体感觉及活动障碍有关。

（6）潜在并发症。深静脉血栓、坠积性肺炎、压疮等。

（二）护理目标

（1）患者呼吸道通畅，能够维持正常呼吸功能。

（2）患者体温保持在正常范围。

（3）患者能有效排尿或建立膀胱的反射性排尿功能。

（4）患者能有效排便。

（5）患者皮肤清洁、完整，未发生压疮。

（6）患者未发生并发症或者并发症得到治疗。

四、护理措施

（一）非手术治疗的护理

1. 心理护理

突如其来的疼痛及肢体活动受限，易使患者出现紧张、焦虑、烦躁、怨恨等心理问题。护士应热情接待，妥善安置患者，向患者介绍手术的目的、方法及安全性，让患者消除思想顾虑，积极配合治疗和护理。

2. 病情观察

脊髓损伤后或受手术刺激后易出现脊髓水肿反应，应密切观察躯体及肢体感觉和运动情况，当出现瘫痪平面上升、肢体麻木、肌力减弱或不能活动时，应立即通知医师处理。

3. 体位与活动

瘫痪肢体保持关节处于功能位，防止关节屈曲、过伸或过展。可用矫正鞋或支足板固定足部，以防足下垂。每天应对瘫痪肢体做被动的全范围关节活动和肌肉按摩，以防止肌肉萎缩和关节僵硬，减少截瘫后并发症。上肢功能良好者可以通过举哑铃和拉拉力器等方法增强上肢力量，为今后的生活自理做准备。

4. 并发症的护理

脊髓损伤一般不直接危及生命，其并发症是导致患者死亡的主要原因。

（1）呼吸道感染是晚期死亡常见原因。由于呼吸肌力量不足，或者患者因怕疼不敢深呼吸和咳嗽，使呼吸道的阻力增加，分泌物不易排出，久卧者容易产生坠积性肺炎。一般在1周内便可发生呼吸道感染，吸烟者更易发生。患者常因呼吸道感染难以控制或痰液堵塞气管窒息而死亡。

护理中应注意维持有效呼吸，防止呼吸道感染。①病情观察。观察患者的呼吸功能，如呼吸频率、节律、深浅，有无异常呼吸音，有无呼吸困难表现等；监测血氧饱和度。②氧气吸入。若患者呼吸 > 22 次 /min、鼻翼扇动、摇头挣扎、嘴唇发绀等，则应立即吸氧，寻找和解除原因，必要时协助医师行气管插管、气管切开或呼吸机辅助呼吸等。③减轻脊髓水肿。遵医嘱给予地塞米松、甘露醇、甲泼尼龙等治疗，以避免因进一步脊髓损伤而抑制呼吸功能。④保持呼吸道通畅。预防因气道分泌物阻塞而并发坠积性肺炎和肺不张。指导患者深呼吸和咳嗽咳痰，每 2h 协助翻身拍背 1 次，遵医嘱给予雾化吸入，经常做深呼吸和上肢外展动作，以促进肺膨胀和有效排痰。对不能自行咳嗽咳痰或有肺不张者，及时吸痰。对气管插管或气管切开者做好相应护理。及时处理肠胀气、便秘，不要用厚棉被压盖胸腹，以免影响患者呼吸。⑤控制感染。已经发生肺部感染者应遵医嘱选用合适的抗生素，注意保暖。

（2）体温失调。颈髓损伤后，自主神经系统功能紊乱，受伤平面以下毛细血管网舒张而无法收缩，皮肤不能出汗，对气温的变化丧失了调节和适应能力。室温 > 32℃时，闭汗使患者容易出现高热（> 40℃）；若未有效保暖，大量散热也可使患者出现低温（< 35℃），都是病情危险的征兆。患者体温升高时，应以物理降温为主，如冰敷、温水擦浴、冰盐水灌肠等。必要时给予输液和冬眠药物。夏季将患者安置在阴凉或设有空调的房间。对低温患者应以物理复温为主，如使用电热毯、热水袋或电烤架等逐渐复温，但要防止烫伤，同时注意保暖。

（3）泌尿系感染和结石。由于患者需长期留置导尿管，容易发生泌尿系感染与结石，男性患者还会发生附睾炎。主要护理措施包括：①留置导尿或间歇导尿。在脊髓休克期应留置导尿，持续引流尿液并记录尿量，以防膀胱过度膨胀。2 ~ 3h 后改为每 4 ~ 6h 开放 1 次尿管，或白天每 4h 导尿 1 次，晚间每 6h 导尿 1 次，以防膀胱萎缩。②排尿训练。根据脊髓损伤部位和程度不同，3 周后部分患者排尿功能可逐渐恢复，但脊髓完全性损伤者则需要进行排尿功能训练。当膀胱胀满时，鼓励患者增加腹压，用右手由外向内按摩下腹部，待膀胱缩成球状，紧按膀胱底向前下方挤压，在膀胱排尿后用左手按在右手背上加压，待尿液不再流出时，可松手再加压一次，将尿液排尽，训练自主性膀胱，争取早日拔去导尿管，这种方法对马尾神经损伤者特别有效。同时，根据患者病情训练膀胱的反射排尿功能。③预防感染。鼓励患者每天饮水 3 000ml 以上，以稀释尿液。尽量排尽尿液，减少残余尿液。每天清洁会阴部 2 次。根据需要更换尿袋及导尿。必要时做膀胱冲洗，以冲出膀胱中积存的沉渣。定期检查残余尿量、尿常规和中段尿培养，及时发现泌尿系统感染征象。一旦发生感染，增加饮水或输液量，持续开放导尿管，遵医嘱使用抗生素，病情允许时抬高床头。需长期留置导尿管而又无法控制泌尿系统感染者，应教会患者遵循无菌操作法进行间歇导尿，也可作永久性耻骨上膀胱造瘘术。

（4）便秘。脊髓损伤后，肠道的神经功能和膀胱一样受到破坏，结肠蠕动减慢，使水分吸收较多，而活动减少和饮水减少也是便秘的原因。指导患者多食富含膳食纤维的食物、新鲜水果和蔬菜，多饮水。餐后 30min 作腹部按摩，从右到左，沿大肠走行的方向，以刺激肠蠕动。对顽固性便秘者可遵医嘱给予灌肠或缓泻剂。部分患者通过持续的排便训练可逐渐建立起反射性排便。方法为尽量取坐位以增加腹压，每天定时用手指按压肛门周围或者扩张肛门，刺激括约肌，反射性地引起肠蠕动。

（5）压疮。截瘫患者长期卧床，皮肤知觉丧失，骨隆突部位的皮肤长时间受压于床褥与骨隆突之间而发生神经营养性改变，从而出现压疮。压疮最常发生的部位为骶尾部、股骨大转子、髂脊和足跟等处。截瘫患者出现压疮后极难愈合，压疮每天渗出大量体液，消耗蛋白质，又是感染进入的门户，患者可因消耗衰竭或脓毒症而致死。对患者应加强皮肤护理，预防压疮。

（二）手术患者的护理

1. 手术的适应证

（1）脊柱骨折 – 脱位有关节突交锁者。

（2）脊柱骨折复位不满意，或仍有脊柱不稳定因素存在者。

（3）影像学显示有骨片凸出至椎管内压迫脊髓者。

（4）截瘫平面不断上升，提示椎管内有活动性出血者。手术的效果术前难料，对于不完全性瘫痪者更应持积极态度。

2. 术前、术后护理

同脊柱损伤术前、术后的护理。

（三）健康指导

（1）功能锻炼。指导患者坚持康复锻炼和理疗，以促进身体功能恢复和预防并发症。病情允许时，指导患者练习床上坐起，学习使用轮椅、拐杖或助行器等移动工具，练习上下床和行走。患者下地时应有专人保护，以防跌倒。

（2）间歇导尿。鼓励上肢功能良好的患者尽早开始自我间歇导尿。若患者无法实施，则指导患者家属进行间歇导尿，防止因长期留置导尿管引起泌尿系统感染。

（3）复诊指导。告知患者定期返院复诊，随时监测病情变化，及时发现并发症并处理。

第十节 肋 骨 骨 折

一、概念

肋骨骨折是最常见的胸部损伤，指暴力直接或间接作用于肋骨，使肋骨的完整性和连续性中断。第 1～3 肋骨粗短，且有锁骨、肩胛骨保护，不易发生骨折，一旦骨折，说明致伤暴力巨大，常合并锁骨、肩胛骨骨折和颈部、腋部血管神经损伤。第 4～7 肋骨长而薄，最易折断。第 8～10 肋骨前端肋软骨形成肋弓与胸骨相连，而第 11～12 肋前端游离，弹性较大，均不易发生骨折。若发生骨折，应警惕腹内脏器和膈肌损伤。

根据骨折断端是否与外界相通，可以分为开放性肋骨骨折和闭合性肋骨骨折。根据损伤程度，肋骨骨折又分为单根单处肋骨骨折、单根多处肋骨骨折、多根单处肋骨骨折和多根多处肋骨骨折。

二、护理评估

（一）临床表现

（1）症状。肋骨骨折断端可刺激肋间神经产生局部疼痛，当深呼吸、咳嗽或改变体位时疼痛加剧；胸痛使呼吸变浅、咳嗽无力，呼吸道分泌物增多、潴留，易致肺不张和肺部感染。部分患者可因肋骨折断向内刺破肺组织而出现咯血；根据肋骨骨折损伤程度不同，可出现不同程度的呼吸困难、发绀或休克等。

（2）体征。受伤胸壁可见肿胀、畸形，局部明显压痛；挤压胸部疼痛加重，甚至产生骨擦音；多根多处肋骨骨折者，伤处可见胸壁反常呼吸运动；部分患者出现皮下气肿。

（二）辅助检查

（1）实验室检查。出血量大者，血常规示血红蛋白和血细胞比容下降。

（2）影像学检查。胸部 X 线和 CT 检查可显示肋骨骨折的断端错位、断裂线及血气胸等，但不能显示前胸肋软骨折断征象；肋骨三维重建 CT 可以更好地显示肋骨骨折情况。

三、常见护理诊断 / 问题及护理目标

（一）护理诊断

（1）低效性呼吸形态。与肋骨骨折，影响胸壁运动有关。

（2）疼痛。与肋骨骨折有关。

（3）潜在并发症。血气胸、胸腔脏器损伤。

（二）护理目标

（1）患者呼吸道通畅，能够维持正常呼吸功能。

（2）患者疼痛能得到有效控制或缓解。

（3）患者未发生并发症或者并发症得到治疗。

四、护理措施

（一）非手术治疗的护理 / 术前护理

（1）维持有效气体交换。①现场急救。对于严重肋骨骨折，尤其是胸壁软化范围大、出现反常呼吸且危及生命的连枷胸患者，应协助医师采取急救措施。②保持呼吸道通畅。及时清理呼吸道分泌物，鼓励患者咳出分泌物和血性痰；对气管插管或切开、应用呼吸机辅助呼吸者，加强呼吸道护理，主要包括湿化气道、吸痰及保持管道通畅等。

（2）减轻疼痛。①妥善固定胸部；②遵医嘱使用镇痛药物；③患者咳嗽、咳痰时，协助或指导其用双手按压患侧胸壁，以减轻疼痛。

（3）病情观察。①密切观察生命体征、意识、胸腹部活动度等情况，若有异常，及时报告医师并协助处理；②观察患者有无皮下气肿，记录皮下气肿范围，若气肿迅速蔓延，应立即告知医师。

（4）术前准备。做好血型及交叉配血试验、手术区域备皮等术前准备。

（二）术后护理

（1）病情观察。密切观察呼吸、血压、脉搏及意识的变化，观察胸部活动情况。及时发现有无呼吸困难或反常呼吸，发现异常，及时通知医师并协助处理。

（2）防治感染。①监测体温变化，若体温超过 38.5℃ 且持续不退，通知医师及时处理；②鼓励并协助患者深呼吸、咳嗽、排痰，以减少呼吸系统并发症；③及时更换创面敷料，保持敷料清洁干燥和引流管通畅。

（三）健康教育

（1）合理饮食。进食清淡且富含营养的食物，多食水果、蔬菜，保持大便通畅；忌食辛辣刺激、生冷、油腻食物，以防助湿生痰；多饮水。

（2）休息与活动。保证充足睡眠，骨折已临床愈合者可逐渐练习床边站立、床边活动、室内步行等活动，并系好肋骨固定带。骨折完全愈合后，可逐渐加大活动量。

（3）用药指导。遵医嘱按时服用药物，服药时防止剧烈呛咳呕吐，影响伤口愈合。

（4）复诊指导。定期复查，不适随诊。

第十一节　骨盆骨折

一、概念

骨盆骨折约占全身骨折的 1.5%，常合并静脉丛和动脉大量出血，以及盆腔内脏器的损伤。开放性骨盆骨折的死亡率在 30%～50%，闭合性损伤的死亡率为 10%～30%，因此必须高度重视。骨盆骨折多由强大的直接暴力挤压骨盆所致。年轻人骨盆骨折主要是由于交通事故和高处坠落引起，老年人最常见的原因是跌倒。

二、护理评估

（一）健康史

（1）一般情况。包括年龄、性别、婚姻和职业等。

（2）外伤史。应详细了解患者受伤的时间、原因和部位，受伤时的体位、症状和体征，搬运方式、急救情况，有无昏迷史和其他部位复合伤等。

（3）既往史。评估患者既往健康状况。

（二）临床表现

（1）生命体征与意识。评估患者的呼吸、血压、脉搏、体温和意识情况。

（2）排尿和排便。了解有无尿潴留或充盈性尿失禁，尿液颜色、量和比重变化。有无便秘或大便失禁。

（3）皮肤组织损伤。受伤部位有无皮肤组织破损，肤色和皮温改变，活动性出血及其他复合型损伤的迹象。

（4）腹部体征。有无腹胀和麻痹性肠梗阻征象。

（三）辅助检查

了解有无 X 线、CT、MRI 及其他有关手术耐受性检查（心电图、肺功能检查）等的异常发现。X 线检查可显示骨折类型及骨折块移位情况，CT 和三维重建可明确骨折类型并避免遗漏。

（四）心理 – 社会状况

了解患者对疾病的认知程度，对手术和疾病预后有何顾虑和思想负担；了解朋友及家属对患者的关心、支持程度；家庭对手术的经济承受能力。

三、常见护理诊断 / 问题及护理目标

（一）护理诊断

（1）组织灌注不足。与骨盆损伤、出血等有关。

（2）排尿和排便形态异常。与膀胱、尿道、腹内脏器或直肠损伤有关。

（3）有皮肤完整性受损的危险。与骨盆骨折和活动障碍有关。

（4）躯体活动障碍。与骨盆骨折有关。

（二）护理目标

（1）严密监测患者生命体征变化，维持肌体平衡，必要时开通两组静脉通道输液，备血。

（2）患者能有效排尿 / 排便。

（3）患者皮肤清洁、完整，未发生压疮。

（4）患者能接受身体及生活改变的现实。

四、护理措施

原则是先处理休克和各种危及生命的合并症，再处理骨折。

（一）非手术治疗患者的护理

（1）卧床休息。骨盆边缘性骨折、骶尾骨骨折和骨盆环单处骨折时无移位，以卧床休息为主，卧床 3 ～ 4 周。

（2）牵引。单纯性耻骨联合分离且较轻者可用骨盆兜带悬吊固定。此法不适用于侧方挤压损伤导致的耻骨支横形骨折。但由于治疗时间较长，目前大多主张手术治疗。

（二）手术患者的护理

1. 手术的适应证

骨盆前后挤压型（如双侧耻骨支骨折、耻骨联合分离）、侧方挤压型。骨盆不稳定骨折伴有四肢开放性。骨盆骨折脱位合并内脏损伤、多发性骨折和休克。

2. 术前护理

（1）完善辅助检查。

（2）体位。协助患者取舒适的体位。

（3）病情观察。①监测生命体征。②注意全身和局部皮肤清洁，修剪指甲，避免感染，戒烟，训练患者在床上排便，指导术后功能锻炼的方法。

（4）心理护理。向患者讲解手术的方式、注意事项，帮助其缓解焦虑和恐惧心理，以取得配合。

3. 术后护理

（1）执行骨外科疾病术后护理常规。

（2）体位与活动。平卧位，卧气垫床，尽量减少搬动患者，术后次日可低坡位翻身（翻身角度＜30°）。

（3）饮食护理。鼓励患者多食高维生素、高蛋白和富含膳食纤维的食物，多饮水，保持大小便通畅。

4. 病情观察

（1）休克。注意患者生命体征的变化，发现血容量不足时，立即建立两条以上静脉通路，遵医嘱输血和补液，纠正血容量不足。

（2）泌尿系损伤。注意观察患者有无排尿困难、血尿等情况，留置导尿患者保持导尿管通畅。

（3）腹腔内脏损伤。观察有无腹痛、腹胀或腹膜刺激征等表现，若发现，及时遵医嘱处理内脏损伤。

（4）神经损伤。主要表现为括约肌功能障碍、肌萎缩无力或瘫痪，发现异常，及时报告医生处理。

5. 疼痛护理

及时评估患者疼痛情况，必要时遵医嘱给予镇痛剂，缓解疼痛，保证睡眠。

6. 预防并发症

（1）预防深静脉血栓。术后遵医嘱给予预防深静脉血栓药物，生命体征平稳后指导患者进行股四头肌等长收缩和踝关节背伸背屈运动，每组 15 个，每天 5 组，循序渐进。

（2）预防压疮。保持床单位整洁、干燥，使用气垫床，每 2h 抬臀、变换体位（翻身角度＜30°）。

（3）预防泌尿系感染。多饮水，预防泌尿系感染。

（三）健康指导

1.休息与活动

（1）体位。协助患者更换体位，骨折愈合后方可向患侧卧位。

（2）协助和指导患者合理活动。

（3）卧床休息，早期在床上做上肢伸展运动、下肢肌肉收缩以及足踝运动。

（4）伤后1周后半卧位及坐位练习，并做髋关节的伸展运动。

（5）伤后2～3周，如全身情况尚好，可下床站立并缓慢行走，逐渐加大活动量。

（6）伤后3～4周，不限制活动，练习正常行走及下蹲。

2.饮食指导

鼓励患者多食含膳食纤维的食物，多饮水，以利大便通畅。

3.心理指导

耐心讲解有关学知识，使患者正确地理解疾病发展，帮助患者树立乐观的治疗态度，鼓励患者树立战胜疾病的信心。

4.康复指导

由被动活动过渡到主动活动，范围由小到大，由单关节到多关节，由床上活动到床下运动，循序渐进，逐步适应。

第十二节　肩关节脱位

一、概念

肩关节运动涉及盂肱关节、肩锁关节、胸锁关节及肩胸关节，其中以盂肱关节的活动最重要，故临床上习惯将盂肱关节脱位称为肩关节脱位。肩关节由肩胛骨的关节盂和肱骨头构成，属球窝关节，关节盂小而浅，肱骨头大呈球形，其面积为关节盂的4倍，关节囊薄而松弛，所以肩关节是人体运动范围最大而又最灵活的关节，可做屈、伸、收、展、旋转及环转运动。肩关节周围有很多肌肉通过，这些肌肉维护了肩关节的稳定性，但肩关节的前下方肌肉较少，关节囊最松弛，是关节稳定性最差的薄弱点。

二、护理评估

（一）健康史

（1）一般情况。如年龄、出生时的情况、日常运动的量和强度等。

（2）外伤史。评估患者有无突发外伤，受伤后的症状和处理方法。

（3）既往史。患者既往有无类似外伤病史、有无习惯性关节脱位、既往脱位后的治疗及恢复情况等。

（二）临床表现

评估患肢疼痛程度、有无血管或神经受压的表现、有无皮肤受损；评估生命体征、躯体活动能力、生活自理能力等。

（三）辅助检查

X线检查可显示骨折类型及骨折块移位情况，CT和三维重建可明确骨折类型并避免遗漏。

三、常见护理诊断／问题及护理目标

（一）护理诊断／问题

（1）疼痛。与关节脱位引起局部组织损伤及神经受压有关。

（2）躯体活动障碍。与关节脱位、疼痛、制动有关。

（3）潜在并发症。血管、神经受损。

（二）护理目标

（1）患者疼痛减轻或消失。

（2）患者关节活动能力和舒适度改善。

（3）患者未出现血管、神经损伤等并发症，或得到及时发现和处理。

四、护理措施

（一）非手术治疗的护理

1.病情观察

定时观察患肢远端血运、皮肤颜色、温度、感觉和活动情况等。发现患肢苍白、发冷、肿胀、疼痛加剧、感觉麻木等，及时通知医师并配合处理。

2. 体位护理

抬高患肢并保持患肢于关节的功能位，以利于静脉回流，减轻肿胀。

3. 疼痛护理

（1）避免加重疼痛的因素。进行护理操作或移动患者时，托住患肢，动作轻柔，以免用力不当加重疼痛。

（2）镇痛。受伤24h内局部冷敷以消肿镇痛，24h后局部热敷以减轻肌肉痉挛引起的疼痛。还可应用心理暗示、转移注意力或松弛疗法等非药物镇痛方法缓解疼痛，必要时遵医嘱应用镇痛药。

4. 功能锻炼

指导患者握拳及腕关节练习，进行上肢肌肉等长收缩训练，离床活动时预防跌倒外伤。

5. 心理护理

关节脱位多由意外事故造成，患者常有焦虑、恐惧以及自信心不足，要耐心讲解有关疾病知识，鼓励家属多陪伴患者，在生活上给予帮助，加强沟通，使之心情舒畅，从而接受并配合治疗。

（二）手术患者的护理

1. 手术适应证

肩关节新鲜脱位合并肱骨颈、干骨折，或肩盂骨折块嵌入关节内，或肱二头肌长头嵌于关节间，或合并血管、神经损伤者。

2. 术前护理

（1）执行骨外科疾病术前护理常规。

（2）完善辅助检查，做好手术准备。

（3）体位。协助患者安置舒适的体位。

（4）病情观察。观察意识及生命体征，对于出血多的患者及时输血、输液扩容。

（5）心理护理。讲解治疗疾病的相关知识，取得患者配合。

3. 术后护理

（1）体位与活动。患肢佩戴前臂吊带遵医嘱固定于正确体位,病情平稳时取半坐位（前脱位复位后应将患肢保持在内收内旋位置，腋部放棉垫再用手吊带或石膏固定于胸前。后脱位复位后则固定于相反位置，即外展、外旋和后伸位）。第2日根据患者术后恢复情况，协助下床活动。下床时用三角巾或前臂吊带悬吊固定，避免前臂下垂。

（2）饮食护理。进食高蛋白、高维生素、粗纤维、易消化的食物。

（3）病情观察。监测生命体征，若患肢有麻木、明显肿胀、皮温低、肢体颜色苍白等异常，及时通知医师处理；保持切口敷料清洁、干燥，观察切口皮肤。

（4）疼痛护理。有效镇痛，因疼痛影响休息时，遵医嘱给予镇痛剂等药物，保证睡眠。

（5）预防并发症。①术后感染：严密观察患者体温及切口情况，异常情况及时处理。②预防患肢神经损伤、关节僵硬、肌肉萎缩等并发症。

（三）健康指导

1. 心理护理

安抚患者减轻紧张情绪，向患者及家属说明关节脱位可伴有软组织损伤，引起他们对后期治疗的重视。

2. 加强药物知识宣教及观察

向患者详细讲解药物作用及注意事项，并严密观察药物不良反应。

3. 功能锻炼

在无禁忌的前提下，功能锻炼越早越好。

（1）麻醉消失后指导患者进行手指抓握练习，并指导患者用健侧上肢缓慢推动患肢外展、内收活动，活动的范围以不引起患肩疼痛为限。

（2）3周后开始逐渐做弯腰、肩部摆动和旋转活动。

（3）4周后指导患者做手指爬墙和手高举摸顶锻炼，使肩关节功能完全恢复。

（4）向患者强调功能锻炼的重要性，指导家属协助儿童及不能配合的患者进行康复训练，按时复查。

第十三节　肘关节脱位

一、概念

肘关节脱位的发生率仅次于肩关节脱位，好发于 10～20 岁青少年，多为运动损伤，占肘关节损伤的 3%～6%，发病高峰年龄在 13～14 岁，即髓板闭合后。肘关节脱位多由间接暴力所致，根据脱位的方向可分为后脱位、侧方脱位及前脱位。

二、护理评估

（一）健康史

（1）一般情况。如年龄、出生时的情况、日常运动的量和强度等。

（2）外伤史。评估患者有无突发外伤，受伤后的症状和处理方法。

（3）既往史。患者既往有无类似外伤病史、有无习惯性关节脱位、既往脱位后的治疗及恢复情况等。

（二）临床表现

评估患肢疼痛程度、有无血管或神经受压的表现、有无皮肤受损。评估生命体征、躯体活动能力、生活自理能力等。

（三）辅助检查

X 线检查帮助明确脱位的类型、移位情况及有无合并骨折。对于陈旧性关节脱位，X线检查有助于明确有无骨化性肌炎或缺血性骨坏死。

（四）心理－社会状况

评估患者的心理状态，对本次治疗有无信心；评估患者所具有的疾病知识和对治疗、护理的期望。

三、常见护理诊断／问题及护理目标

（一）护理诊断

（1）疼痛。与关节脱位引起局部组织损伤及神经受压有关。

（2）躯体活动障碍。与关节脱位、疼痛、制动有关。

（3）潜在并发症。血管、神经受损。

（二）护理目标

（1）患者疼痛减轻或消失。

（2）患者关节活动能力和舒适度改善。

（3）患者未出现血管、神经损伤等并发症，或并发症得到及时发现和处理。

四、护理措施

（一）非手术治疗的护理

1. 病情观察

定时观察患肢远端血运、皮肤颜色、温度、感觉和活动情况等；发现患肢苍白、发冷、肿胀、疼痛加剧、感觉麻木等，及时通知医师并配合处理。

2. 体位护理

抬高患肢并保持患肢于关节的功能位，以利于静脉回流，减轻肿胀。

3. 疼痛护理

（1）避免加重疼痛的因素。进行护理操作或移动患者时，托住患肢，动作轻柔，以免用力不当加重疼痛。

（2）镇痛。受伤24h内局部冷敷以消肿镇痛，24h后局部热敷以减轻肌肉痉挛引起的疼痛；还可应用心理暗示、转移注意力或松弛疗法等非药物镇痛方法缓解疼痛，必要时遵医嘱应用镇痛药。

4. 皮肤护理

使用石膏固定或牵引者，避免因外固定物持续压迫而损伤皮肤。对于皮肤感觉功能障碍的肢体，防止冻伤和烫伤。

5. 功能锻炼

指导患者握拳及腕关节练习，进行上肢肌肉等长收缩训练，离床活动时预防跌倒外伤。

6. 心理护理

关节脱位多由意外事故造成，患者常有焦虑、恐惧以及自信心不足，要耐心讲解有关疾病知识，鼓励家属多陪伴患者，在生活上给予帮助，加强沟通，使之心情舒畅，从而接受并配合治疗。

（二）手术患者的护理

1. 手术的适应证

（1）闭合复位失败者，或不适于闭合复位者，这种情况少见，多合并肘部严重损伤，如尺骨鹰嘴骨折合并有分离移位的。

（2）肘关节脱位合并肱骨内上髁撕脱骨折，当肘关节脱位复位，而肱骨内上髁仍未能复位时，应施行手术将内上髁加以复位或内固定。

（3）陈旧性肘关节脱位，不宜试行闭合复位者。

（4）某些习惯性肘关节脱位。

2. 术前护理

（1）完善辅助检查，做好手术准备。

（2）体位。协助患者安置舒适的体位。

（3）病情观察。观察意识及生命体征，对于出血多的患者及时输血、输液扩容。

（4）心理护理。讲解治疗疾病的相关知识，取得患者配合。

3. 术后护理

（1）病情观察。监测生命体征，若患肢有麻木、明显肿胀、皮温低、肢体颜色苍白等异常，及时通知医师处理；保持切口敷料清洁、干燥，观察切口皮肤；保持引流管通畅，观察引流液的颜色、性质、量，指导患者翻身、活动时妥善固定，预防脱出。

（2）体位与活动。患肢佩戴前臂吊带遵医嘱固定于正确体位，病情平稳时取半坐位。第2日根据患者术后恢复情况，协助下床活动。

（3）饮食护理。进食高蛋白、高维生素、粗纤维、易消化的食物。

（4）疼痛护理。有效镇痛，因疼痛影响休息时遵医嘱给予镇痛剂等药物，保证睡眠。

（5）预防并发症。①术后感染。严密观察患者体温及切口情况，异常情况及时处理。②预防患肢神经损伤、关节僵硬、肌肉萎缩等并发症。

（三）健康指导

固定期间进行关节周围肌肉收缩活动及邻近关节主动或被动运动；固定拆除后，逐步进行肢体的全范围关节功能锻炼，防止关节粘连和肌肉萎缩。习惯性脱位者，须保持有效固定并严格遵医嘱坚持功能锻炼，避免各种导致再脱位的原因。

第十四节 髋关节脱位

一、概念

髋关节由股骨头和髋臼构成，是人体最大的杵臼关节。髋臼为半球形，深而大，周围有强大韧带和肌肉附着，结构相当稳定，故往往只有强大暴力才能导致髋关节脱位，约50%髋关节脱位同时合并有骨折。

二、护理评估

（一）健康史

（1）一般情况。包括年龄、性别、婚姻、职业和运动爱好等。

（2）外伤史。了解受伤的时间、原因和部位，受伤时的体位、症状和体征，搬运方式、急救情况，有无昏迷史和其他部位复合伤等。

（3）既往史。重点了解与骨折愈合有关的因素，如患者有无骨质疏松、骨折、骨肿瘤病史或手术史。

（4）家族史。了解家族中是否有患骨科疾病的患者。

（二）临床表现

评估有无休克或体温异常的症状；是否有骨折局部的一般表现和专有体征。

（三）辅助检查

了解有无 X 线、CT、MRI 及其他有关手术耐受性检查（心电图、肺功能检查）等的异常发现。X 线检查可显示骨折类型及骨折块移位情况，CT 和三维重建可明确骨折类型并避免遗漏。

（四）心理 – 社会状况

了解患者对疾病的认知程度，对治疗方案和疾病预后有何顾虑和思想负担；了解患者的朋友及家属对其关心和支持程度；了解家庭对治疗的经济承受能力。

三、常见护理诊断/问题及护理目标

（一）护理诊断

（1）疼痛。与软组织损伤、肌肉痉挛和水肿有关。

（2）有外周神经血管功能障碍的危险。与骨和软组织损伤、外固定不当有关。

（3）潜在并发症。休克、脂肪栓塞综合征、骨筋膜室综合征、静脉血栓栓塞症、关节僵硬等。

（二）护理目标

（1）患者主诉脱位部位疼痛减轻或消失。

（2）患肢末端维持正常的组织灌注，皮肤温度和颜色正常，末梢动脉搏动有力，感觉正常。

（3）患者未出现并发症，或并发症得到及时发现和处理。

四、护理措施

（一）非手术治疗患者的护理

1. 体位

抬高患肢并保持患肢于关节的功能位，以利于静脉回流，减轻肿胀。

2. 缓解疼痛

（1）局部冷热敷：受伤24h内局部冷敷，达到消肿止痛目的；受伤24h后局部热敷，以减轻肌肉痉挛引起的疼痛。

（2）进行护理操作或移动患者时，托住患肢，动作轻柔，以免用力不当加重疼痛。

（3）镇痛。应用心理暗示、转移注意力或松弛疗法等非药物镇痛方法缓解疼痛，必要时遵医嘱应用镇痛剂。

3. 病情观察

密切观察患者的生命体征及患肢末梢循环情况。

4. 保持皮肤完整性

髋关节脱位固定后需长期卧床者，鼓励其经常更换体位，保持床单位整洁，预防压疮形成。对于皮肤感觉功能障碍的肢体，防止烫伤和冻伤。

5. 心理护理

关节脱位多由意外事故造成，患者常有焦虑、恐惧以及自信心不足，应在生活上给予帮助，加强沟通，耐心开导，使之心情舒畅，从而接受并配合治疗。

（二）手术患者的护理

1. 手术的适应证

髋关节脱位分为前脱位与后脱位两大类，临床常见后脱位。陈旧性脱位并有大块髋臼骨折或股骨头骨折，或并有坐骨神经损伤，或手法复位失败的新鲜脱位，均须采取髋关节脱位切开。

2. 术后护理

（1）执行骨外科疾病一般护理常规。

（2）体位与活动。根据麻醉方式安置患者取合适体位及功能锻炼。

（3）饮食护理。术后 6h 内禁食、水，6h 后进普通饮食，以高钙、高蛋白、高纤维素饮食为主，同时指导患者多饮水，每天饮水量达 2 000 ~ 3 000ml。

（4）病情观察。①持续心电监护及吸氧，严密监测生命体征及尿量。②观察患肢血运循环及运动感觉。③保持切口敷料清洁干燥，渗血渗液及时报告医生给予更换处理。④保持引流管通畅，观察记录引流液颜色、性质、量并记录，异常情况及时报告医生给予处理。

（5）疼痛处理。术后疼痛者按疼痛护理规范进行护理，必要时遵医嘱给予镇痛药。

（6）预防并发症。①出血。遵医嘱给予止血药物。②感染。严格无菌操作，保持切口敷料清洁干燥；指导患者有效咳嗽及深呼吸，预防肺部感染；指导患者保持会阴部清洁，留置导尿者每天行尿道口护理，患者多饮水，预防泌尿系感染。③下肢深静脉血栓。早期指导患者行功能锻炼；病情允许情况下鼓励患者早期下床活动；遵医嘱给予抗凝药物。④关节僵硬、肌肉萎缩。早期指导患者行功能锻炼。生命体征平稳、麻醉恢复后，协助患者进行功能锻炼。

（三）健康指导

（1）功能锻炼原则。全身和局部情况兼顾，以恢复固有的生理功能为主，主动活动为主，配合必要的被动活动。遵循循序渐进的原则，以患者不感到疼痛和疲倦为度。

（2）饮食指导。以清淡、高钙、高蛋白、高纤维素饮食为主，多饮水，每天 2 000 ~ 3 000ml。

（3）保持敷料、清洁干燥，切口出现红、肿、热、痛立即就医。

（4）按时复诊。

第十五节　颈椎间盘突出症

一、概念

颈椎间盘突出症指由于退行性变、颈部创伤等因素引起纤维环破裂，髓核从破裂处脱出，刺激或压迫颈神经根或脊髓等组织而引起相应的症状和体征。颈椎间盘突出症发病率仅次于腰椎间盘突出症，多见于 40 ~ 50 岁，男性多于女性。

二、护理评估

（一）健康史

询问患者的一般资料，现病史、既往史、过敏史。评估患者疼痛部位及程度，评估患者的四肢的感觉、运动情况及眩晕情况。

（二）临床表现

根据颈椎间盘向椎管内突出的位置不同，其临床表现有所差异。

（1）中央突出型。不同程度的四肢无力，且下肢重于上肢，表现为步态不稳；严重时可出现四肢不完全性或完全性瘫痪，大小便功能障碍，表现为尿潴留和排便困难。

（2）侧方突出型。后颈部疼痛、僵硬、活动受限；颈部后伸时疼痛加剧，并向肩臂部放射；一侧上肢有放射性疼痛或麻木。

（3）旁中央突出型。除有侧方突出型颈椎间盘突出症的症状、体征外，还可有不同程度的单侧脊髓受压症状，表现为患侧下肢无力、活动不便、踩棉花感等。

（三）辅助检查

1. 影像学检查

（1）X 线检查。常规拍摄颈椎正位、侧位及动力位 X 线平片，可发现颈椎生理前凸减小或消失，受累椎间隙变窄及骨质增生等。

（2）CT。对本病的诊断有一定帮助，可见突出椎间盘压迫脊髓，增生骨赘突入椎管内，但常规 CT 检查往往不能确诊。

（3）MRI。对颈椎间盘突出症的诊断具有重要价值，可清楚显示椎间盘突出和脊髓受压程度。中央型突出者可见突出椎间盘明显压迫颈髓，使之局部变扁或出现凹陷，受压部位的颈髓信号异常。侧方型突出者，可见突出的椎间盘使颈髓侧方受压变形，信号强度改变，神经根消失或向后移位。

2. 肌电图

用于确定神经根损害的程度，并对神经根的定位有所帮助，肌电图阴性表示神经根功能尚好，预后良好。

3. 其他

有关手术耐受性检查（如心电图、肺功能检查）等的异常发现。

三、常见护理诊断／问题及护理目标

（一）护理诊断

（1）焦虑。与患者担心疾病预后有关。

（2）疼痛。与患者颈椎脊髓受压无法耐受有关。

（3）肢体活动障碍。与颈肩痛及活动受限有关。

（4）低效性呼吸吸形态。与颈髓水肿、植骨块脱落或术后颈部水肿有关。

（5）有受伤的危险。与肢体无力或眩晕有关。

（6）潜在并发症。术后出血或脊髓神经损伤。

（二）护理目标

（1）缓解患者焦虑的情绪。

（2）使患者疼痛得到缓解。

（3）患者肢体可适当活动。

（4）保持有效的呼吸。

（5）患者未发生跌倒。

（6）患者未发生并发症或并发症及时发现得到处理。

四、护理措施

（一）非手术治疗患者的护理

（1）监测生命体征变化，向患者解释病情，告知其治疗周期较长，对患者焦虑的心情表示理解。

（2）安全护理。患者肌力下降致四肢无力时应防烫伤和跌倒，指导患者不要自行倒开水；穿平跟鞋，保持地面干燥，走廊、浴室、厕所等日常生活场所有扶手，以防步态不稳而跌倒。

（3）适当休息，服用消炎止痛药物即可减轻症状。

（4）辅以针灸、按摩、封闭疗法、外敷等。

（5）颈部制动法。限制颈部活动，可以佩戴颈托。

（6）保持良好的睡眠，保持正确的睡姿，枕头高度适宜。

（二）手术患者的护理

1. 手术的适应

颈椎病发展至出现明显脊髓、神经根、椎动脉损害，或在外伤及其他原因作用下症状突然加重，以及经非手术治疗无效，症状严重影响生活。但若全身情况不耐受手术，颈椎病晚期，四肢关节已僵硬，肌肉严重萎缩者不宜手术。

2. 术前护理

（1）心理护理。向患者解释病情，告知其治疗周期较长，术后恢复可能需要数月甚至更长时间，让患者做好充分的思想准备。对患者焦虑的心情表示理解，介绍治疗方案及手术的必要性、手术目的及优点，介绍目前的医疗护理情况和技术水平，使其产生安全感，充满信心地接受手术。重视社会支持系统的影响，尤其是亲人的关怀和鼓励。

（2）术前训练。①呼吸功能训练。由于颈髓受压致呼吸功能降低，加上有些患者长期吸烟或患有慢性阻塞性肺病等，伴有不同程度的肺功能低下，因此，术前指导患者练习深呼吸、行吹气泡或吹气球等训练，以增加肺的通气功能；术前 1 周戒烟。②气管、食管推移训练。适用于颈椎前路手术患者，以适应术中反复牵拉气管、食管的操作，避免术后出现呼吸困难、咳嗽、反复吞咽困难等并发症。指导患者用自己的 2～4 指插入切口侧的内脏鞘与血管神经鞘间隙处，持续将气管、食管向非手术侧推移。开始用力尽量缓和，训练中如出现局部疼痛、恶心呕吐、头晕等不适，可休息 10～15min 后再继续，直至患者能适应。训练时间：术前 3～5d 开始，开始为每次 10～20min，每天 3 次；以后逐渐增至每次 30～60min，每天 4 次，使气管推移超过中线。③俯卧位训练。适用于后路手术患者，以适应术中长时间俯卧位并预防呼吸受阻。开始每次为 30～40min，每天 3 次；以后逐渐增至每次 3～4h，每天 1 次。

（3）安全护理。患者肌力下降致四肢无力时应防烫伤和跌倒，指导患者不要自行倒开水；穿平跟鞋，保持地面干燥，走廊、浴室、厕所等日常生活场所有扶手，以防步态不稳而跌倒。

3. 术后护理

（1）病情观察。包括生命体征、伤口敷料、伤口引流管、疼痛情况等。观察患者呼吸、血压等生命体征情况；观察手术切口敷料有无渗液及渗出液的颜色、性状、量等；观察伤口引流管是否通畅及引流液的颜色、性状、量等；观察患者术后有无疼痛，疼痛严重者予以镇痛剂或镇痛泵。

（2）体位护理。行内固定植骨融合者，加强颈部制动。患者取平卧位，颈部稍前屈，两侧颈肩部置沙袋以固定头颈部，侧卧位时枕与肩宽同高，搬动或翻身时，保持头、颈和躯干在同一平面上，维持颈部相对稳定。下床活动时，需行头颈胸支架固定颈部。

（三）并发症的护理

1. 呼吸困难

呼吸困难是颈椎前路手术最危急的并发症，多发生于术后 1～3d。

（1）原因。切口内出血压迫气管；喉头水肿压迫气管；术中损伤脊髓；移植骨块松动、脱落压迫气管等。

（2）表现。患者出现呼吸困难、张口状急迫呼吸、应答迟缓、口唇发绀等。

（3）护理。颈椎前路手术患者床旁应常规准备气管切开包；术后加强患者呼吸频率、节律的观察；一旦发生，立即通知医师，并做好气管切开及再次手术的准备。

2. 伤口出血

（1）原因。颈椎前路手术常因骨面渗血或术中止血不完善而引起伤口出血。

（2）表现。颈深部血肿多见于术后当日，尤其是 12h 内，患者颈部明显肿胀，并出现呼吸困难、烦躁、发绀等。出血量大、引流不畅时，可压迫气管导致呼吸困难甚至危及生命。

（3）护理。观察：术后注意观察生命体征、伤口敷料及引流液，注意观察颈部情况，检查颈部软组织张力。处理：如 24h 伤口引流液超过 200ml，检查是否有活动性出血；若引流量多且呈淡红色，考虑有脑脊液漏发生，及时报告医师处理；患者颈部明显肿胀时，报告并协助医师剪开缝线、清除血肿，若血肿清除后呼吸仍不改善，应尽快实施气管切开术。

3. 脊髓神经损伤

（1）原因。手术牵拉、周围血肿压迫均可损伤脊髓及神经。

（2）表现。患者出现声嘶、四肢感觉运动障碍以及大小便功能障碍。

（3）护理。手术牵拉所致的神经损伤为可逆的，一般在术后 1～2d 明显好转或消失；血肿压迫所致的损伤为渐进性的，术后应注意观察，以便及时发现问题并处理。

4. 植骨块脱落、移位

多发生在手术后 5～7d，系颈椎活动不当时椎体与植骨块间产生界面间的剪切力使骨块移动、脱出。所以，颈椎术后应重视患者的活动指导。指导肢体能活动者做主动运动，以增强肢体肌肉力量；肢体不能活动者，病情许可时，协助并指导其做各关节的被动运动，以防肌肉萎缩和关节僵硬。一般术后第 1 日，开始进行各关节的主、被动功能锻炼；术后

3～5d，引流管拔除后，可戴支具下床活动，做坐位和站立位平稳训练及日常生活活动能力的训练。

（四）健康指导

（1）纠正不良姿势。在日常生活、工作、休息时注意纠正不良姿势，最佳的伏案工作姿势是保持颈部正直，微微前倾，不要扭转、倾斜；工作时间超过1h，应休息几分钟，做颈部运动或按摩，以缓解颈部肌肉的慢性劳损；不宜将头靠在床头或沙发扶手上看书或看电视。

（2）颈部保暖。在秋冬季节最好穿高领衣服；天气稍凉，夜间睡眠时应注意防止颈部受凉；炎热季节，空调温度不宜太低。

（3）卧硬板床且低枕。枕头选择以中间低两端高、透气性好、长度超过肩宽10～16cm，高度以头颈部压下后一拳头高为宜。

（4）避免外伤行走或劳动时注意避免损伤颈肩部。一旦发生损伤，尽早诊治。乘坐机动车时戴颈托保护，避免乘坐高速汽车，以防止紧急制动引起损伤而致高位截瘫。

第十六节　腰椎间盘突出症

一、概述

腰椎间盘突出症指腰椎间盘发生退行性改变后，由于间盘变性、纤维环破坏、髓核组织突出刺激和压迫马尾神经或神经根所引起的一种综合征，是腰腿疼痛常见的原因之一。腰椎间盘突出症可发生于任何年龄，最多见于中年人，20～50岁为多发年龄，男性多于女性。

二、护理评估

（一）健康史

（1）一般情况。包括性别、年龄、职业、营养状况、生活自理能力，压疮、跌倒/坠床的危险性评分。

（2）既往史。了解是否有先天性的椎间盘疾病、既往有无腰部外伤、慢性损伤史，如经常弯腰、搬运重物和慢性腰拉伤，是否做过腰部手术。

（3）外伤史。了解患者有无急性腰扭伤或损伤史。询问受伤时患者的体位、外来撞击的着力点，受伤后的症状和腰痛的特点和程度、致腰痛加剧或减轻的相关因素、有无采取制动和治疗措施。

（二）临床表现

评估疼痛的部位及性质，诱发及加重的因素，缓解疼痛的措施及效果等；评估本次疼痛发作后治疗的情况，如是否使用镇痛剂、肌肉松弛剂等药物；评估下肢的感觉、运动和反射情况，患者行走的姿势、步态；有无大小便失禁现象。

（三）辅助检查

了解患者的各项检查结果有无阳性发现。

（1）X线检查。能直接反映腰部有无侧突、椎间隙有无狭窄等。CT可显示黄韧带是否增厚及椎间盘突出的大小、方向等。

（2）MRI检查。全面反映各椎体、椎间盘有无病变及神经根和脊髓受压情况，对本病有较大诊断价值。

（四）心理－社会状况

观察患者的情绪变化，了解其对疾病的认知程度及对手术的了解程度，有无紧张、恐惧心理；评估患者的家庭及支持帮助能力等。

三、常见护理诊断／问题及护理目标

（一）护理诊断

（1）慢性疼痛。与椎间盘突出压迫神经、肌肉痉挛及术后切开疼痛有关。

（2）躯体活动障碍。与疼痛、牵引或手术有关。

（3）潜在并发症。神经根粘连、脑脊液漏等。

（二）护理目标

（1）患者疼痛减轻或消失。

（2）患者能够使用适当的辅助器具增加活动范围。

（3）患者未发生并发症，或并发症得到及时发现和处理。

四、护理措施

（一）非手术治疗患者的护理

（1）休息、有效镇痛。

（2）戴腰围。腰围能加强腰椎的稳定性，对腰椎起到保护和制动作用。卧床3周后，戴腰围下床活动。

（3）保持有效牵引。牵引前，在牵引带压迫的器缘部位加减压保护贴，预防压疮。牵引期间观察患者体位、牵引线及重量是否正确，经常检查牵引带压迫部位的皮肤有无疼痛、红肿、破损、压疮等。

（二）手术患者的护理

1. 手术的适应证

（1）急性发作，具有明显马尾神经症状。

（2）诊断明确，经系统的保守治疗无效，或保守治疗有效但经常反复发作且疼痛较重，影响工作和生活。

（3）病史虽不典型，但影像学检查证实椎间盘对神经或硬膜囊有严重压迫。

（4）合并腰椎管狭窄症。

2. 术前护理

（1）休息。卧位时椎间盘承受的压力比站立时降低50%，故卧床休息可减轻负重和体重对椎间盘的压力，缓解疼痛。视病情需要绝对卧床休息或限制活动量。

（2）有效镇痛。因疼痛影响入睡时，遵医嘱给予口服非甾体类抗炎药物、活血化瘀药物，外敷镇痛消炎药物，理疗等，缓解疼痛，保证充足睡眠。

（3）心理护理。鼓励患者多与家属交流，使家属能够帮助他们克服困难；介绍患者与病友进行交流，以增加自尊和自信心。

（4）术前常规戒烟、训练床上排便。

3. 术后护理

（1）病情观察、体位护理及引流管的护理。观察手术切口敷料有无渗液及渗出液的颜色、性状、量等，渗湿后及时通知医师更换敷料，以防感染；观察患者术后有无疼痛，疼痛严重者予以镇痛剂或镇痛泵。术后平卧，2h后可通过轴线翻身侧卧。防止引流管脱出、折叠，观察并记录引流液颜色、性状和量，有无脑脊液漏，是否有活动性出血，有异常则及时报告医师处理。

（2）功能锻炼。为预防长期卧床所致的肌肉萎缩、关节僵硬等并发症，患者宜早期行床上肢体功能锻炼。若患者不能进行主动锻炼，在病情许可的情况下，由医护人员或家属协助活动各个关节、按摩肌肉，以促进血液循环，预防并发症。①四肢肌肉、关节的功能锻炼。卧床期间坚持定时活动四肢关节，以防关节僵硬。②直腿抬高锻炼。术后第1日开始进行股四头肌收缩和直腿抬高锻炼，每分钟2次，抬放时间相等，每次15～30min，每天2～3次，以能耐受为限；逐渐增加抬腿幅度，以防神经根粘连。③腰背肌锻炼。根据术式及医嘱，指导患者锻炼腰背肌，以增加腰背肌肌力、预防肌萎缩和增强脊柱稳定性。一般术后第7日开始，用五点支撑法，2周后采用三点支撑法；每天3～4次，每次50个，循序渐进，逐渐增加次数。但腰椎有破坏性改变、感染性疾患、内固定物植入、年老体弱及心肺功能障碍者不宜进行腰背肌锻炼。利用腿部肌肉收缩使身体由坐位改为站立位。躺下时按相反顺序进行。

4.并发症的护理

常见并发症为神经根粘连和脑脊液漏，需予以积极预防。

（1）神经根粘连。术后及时评估脊髓神经功能情况，观察下肢感觉、运动情况，并将健侧和术前对比，评估患者术后疼痛情况有无缓解。

（2）脑脊液漏。适当抬高床尾，去枕卧位7～10d，监测补充电解质，遵医嘱按时使用抗生素，预防颅内感染发生。

（三）健康指导

1.预防指导

指导患者采取正确卧、坐、立、行和劳动姿势，减少急、慢性损伤发生的机会。

（1）保持正确的坐、立、行姿。坐位时选择高度合适、有扶手的靠背椅，保持身体与桌子距离适当，身体靠向椅背，并在腰部衬垫一软枕；站立时尽量使腰部平坦伸直、收腰、提臀；行走时抬头、挺胸、收腹，利用腹肌收缩支持腰部。

（2）经常变换姿势。避免长时间保持同一姿势，适当进行原地活动或腰背部活动，以解除腰背肌肉疲劳。长时间伏案工作者，积极参加课间操活动，以避免肌肉劳损。勿长时间穿高跟鞋站立或行走。

（3）合理应用人体力学原理。如站位举起重物时，高于肘部，避免膝、髋关节过伸；蹲位举重物时，背部伸直勿弯；搬运重物时，宁推勿拉；搬抬重物时，弯曲下蹲屈膝，伸直腰背，用力抬起重物后再行走。

（4）采取保护措施。腰部劳动强度过大的工人、长时间开车的司机可戴腰围保护腰部。脊髓受压者，也可戴腰围，直至神经压迫症状解除。

2. 加强营养

加强营养可缓解机体组织及器官退行性变。

3. 体育锻炼

适当体育锻炼，增强腰背肌肌力，以增加脊柱稳定性。参加剧烈运动时，运动前应有预备活动，运动后有恢复活动，切忌活动突起突止，应循序渐进。

参 考 文 献

[1] 尤黎明，吴瑛．内科护理学 [M].7 版．北京：人民卫生出版社，2022.

[2] 杨蓉，周东．神经内科护理手册 [M].北京：科学出版社，2011.

[3] 闻曲，成芳，李莉．实用肿瘤护理学 [M].2 版．北京：人民卫生出版社，2015.

[4] 黄健，工建业，孔垂泽．中国泌尿外科和男科疾病诊断治疗指南 [M].6 版．北京：科学出版社，2019.

[5] 李乐之，路潜．外科护理学 [M].7 版．北京：人民卫生出版社，2022.

[6] 陈孝平，汪建平．外科学 [M].8 版．北京：人民卫生出版社，2013.

[7] 席淑新，赵佛容．眼耳鼻咽喉口腔科护理学 [M].4 版．北京：人民卫生出版社，2021.

[8] 魏文斌．同仁眼科诊疗指南 [M].北京：人民卫生出版社，2014.

[9] 邱蔚六．口腔颌面外科学 [M].6 版．北京：人民卫生出版社，2008.

[10] 安力彬，陆虹．妇产科护理学 [M].6 版．北京：人民卫生出版社，2019.

[11] 谢幸，孔北华，段涛．妇产科学 [M].9 版．北京：人民卫生出版社，2019.

[12] 王卫平，孙锟，常立文．儿科学 [M].9 版．北京：人民卫生出版社，2018.

[13] 崔焱，仰曙芬．儿科护理学 [M].6 版．北京：人民卫生出版社，2019.

[14] 邵肖梅，叶鸿瑁，丘小汕．实用新生儿学 [M].5 版．北京：人民卫生出版社，2019.

[15] 王绍锋，彭宏伟．传染病护理学 [M].2 版．北京：科学出版社，2017.

[16] 安锐，黄钢．核医学 [M].3 版．北京：人民卫生出版社，2017.

[17] 燕铁斌，尹安春．康复护理学 [M].4 版．北京：人民卫生出版社，2021.

[18] 华前珍，胡秀英．老年护理学 [M].4 版．北京：人民卫生出版社，2021.

[19] 孙秋华．中医护理学 [M].4 版．北京：北京大学医学出版社，2021.

[20] 徐梅．北京协和医院手术室护理工作指南 [M].北京：人民卫生出版社，2016.

[21] 孙育红．手术室护理操作指南 [M].北京：人民卫生出版社，2021.

[22] 陈香美．血液净化标准操作规程 [M].北京：人民卫生出版社，2021.

[23] 林惠凤，实用血液净化护理 [M].2 版．上海：上海科学技术出版社，2016.

[24] 刘凤侠，梁军利，刘晋．危急重症护理常规 [M].北京：世界图书出版公司，2016.

[25] 张波，桂莉．急危重症护理学 [M].4 版．北京：人民卫生出版社，2019.